「医師」像の解体

エルヴェ・アモン／著
野崎三郎／訳

NOS MÉDECINS

はる書房

はじめに

私は自分が有罪だとは思わない。家族と親戚とのつながり、それとも子供の時からの勉強と生活の偶然から か、医師になろうと考えたことはまったくなかった。医師という職業は、ふつう人が言うように、明らかに「いい仕事」ではあるけれども、医師にならなかったことで後悔したこともない。私自身それほど病気になったことはないが、病気になったときの手当ては万全だった。従ってこの本の中に、達成されることのなかった目的の結実とか、積もりつもった苦々しい思いのはけ口があるだろうと思って読んでも、それはお門違いである。

私が医師に関心をもったのは、彼ら自身が興味深い人たちだからだ。社会問題や、人間に好奇心をもっている人なら誰でも、医師という職業についている人々に何か格好の話し相手を見出すはずだ。私が医師に興味をもったもう一つの理由は、医師が危機的な状況におかれているからである。医師とはいったい何なのかというアイデンティティの危機、経済的な危機、倫理的危機、認識論的な危機である。また、彼らの危機は必然的に私たちの危機でもある。彼らは共同体に対する鋭い感度を備えたセンサーなのだ。

私たちは私たちを苦しめるもの、私たちを攻撃し、恐怖に陥れるものを医者の上にぶちまける。私たちは彼らに私たちの痛みと、私たちの死を委任している。彼らについて語ることは、私たちの秘密について語ることになるのである。

この本は一つの旅行記であって、エッセーではない。私は医者ではないから、医学について判定を下すつもりはまったくない。私には理解できないそうした議論の中に入り込むには、専門のエキスパートとか、医学分野専門のジャーナリストとか、それ相応の科学的知識をもつ適切な人がいる。むしろ逆に、私は無知であることを利用しようとした。そして簡単な問いを立ててみたのである。私を治療する人たちの職業はいったいどんな職業なのだろう。この人たちはこの職業をどう生きているのだろうか。この職業はこの人たちの生活をどのようなかたちに作り上げているのだろう、という問いである。

この問いに関連して付け加えたいことは、この本の中で言及した医師が医師のすべてではないことである。私は登場する医師を《私の》医師になる可能性のある医師に限定した（なんと大規模な限定であることか!）。たとえば純粋に研究を専門とする医師、監察医、製薬会社の顧問医などは私の《ターゲット》からはずした。また、現役の医師だけに限定した。この本の執筆準備をするに当たり、引退した医師や医学部の学生ともたくさん出会ったけれども、私が考えていたこと、私の決意は、あくまでも現在仕事をしている現役の医師を現場でとらえることだったからだ。

もう一つの制限は、精神科医についてほんの少ししか触れていないことである。町の開業精神科医は私の調査についていかなる困難をも引き起こさなかった。しかし精神病院は、中期・長期滞在患者のいる施設と同様に、それ自体独自のテーマとして何冊もの本の対象になる価値があるように思われた。

私はオフィスの中で医師たちの話を聞くだけで満足したわけではない（二〇〇人ちかくの医師との対談がこの本の材料になっているとしても）。私は彼らについて回り、回診に行った。私は病院での彼らの仕事の現場に、手術室に入り込んだ。学会に紛れ込んで発表を聞きもした。彼らの話を記録したのと同じくらい、現場での医師たちを観察したいと思ったからだ。こうした意図があったため、私はテレビによく出てくる有名な《スター》級の医師を避けた。それはなにもデマゴギーとか《底辺主義》という理由で、興味深い彼らの談話を無視したということではない。ただ、この部類の医師たちは自分の意見を述べるにあたり、私の存在を必要としないだろうし、たとえ話を聞いたとしても、決まりきった内容になるだろうと考えたからである。
それで私は《普通の》医師、《普通の》医学を求めて出発した。マントヒヒの肝臓の移植、生命倫理のジレンマに満ちた問題、重要な発見に関する知的所有権の問題、精子バンクの運営の是非といった問題は私の主要な関心事ではない。私がここで強調したいのは、この三年間、私が追い求めた《普通》が私を驚かせ続けたということである。

一九九四年七月

エルヴェ・アモン

タカシとタカシを見守った医師、看護婦、看護助手へ

目次

序章

その《パトロン》は、シャラス*よりもならずもの的ではないにしても、なにかしら彼に似た雰囲気をもっていた。直截な話しぶり、陽気な大声、白衣の裾を翻して歩く早足。四〇歳前半の若さにして、すでに評判の高い放射線科を支配していた。私はこのパトロンの奥さんの友だちである看護婦から推薦されていたのだった。私は彼に電話で、本を書く用意をしていること、ある週刊誌の中でいくつかの仮説をテストしてみるつもりであることを説明した。

「どうぞ！　私のドアはいつも開いていていますよ！」

電話でそう答えてくれた彼は、自分のオフィスに私を迎え入れたときもそれを繰り返した。

一〇分後、私たちは病院の隣の中華レストランで差し向かいで豚のバラ肉料理を分け合っていた。十二時ピッタリで開店したばかりだったので、お客は私たちのほか、まだ誰もいなかった。私は小さなテープレコーダーをテーブルに置いた。私の話し相手は声を張り上げて、公立病院の利点をほめたてた。

「私は初めから、最良の患者を相手に最良の医療機器を使って仕事ができると確信していましたね……」

その熱狂ぶり！　素晴らしい発見をし、その証人であったことが彼を興奮させていた。コンピュータによるCTスキャン、MRI……

「想像できますか？　苦痛な気脳造影法《きのうぞうえいほう》の時代が終わってね……」

突然、教授の目が店内を見回した。二、三人の医師が入ってきたのだ。彼らはちょうどよく離れたところに座った。教授の目はテープレコーダーの上に戻った。テープレコーダーはニョクマムの容器の後ろに隠れていた。声が少し小さくなった。

「危険だったんですよ。でも、それももう終わりました。脊椎、骨髄、肝臓、膵臓にアクセスして……」

教授の目は再びレストランの入口のほうに向けられた。今度は一人の婦長と、二人の看護婦のシルエットをとらえた。そして、声がさらに低くなった。

「……従来の外科手術より苦痛が少ない放射線療法というのが生まれたんです。科学的な研究を推し進める本格的な可能性というのが……」

レストランには人が入り続けた。教授の目は入口と、隣のテーブルと、ニョクマムの三点の間を行き交い、狂わんばかりだ。声がまた小さくなる。

「私たちにはスポンサーがいないんですよ。そこがアメリカと違うところなんでね。製薬会社と渡りをつけて、なんとかやって行かなくちゃならないんですよ。薬理学的な特性が同じならば、私はカテーテルと造影剤とある種の薬品の市場を分割します。私は求める側じゃありませんよ。これは紳士協定なんでね。そういうことで、私たちはコンピュータやファックスを買ったり、学会や研修に参加したりできているわけです」

そこで彼はピタリと話をやめた。一人の同僚が近づいてきて、彼に挨拶をした。この同僚はニョクマムの秘密をかぎつけたのだろうか。教授は化石にでもなったようだった。私は再び話の接ぎ穂を見つけようとした。

「あなた方のように検査設備棟［先端的技術による主要な検査手段が集められている病院の部門をこのように呼ぶことがある］で仕事をする人たちは、患者の死とか彼らの個人的な歴史の面倒を見なくてもいいわけですね。それは精神的に楽なんじゃありませんか？」

教授の視線は私に戻った。声はほとんど囁いているように小さくなった。

「日常的にいつも患者の面倒を見ていないということ、それは明らかに不安の圧迫にさらされていないということです……」

これは雑誌社のおごりですと言って、私は勘定を済ませた。ダルゴー教授は外に出た後もショック状態にあった。彼は自分の身を危うくするようなところを人に見られたのだろうか。彼は自分が《裏切る》のを人に聞かれたのだろうか。彼は自分が医師として仕事を始めた当時、大変な不安を感じたこと、そしてその不安は放射線医学を選択したことに無縁ではなかったと告白した。一ヶ月後、私は教授に話した週刊誌の記事の中にこの言葉を滑り込ませた。そして私は一通の手紙を受け取った。そこには《職業倫理的な不正確》とあったが、私が引用した語句のどこそこが誤っているという指摘はまったくなかった。驚いた私は、ダルゴー教授に電話を入れた。

「私はですね、同僚たちに私には何か脆いところがあるというふうに想像してもらいたくないんです」と彼は言った。彼はシャラスに戻り、自分の声を取り戻していた。私は彼の放射線科の中で《好ましくない人物》と宣告された。それ以来、私はそこに行っていない。

＊訳者註：ミッラン前大統領の側近。長いこと大統領府で補佐官をつとめた後、予算大臣に任命され、次いで上院議員になった。高級官僚出身に似合わずベランメエ調子で、あまり上品ではない感じでまくし立て、歯に衣を着せないことで有名。

たからである。

私はこの事件を語りたかった。そのわけは、これは私が仕事で出会った典型的な例とはまったく違ってい

いくらでも証明することができることだが、医師の世界では人々は外部から来る情報よりも、同僚の目のほうを気にする。私の経験からすると、インタビューを受けた人は語ったことがやや変形されて記事になってもあまり怒ることはない。しかし告白をそのまま忠実に再現すると、許してくれないのである。

いずれにせよ、この本はジャーナリストがブラックボックスをこじ開けたり、城の扉を力ずくで開いて入ろうとするエピソードではない。会見を断られたことはまずなかった。それどころか、多くの医師から来てほしいと招かれたくらいだ。私が差し出す鏡に何が映っているのか見てみたかったからである。三年近くにわたる調査のうちで、事務的な許可を求めなければならなかったのは、たったの一回だけだった（この許可も、問題なくおりた）。それは、パリのオテル・ディユ病院の救急部だった。どの病院でも、私の意図を関係の専門家に話した後、私は病院内を自由に、といって語弊があるならば、容易に歩き回ることができた。そして私は忍耐強く、病院という風景に溶け込む術を学んでいった。

例えば、病院内を探検することは誰にでもできることである。そのためには、自分の陣営を選びさえすればよい。病人でなければいいのである。あなたが病気であるか、あなたの近親者を見舞いに行くとしたら、制度というものが備えている抑止力が一瞬のうちにあなたを無にしてしまう。受付で行列し、支払いのところでも行列し、あえぎあえぎ上下するエレベーターを待つ。そのエレベーターは、点滴やゾンデをつけ、臭気のするパジャマを着てストレッチャーで運ばれる患者、絆創膏をつけて困り果てたような、諦めきったような患者、または内視鏡検査を前にして恐れている患者でいっぱいだ。病院側はあなたに各ゾーンを色別に分けた案内図をくれる。一般内科に行くには青い線から外れるなと言われる。外れると、紫と取り違えて間

違えるかもしれない、花屋の売店の後ろを左に曲がると、礼拝堂に突き当たるだろう、と。

パリの南東にあるクレッテイユの町にあるアンリ・モンドール病院の見取り図は次のようにあなたを迎える。《この病院には入院ベッド数が一一〇〇あり、その形は一つのブロックになっている。一五階建ての入院病棟は三階建ての医療検査設備棟に囲まれている……》闘おうとしてはいけない。そんなことをすれば、ブロックと医療検査部門があなたを粉々に粉砕してしまうだろう。

逆に、あなたの目的が病院の訪問ならば、つまり病院を目で見るのであって、腹わたで見るのではないなら、いくつかの簡単なルールを守る必要がある。車を医師用に確保されている駐車場スペースに駐車すること。小さなカバンをもっていること。理由を説明せずに急いでいる様子を《見せる》(音を立ててドアを閉める、時計に目をやる、部屋から部屋へは素速く移動する)こと。受付嬢には話しかけず、彼女の隣にいる女性に話しかける。ドクター・ダネに会いたいとは言わずに、アラン・ダネ、またはただ単にダネと言う。受付嬢の隣の女性が、「予約がありますか?」と尋ねてきたら、たとえ会う約束が入れてあっても、絶対に「はい」と言ってはいけない。「はい」と言ったら、あなたはその時点で患者になってしまうからだ。

返事が「診察ですか?」であっても、「いいえ」と言ってはいけない。ただ、寛容な態度で微笑んでいる。この両方のケースで、インターン時代からの友人であるダネは、これ以上あなたを待たせたらよく思わないだろう、ということを分からせるようにする。ポケベルを鳴らすように示唆するのもよい。やがて、モーヴ色の唇をしたアンティーユ諸島〔カリブ海にあるフランスの海外県〕出身の娘がやってきて、《関係者以外立入禁止》と書いたドアを開いて、あなたを中に招き入れてくれるだろう。

その次に行くときは、病院はもうあなたのものだ。あなたのしようとしていることがダネの関心を引くか、面白がらせるとしたら、どんなドアでも開けることのできる「開け、ゴマ!」、つまり白衣をダネがあなたに貸してくれるからである。駐車場のテクニックがあるように、白衣のテクニックもある。右ポケットに何か入れておくことだ（聴診器がなかったら、ディクタフォン［口述用小型テープレコーダー］が医師であることのしるしになる）。胸ポケットもかなりの量のフェルトペンの類いで膨らませておかなければならない。色を変えて最低三、四本は欲しい。このペンがダネの名を隠すし、ポケベルのように見えるかもしれない。つまり、あなたがたくさんのことを担当していることを意味するのだ。

左ポケットには大きさ21×29・7の謎めいた黒いノートを入れて、左ひじで隠し気味にしておくこと。院内の廊下の交差点に来て、どっちに行こうか戸惑っても、それを表に出さないようにすること。そうでなければ、何気ない感じで看護助手の女性に尋ねればいい。ただしその場合、うんと若い女性を選ぶこと。そうすれば、彼女はあなたが誰なのかとか、どこに行くのかとか尋ねることはない。婦長クラスは避けること。彼女らは必ずこの類いの質問をしてくる。あなたはもはや病院の中にいるというだけではない。そこに勤務しているのである。

この調査を開始した当初、私の夢はこの変装、つまりコード化した記号を拒否することだった。ごまかさずに、普段の服を着ている（私立のクリニックとハイレベルの大学病院センター*ではジーパンは締め出されている）、いつもと変わらぬ自分を受け入れさせることだった。しかしそれは馬鹿げた夢だった。私がすぐ分かったことは、私の調査対象となった職業の基本が白衣の着用を厳しく義務づけているということだった。それは最低限の儀式であり（病院では電話交換手でさえも白衣を着ているではないか）、勝者の陣営に属する人間の基本的なしるしであり、患者側がさらされている攻撃を自分たちには寄せ付けないようにする象徴的な甲冑なのである。

この攻撃とは、待合室でうんざりするくらい待たされることとか、診察室や手術室の外側で付き添いの夫や妻が廊下を行ったり来たりすることである。集中治療室の自動ドアのところで待たされている人たち、部

＊訳者註：フランスでは公立病院をオピタルといい、私立はすべてクリニックという。訳者は本書で公立病院を病院、私立病院をクリニックと訳す。なお、フランスでは公立病院に国立、県立、市町村立の区別はなく、いわば社会保障制度立の形態をとる。その責任者である病院長は事務職であって、医師ではない。院長は保健省管轄でフランスに一つしかない院長養成学校で病院経営学の教育を受けた後、保健大臣名で任命され、公立の大病院から老人ホームに至るまでの公立医療機関の責任者になる。

なお、パリにはいわゆる大学付属病院と呼ばれる病院はない。パリとその周辺に五〇ほどある病院組織は中世の修道院付属の救済・施療施設に端を発するアシスタンス・ピュブリック（Assistance Publique：直訳すると「公共的救済」）という組織で、これらの病院がパリの医学部の学生の研修病院になっている。従って、これらの病院の各専門科の部長はパリ大学医学部教授である。

フランスには私立大学はなく、教育は幼稚園から大学まで無料。大学に入学試験はなく、高校を終わるときのバカロレアという高等教育機関入学資格試験に受かりさえすれば、優秀な学生で、医師になりたいものは、どこかの大学の医学部に登録しさえすれば勉強できることになる。資格免状はすべて国民教育省が発行するから、各大学間の格差はない。学業にお情けはまったくないので、勉強をしなければ進級できないだけである。従って、医学部の場合、途中で落とされずに（一年から二年に進級するときに厳しい試験があり、合宿者は一〇人に一人ほど）、無事八年間の医学部の課程を終えることができれば、それが日本の国家試験に受かったことになり、そのまま一般医の資格を獲得することになる。インターンは学部の六年目の終わりにある試験に受かった学生の課程で、専門医になるために四年間（外科は五年）の課程を経るが、その間、半年ごとに自分が研修を受ける病院を変えなければならない。

屋着を着て歩く人たち、花束や、ボンボンや、洗濯ものや、雑誌をもってさまよう人たち。白衣を着ることによって、そういう人たちの間をすり抜け、そういう人たちすべてを避けて通り、くぐり抜け、自分は恐怖の外側にいる、死とはノータッチのところにいると宣言することができるのである。白衣は絶対に必要不可欠なのだ。白衣を着ないということは、治療者側として許容することができないし、治療される側には挑発的に映るのである。

　こうして、私は程なくして《私の》白衣をもつようになった。それどころか、一二の公立病院と四つの私立クリニックで《私の》ロッカーを使うようになったのである（緊急医療援助サービス（SAMU《サミュ》）の本部では、もっと本格的な道具一式を支給された）。これに加え、緊急に出動しなければならないときは、その場でその辺にある白衣を羽織った。これが私の唯一の嘘であった。何も言わないことによる嘘である。私は医者であるとか、看護士であるとか、看護助手であるとは誰にも言わなかった。しかし私の身なりが――白衣に関して言えば、私は医学部の難関をすべて通過した――そう思い込ませていた。

　幾つかの状況で――患者に私が何者であるかを知らさずに、診察に立ち会ったときが主な場合だったが（これは医師側がそうしたのであって、私がしたのではない。病院では物事が速く進むし、言葉が発せられることは少ないからだ）――自分がのぞき見しているような感じがして、不愉快だった。しかし救急では、現場に立ち会うことは容易に感じられた。そういう場合、不器用で無知ではあるが、ルポライターでも《モニター心電計》をもったり、血中酸素濃度測定器のスイッチを入れたりすることができるので、漠然とした自己正当化の幻想を自分に与えることができるからだ。

　こうした良心の問題があるけれども、私は白衣の着用に同意せざるを得なかった。ところが、白衣の着用ということは現場への私の立ち会いを普通のことのように見せたり、どこへでも自由に動き回れるということにだけ役立ったのではなかった。白衣を着ていて一番厄介なのは病院組織や医師の世界の中に入り込むことではない。患者に会うことである。患者から離れること、これが一番難しい。それに較べれば、白衣を着て人をだますことなど、子供の遊びのようなものである。

この試みを始めたとき、私は四五歳だった。四五歳になるまでに、私は三人の人の死しか見ていなかった。以来、私は医師の第一番目の《秘密》は、普段は個人的、社会的な生活に隠されていて見えない顔を知ることだということが分かった。医師というのは職業集団として興味深いだけではない。彼らは予想のつかないこと、言語に絶すること、不躾なこと、迷惑なことへの橋渡し役でもあるのである。

私はそれまで突然の心停止を見たことがなかった。私はそれまで首をつった人を見たことがなかった。エイズ患者の断末魔を見たことがなかった。ホームレスの体を洗い、シラミを取り、包帯を巻くのを見たことがなかった。グシャグシャになったオートバイ乗りも、壊疽《えそ》をおこした足も、卵巣嚢腫《らんそうのうしゅ》も、黒色腫《こくしょくしゅ》も、人体の内部も、義足とか義手に使うスチールのワイヤーも、恥毛のない老女のセックスも、禁断症状にあるヘロイン中毒患者も、切れた手首も、胃洗浄も見たことがなかった。私はそれまで気管を切開された人の呼吸音を聞いたことがなかった。私はそれまで重症の床擦れも、痴呆老人のうつろな笑いも見たことがなかった。それまでにガンを患っている人は見たことがあった。しかし、自分が患っているのはガンであると分かった瞬間の人を見たことはなかった。

三年後、自分はある種のかたわではないか、近視か老眼か、近くも遠くも見えない異常人間ではないかと自問している。

どんな見習いにも必要なことだが、私は新米のストームに耐えなければならなかったのである。それはインターンのお祭り騒ぎに参加すること、医学生のしきたりに従うことではない。大体、最近の世代はこういうことに無関心だ。

私にとっての《新米のストーム》は、ある場面がまったく普通であること（私には全然普通ではなかったが）を認めることだった。私はパリ郊外にあるひとつの総合病院でのある夜のことを思い出す。私は集中治療医と一緒にいた。その時点で、彼は病院中で一番高い資格をもった医師だった。午前二時頃――原則として暇な時間だが――パニックに陥った四階の内科のインターンから電話がかかってきた。前立腺の手術を受けた高齢の患者が吐血《とけつ》し、死にそうだというのだった。インターンはほとんど哀願するような調子だった。その夜が初めての当直勤務で、何をしていいのか分からないと言った。

私たちは四階に上がった（ほかの病院だったら、集中治療医はこの無能な医師の相手をしないかもしれない）。患者は血だらけだった。ベッドの側面の鉄パイプに信じがたいほどのエネルギーでしがみつき、叫び続けていた。叫びながら、血を吐き続けていた。その叫びは、怒りに満ちた〝ゴボゴボ〟いう音だった。近くの病室の入院患者にもこの叫び声が聞こえないわけはない。生きる機械である身体から出てくる、恐怖にかられた抗議の声だった。インターンは腕をだらりと下げて、老人の枕元にいた。集中治療医は看護婦に目配せをした。彼女はすべてを理解したが医師の指示を待っている。ガーゼだ！　はやく！――彼女はすぐに戻ってきた。それはただの激しい鼻血にしか過ぎず、すぐ止血された。《瀕死の患者》はそれでも動き続けている。老人には点滴でたっぷりと鎮静剤が投与され、出血の汚れはきれいにされ、枕も替えられた。屠殺場のような情景が消えた。

この患者は三週間後に死亡することになるが、あの夜は《何でもなかった》。劇的な状況を正当化するような理由は何もなかったということである。下に降りてくるとき、集中治療医は経験のないインターンを責任ある部署に配置するやり方に対して憤りをぶちまけた。私の耳にはまだ《何でもなかった》あの夜の叫び声が残っている。

少しずつ、私は本物の重症と、見た目には重症に見える症状を見分ける術と、そういう場面に立ち会うときにおこる心の動揺を抑える方法を学んでいった。では、救急車での出動の時はどうであったろうか。SAMUの救急車（救急医が乗っている）に乗っていたときのことだ。無線でブルッセー病院［循環器内科のカルパンティエ教授は世界的に有名］からラ・ピティエ病院への転院を手伝ってくれという要請が来た。ブルッセー病院で冠状動脈《かんじょう》撮影を受けたばかりの患者の状態が悪いので、普通の救急車（救急医が乗っていない）でもとの病院［心臓移植の権威、カブロル教授が主任教授をしていたラ・ピティエ病院の心臓外科。教授は退官した］に戻すのは危ないというのである。

乗っていた救急医は小さな声で医師たちに特有のなわばり意識について、ぶつくさ文句を言っている。「自分たちは世界的に知られた救急班なんだ。これは患者を処置するのに完璧といっていいほどに適したシステムなんだよ。それなのに病人をただ運んでくれって？　それはどういうことだ？　それは、教授が、ラ・ピティエの大先生がだよ、《自分の》患者がよその病院に取られている状態に我慢できないからなんだ」

問題の病人はインド人か、パキスタン人だった。救急車の中で彼は「サヴァ。サヴァ」（「大丈夫」という意味のフランス語）を繰り返している。フランス語でそれしか知らないのだ。看護婦が身をかがめて、近づくと、彼女に向かって笑顔を作りさえした。看護婦は振り向いて、私に言った。「血の臭い。この人、血の臭いがする。ほんとよ。笑ってるけど、見ててご覧なさい。あっという間に逝っちゃうから。そのうち吐いて、死ぬのよ」

私たちは病人を無事に送り届けた。この時は、（ほとんど）何でもないような様子だった。しかし、何でもなくはなかったのである。

そのうち分かるだろうが、私は自分が客観的であることはできないと思っている。何か「血の臭いがする」

とき、死が迫っていることが感じられるとき、人は医者とか、薬剤師とか、経営者、化学者、社会学者とかでなければならない。つまり、真実を追求する言説を構築するためには、何らかの知、技術、方法、認識論の保持者である必要がある。だが、私の知識は旅行者の知識でしかない。しかし、この旅行者は執拗で、悪路をものともしないとは言えるけれども。

さらに用心のために、もう一つのことを付け加えておくほうがいいかもしれない。それは語り手の目と同じくらいに、書き手のペンも疑わしいということだ。このような分野では、語り方によっては、あらゆる種類の気まぐれな思いつきを花開かせることができるからだ。

この最後の予防線を例証するために、私が私立のクリニックとコンタクトをとったときの話を書いておこう。私はこのクリニックの責任者を説得して、一日だけ、そのクリニックを見せてもらうことに同意してもらっていた。六月のとても明るい朝のことだ。その日、私はいつもよりしっかりと朝食を取った。低血糖症とか不意に襲ってくる痙攣《けいれん》を警戒したからである（十一時頃、真っ青になって、手術台の下にひっくり返る……などということがないように）。八時ピッタリ、気を許しあった雰囲気のなかで男も女（つまり、医師と手術室の看護婦）も、一斉に着替える。私も青い手術衣を着、白いサボ（木靴）をはき、帽子を被り、胸当てをつけた。変装は成功したようだ。というのは、看護婦たちが医師を呼ぶ時に使う《ムッシュー》をつけて私を呼び始めたからだ。

私が立ち会った最初の手術は、形成外科の手術である。フェリーニの映画に出てくるような女性（手術費は社会保険が支払うことになっている）は、熟達のメスが豊満すぎる乳房と腹の度を外れた出っ張り具合を程良い程度のプロポーションにすることを期待している。私が部屋に入ったときは、二人の外科医が手術を開始して二〇分ほど経ったところだった。一枚の殺菌した緑色の布が外科医の二人と麻酔医とその助手を隔て、もう一枚が足を覆っている。従って、足のない女性を切断しているというかたちだ。

《外科術の奇跡》版

左の乳房は乳輪の下のところで切開され、すでに小さくされて、暫定的に縫合されていた。右乳房の乳輪の周囲は、皮膚が剥がされていた。二人の外科医は乳房の襞を切り込み、削り、巨大な乳房の三分の一以上を切断してから、乳輪を再び締めつけ、やはり今度も暫定的に縫合する。乳首が左右対称であることをチェックし、調整するのは手術の最後の段階で行われる。それから乳房のあと、腹にとりかかる。へそを細心の注意を払って切り外し、幅を広くとって切り込みを入れる。上と下も同様。腹部の皮膚がただちにめくられる。時折、血が噴き出るが、即座に電気メス凝固法（高周波電流が通っているメスを使う）で止血される。脂肪が取り除かれ、次に二つの三角形が描かれ、切除される。執刀医とその助手が三ヶ所で皮膚をたぐり寄せると、女性の腹部は信じがたいほど細くなり、平らになり、軽くなっている。へそ用の穴が開けられ、そこにへそが取りつけられる。そして脂肪吸引で仕上げをする。カニューレが皮膚の下で脂肪を探し回り、かき回し、排出する。灰色の脂肪が徐々に吸引装置の透明なビンに溜まっていく。

執刀医は患者の足下近くへ行って、ハンターかレガッタ競技者のような目で両方の乳房のバランスがよいかどうかを見る。スタッフ全員が彼を助ける。もう少し左にしたほうがいいな。それを直す。その後、細かい仕事の開始だ。辛抱強く行われる魔法のような縫合。まさに、ピンセットと糸が飛び交う曲芸である。

二、三時間もすれば、フェリーニの映画『アマルコード』のヒロインは、自分が豊かだが締まった胸をもつ美しい女性になったことを知るだろう。先生、ありがとうございます。脱帽！

＊　＊　＊

《MASH》*版

手術室のドアを過ぎるやいなや、雷のような声が私を迎えた。

「さあ、入って、入って！　今日のはクジラだ！　こいつを普通のサイズに戻すんだよ」

ジロル医師はその巧みなメスさばきで有名だが、独特で、生彩に富んだ言葉遣いでも知られている。分厚い人間の肉の塊が、ほとんど私の鼻の下といってもいいくらいのところで切除される。病理検査室行きだ。

「ほら、もう一個だ」とジロルがため息をつく。二つ目の塊を一つ目の塊が載っている容器に置きながら、彼は言う。

「いつも、ピンセットで女をつかんでるが、取りすぎには注意しないとな。俺たちの好み通りにやっちゃダメなんだよ。肉は何グラムだ？　四一五グラムだって？　それじゃ、冷凍庫に入れといてくれ」

ジロルは切り込む線を描きながら、哲学する。

「あーあ！　美容整形の刑に処されたガレー船漕役囚のようなもんだよ。こんなの、ほんとの仕事じゃないんだよ。みんな俺たちのことを新しい建設者だなんて言うけど、とんでもない。俺たちは刻々と価値がなくなっていく製品を相手に仕事をしてるんだ……」

手術は腹部の皮膚がひっくり返された段階にある。「これはりっぱな外科じゃあないわ。美容整形って、全然きれいな外科じゃない」。私のわきにいる婦長が、私がそこに立ち会っていることがアーティストにこのようなことを言わせる羽目にしたのだというように、困ったような様子で言う。ジロルは止まらなくなってしまった。ジュウジュウ音を出し、煙を上げる電気メスを操りながら言う。

「こいつはやっぱり太った雌牛だな。やっちゃいけないことなんだ、夫婦生活を改善するためというやつはね！（吸引装置を作動させる）脂肪の鉱山というのは、フランスでは珍しく閉山の憂き目にあわない鉱山だな。（血がほとばしるや、看護婦がすぐ電気メスを取り上げる）やあー、こいつはヴェルサイユの噴水だ！（脂肪吸引を再開する）みんなアマゾンの未開人のようだな。切って、脂身をとってから、焼く。こいつはまるでウナギだ、こいつは……」

縫合しながら、ジロルは告げる。

「さあ、もうすぐスパンコールで着飾ったフィナーレだぞ」そして、歌う。

「ラララ、もちろーんですとも、奥さーま。ラララ、私がセンゲーンするのですから」

二、三時間もすれば、フェリーニの映画『アマルコード』のヒロインは、自分が豊かだが締まった胸をもつ美しい女性になったことを知るだろう。先生、ありがとうございます。脱帽！

私はこの二つのバージョンが《正確》であると断言する（そして、患者が結果に満足することも）。私は外科医の手先の器用さ、動作と判断の確かさ、きわどい冗談の連発の中で、事が微妙になったときの突然の沈黙などについて強調することができたかもしれない。それとは反対に、場面の生々しさや電気メスによるステーキの臭いを強調したり、脂肪の塊を露出的に書いたり、脂肪吸引装置の騒音について書くことができたかもしれない。あるいは、ジロルのことを恐るべき性的偏執狂として紹介できたかもしれない。女性患者の

＊訳者註：MASHはMobile Army Surgical Hospital：マッシュはアメリカの陸軍移動外科病院。ロバート・アルトマン監督、エリオット・グールドとドナルド・サザーランド主演の同名の映画（一九七〇）がある。戦争と軍隊という組織を徹底的にからかって非難する、意地悪なユーモアに富んだ作品。

胸に手を埋め込み、猥褻な目つきで「雌の胸の中に指を突っ込むということがどういうことか、今に分かるよ」と言う彼を。

しかし、本当のところ、ジロルは私には大変有能な職人に見えた。彼は、カリカチュアになってしまうほどに、現在消滅の一途にある《外科医のスタイル》を保持しているのである。私は喜んで彼に体を預けるだろう。麻酔が彼の私に対する毒舌を聞けなくしてくれることは幸いだ。後は書き方の問題である。

この《旅行》記のなかで、私は一人称を使って語るだろう。ほかの調査では一人称は使わなかった。しかし、医師について、病気と治癒についてはは情熱をもたず、全面的関与なしに記述することはできない。だから、他者の「生」と「死」が単なる物ではないことを思い出してもらうために、そして自分自身がそのことを思い出すために、私は自分のことを《私》と言う。

1章　堕ちた医師像

一九九一年以来、私たちの経済を襲った不景気の波が体の線を気にする人たちの強迫観念をやわらげた（繊維質ばかりのダイエット食品の売れ行きはがた落ちになり、確かな栄養価をもつチーズやマロン・クリームが食卓に戻った）。そして非加熱血液製剤による悲劇が、その他の理由もあるけれども、約束された不死の幻想を一時的に打ち砕くことになった。しかし、私はあの贅沢な逃亡を後悔してはいない。その浄化の効果に加えて、この調査を進めるにあたって、前もって答えを得ておくべき一つの問いを設定する助けをしてくれたからである。その問いとは、同じような考え方を共有する医師集団というものは存在するのか、ということである。素晴らしい同業者集団、一般人がそれはもちろん存在するよと想像するような、結束していて、よくまとまっており、声明を発表したり、挑発的な請願書などによって世論に挑戦する集団、助け合い、自己防衛をし、仲間内でかばい合うとされる集団。こうした集団が、行政的、法的なかたち以外のかたちで存在するのだろうかという問いである。

そのためにはまず、ダイエット食品である凍結乾燥海草の販売促進をしている人たちと一人の病院勤務医*の仕事を比べてみれば十分だ。証拠として、私はごく普通の回診がどのように行われるかを語る（《回診》とは、助手か臨床教育担当医**か、部長がインターンや学生、看護婦を率いて、病室の患者を診て回ることをいう）。問題の場面はパリのすぐ外側のニュータウンにある病院の呼吸器科で繰り広げられた。一五床の責任者であるジュリエット・モンザが各病室（病院は新しく、各病室は一人部屋か二人部屋で、それ以上はない）に行く。彼女について行くのはインターンが二人と看護婦が二人、それに病棟婦長。私は回診グループの一人であり、白衣を着、黒いノートをもっている。そして私がメモしたのは左記のことである。

最初の患者は、肺ガン。体重が三八キロしかなかった。そして、また二キロやせた。治療の効き目がなくなっている。専門のナーシングホームに行ったほうがいいだろう。これについて患者は反対ではないが、病院側がすすめた施設は断った。またアルコールに戻りたくないというのがその理由。同室の患者に黒人の看護助手が哺乳ビンで食事をとらせようとしている。知恵遅れで身体障害者でもあり、人の言うことが分かっているのかどうかを見極められない。二八歳。一人でニヤニヤしている。書類には《人懐っこい》と書かれている。彼を受け入れてくれるかもしれない施設の話をすると頭を振る。尿検査をする必要あり。「気難しい」と看護助手が言う。ピストルを突きつけたとしても？　ダメでしょう……

隣の病室で、アンティーユ諸島出身の陽気な男は、ジュリエット・モンザがラム酒は飲んではいけないというのを愛想よく聴いている。「じゃあ、ワインだけに……」医師はそれを遮って、ラム酒もワインもダメ、肝臓の状態が悪すぎる、アルコールに耐えられないと言う。アルコールは全然ダメ？　患者は信じられないという目をして、回診チームに証人になってもらいたいと頼む。先生は冗談を言っているんでしょう？

今度は二人の老女。一人目はもうすぐ百歳で、かなり人を笑わせる。しゃべりっぱなし。それが早口なので、ほとんど聞き取れない。ジュリエット・モンザは彼女のそばに座って、そのスピードを落とそうとするが、諦め、病衣の後ろをめくって背中に聴診器を当てる。「捻髪音《ねんぱつおん》を聴きたいなら、今よ」とインターンに勧める。彼らはすぐ聴診器を耳に当てる。突然、老女のおしゃべりが整理され、スピードが落ちる。「私はいつまでここにいるの?」とまったく正常に質問する。「もう少しよ」と医師が答えた途端に目が輝き、「もう少しって、どのくらいなのさ」と言った。

もう一人の老女は静か。椅子に座って身動きせず、病院の支給する病衣のなかでとても小さくみえる。おびえたような目。八〇歳を過ぎていて、近くに住む娘がこの病院に送り込んできたばかり。家庭医はその手紙のなかで、老人性痴呆に触れている。

ジュリエット・モンザは空っぽのベッドにざっくばらんな様子で前屈みに腰掛ける。《痴呆の老女》は結構きちんと年齢と住所を言い、大腿骨頸部《だいたいこっけつぶ》骨折で長く動けなかったと語る。その軽い南フランスのレジニャンの訛りが心地よい。彼女はそこへ戻りたいと言う。誰が邪魔するんですか?「娘ですよ。でも、指図するのは私なんだから。あのね、家族の墓はレジニャンの村にあるんです」。ジュリエット・モンザはインター

＊訳者註：これはフランス語の praticien hospitalier を訳したものである。フランスで hôpital（病院）といえば公立病院を指すが、そこに勤務する医師になるためには医学部の六年目にある専門医養成課程（インターン）へ進む試験に合格して四年間の課程を修了し、さらに試験を受けて臨床教育担当医（任期は二年間。その後、一回更新可能。ここまでは優れた医師になるまでの訓練期間と見なされる）となり、それを終わった後に全国規模で行われる試験に合格してから、保健大臣名で任命されなければならない。

＊＊訳者註：《臨床教育担当医》はインターンの一つ上の位で、大学病院センターにおいてインターンと教授の指図のもとに学部学生を実地訓練する医師をいう。臨床教育担当医が履修している課程は将来教師としての教授になるための課程であり、インターンと学生への臨床指導はこれらの医師にとっていわば〝必修科目〟なのである。

ンに向かって憤慨する。「誰も気づかなかったの？　この人は病気はあるかもしれないけど、痴呆じゃないじゃない！」。患者に言う。「マダム、あなたは病気じゃありませんよ」。しかし老女は自分にはどうにもならないというしるしに腕を広げてみせて、「でもここにいるからには、何かあるんでしょうよ……それから、歩くのが不自由でね……」。回診チームは理学療法士を呼ぶ。理学療法士が老女を助け起こすと、彼女は歩き始めた。母親は感じがよい。娘はそれほどでもない。その家庭医ときたら、なにをかいわんや……

この女は美人だったに違いない。ポンディシェリ生まれのインド人。心臓と呼吸器の重い疾患にかかっているが、それでも故郷に帰りたいと言う。回診が来る前に彼女はシーツで身を包み、胸の上で手を組んで、ベッドのなかで真っ直ぐになっている。多くの人が見守るなかで医師が自分を裸にすることはないということを訴えるかのごとく。ジュリエット・モンザはそのメッセージを理解し、さしあたり診察を控える。しかし会話はほとんど成立しない。「苦しい、苦しい」と患者は一語、一語発音する。医師が彼女から聴きとることのできた唯一の単語。洗濯室の職員の一人にマドラス生まれがいるという。それで、洗濯室に電話をする。残念。通訳にしようとした職員は今日は休日で出勤していない。「苦しい、苦しい」インド人は相変わらず言葉を並べている。

残るはあと二室。偶然がそうさせたのだが、この二つは不幸な病室だった。老人が死にかかっているが、まだ初期の段階。それは《ソフト》な最期。ややしわがれた声。頑固な器械が呼吸する音。部屋の空気は汚れた臭いがし、ほとんど入れ替えられていない。ヴァリウム（精神安定剤）の点滴を受けている患者は、ガンの末期で、意識がない。インターンの一人が、モルヒネを使ったらどうかというと、ジュリエット・モンザが、自分はそれにはあまり賛成ではないと言う。患者は自分から身を引いていっている。ホスピスに知らせるのも無駄だ、いつも空きベッドがないから、と。この人はもうすぐお終いになるわ、それだけ。

廊下に出ると、最後の患者を診る前に、この呼吸器専門の女医は少しイライラとした様子でポケットを探り、タバコを取り出し、同じ手で火をつける。三口か、四口喫って、火を消す。そしてノックして、部屋に入る。

若い男。三〇歳前だろう。トレーナー姿で横たわっている。言葉は発せられないが、エイズの犠牲者であることがすぐ分かる。その極端にやせ細った体、隈のある輝く目、衰弱と正常が混ざっている状態……ジュリエット・モンザはこの男を暗記するように知っている。暗記するように、というのは彼女の言葉。彼はニコニコしながらも、絶望に陥っている。感じよく、「あまり気力がありません」と言う。原則として、この患者は一週間ここに入院して、CTスキャンで検査を受ける予定。CTは三日待てますか？　彼はそうして時間を稼ぎ、不確定なことをそのままにしておく。ジュリエット・モンザはベッドの端に座り、男の腕に優しく手を置いて答える。CTは三日待てます……待てないはずはないでしょう？

また廊下に出ると、この部屋から少し遠ざかったところで、彼女は書類を手に説明する。ひどく動揺している。「彼のT4の割合は3、いやもっと低くて、2だわ」（T4は感染源に対して闘うリンパ球のこと）。リンパ球がもうないのだ。彼は死ぬ。ジュリエット・モンザは同じ病院の何人かの同僚と研究会を作った。この研究会はパリの病院の内科専門医たちと連絡を取り合っている。彼らの薦めで、ある治療を試みてみるつもりだが、彼女はこの治療法に関する論文をどこにも見つけることができなかった。患者はその治療の結果、何かを失うことがあるだろうか？　彼女が話し終わるのとほとんど同時に、患者はゆっくり外に出てきて、何も言わずに私たちの間を通り抜けていく。彼も、自分がもうしばらくの命だということを知っている。

その日はまったく《普通》の日だった。そこにいくつかのイメージを、人が忘れがたいという物語を付け加えるのも興味深いかもしれない。なぜ忘れがたいかというと、記憶がそうしたイメージをフィルターにかけた後も、イメージがそこに残っているからのことに過ぎない。回診を重ね、多くの専門科を回った後も、そのイメージがあなたにしみついているからだ。

あのうんと若い妊娠中の女性のイメージもその類いに入る。彼女は重い糖尿病で昏睡状態に陥りやすい。子供が無事に生まれてくるチャンスは二分の一。この女性は、日がな一日、未来の母親のための雑誌を読みながら、出産（できるかどうか分からないが）まで病院を住まいとしていた。もう一人は、五〇歳くらいだと思うが、ガンの転移に蝕まれ、潜水艦乗組員をしている息子にまた会いたいのだけれども、もう会えないだろうと考えていた。

身なりのきちんとした、口髭もきれいに手入れしている男が救急病棟でストレッチャーの上に横たわっていた。手首の血管が切れていた。

「死にたかったんですか？」とインターンが尋ねていた。

「そうさ」

「それで、成功しなかったんですね？」

「そう、あいにくね！」

彼は同性愛者で、エイズのキャリアであることが分かったばかりだった。

それに、小児病棟の子供たちだ。この子たちについては、私は二度と再び会いに行く勇気も、あえて描写する勇気もない。しかし、病院という制度が最良の人材を投入しているところは、たぶんこの子供たちを治療する部門だろう。

また、あのオートバイ乗り。その《残骸》はオートバイから一五〇メートル離れたところまで散乱していた。一人の警官が、犠牲者とマシンの間の距離を一〇メートル巻尺で入念に測っていた。ぞっとするような場面だった。呆然としている救急隊員の一人がつぶやく。「あいつ、ずいぶん遠いところまで撒き散らしてくれたたな」

この辺でやめておく。医師の世界にも愉快な話、回復の話、ごく日常の話題、喜ばしい驚き、ギャグがある。いろいろな場合に、自分では意図せずに道化役になることもある。例えば、精神病棟から抜け出した少年がいる。彼はどういうわけか集中治療病棟に来て、蓮華座を組んで、瞑想的な調子で繰り返していた。「うわー、この人たちはすごく重いですねー。看護婦さん、すごく重いですねー」まわりにいた看護助手たちは笑いこけていた。

率直に言って、ここで見てきた人たちは、医師という一つにまとまった職業に属しているのだろうか。コンピュータの専門家やジャーナリストになった医師、純粋な研究者、製薬会社や精子バンクの顧問医を持ち出さないとしても、タラソテラピー（海水浴療法）の勤務医と、落ち着いてメガネとコンタクトレンズを処方する開業眼科医と、ＣＴスキャンまたはＭＲＩを操作する医師と、一般開業医と、エイズ患者を前にして何もできない総合診療科医と、緊急医療援助サービス（ＳＡＭＵ）を指揮する医師と、超音波の専門医と、腹腔手術の達人との間にどんな共通点があるのだろうか。医師免状をもち、ヒポクラテスの誓詞をしたことは共通しているが、彼らは同じグループのメンバーなのだろうか。

いろいろあるにしても、この問いに対しては「イエス」と答えたい。元保健省病院局長で、現在はコンサルタント会社のトップの座にいるジャン・ド・ケルヴァスドゥエによると、「医師という職業の歴史は、独占権の歴史です。彼らはこの独占権を一九世紀の末についに獲得することになるんですが……」。フランスでは医師のギルドが他国よりも熱心に医業の独占を要求し、競合職種を攻撃したことは事実である。このタイプの紛争はつい最近まであったことで、その一番最後のものは、一九五五年の精神分析家に対する訴訟だった。また、薬剤師は医師との仕事の関係で、正式な薬学博士の資格を得なければならないように義務づけられた。このように絶えず自らの守備範囲について、担当領域に標識をつけるために意見を主張し続けてきた同業者組合はなかった。あるグループを形成することが、まず最初にそのグループの境界を明らかにする杭を打ち、その隣接地域を厳しく監視することならば、医師集団はそういう考え方を大いにもっていると言わなければならない。

医師たちはその歴史、先達、暖炉の上に飾った思い出の写真、英雄的な逸話も持っている。国立科学研究センターの後援で行われた調査は、平均七〇歳の退職した医師五〇〇〇人の証言を集めた。そこに収録されているものは今世紀の神話であり（最も高齢な人は一九〇八年に医学部に入学した）、医師の仕事がいい加減のさらに上を行くやっつけ仕事であったことを明らかにしている。そのことをパイオニアたちが語る。

「ジフテリアやチフスといった重い病気を、水浴や冷湿布で処置しました。病人の熱が四一度だとすると、水の中につけて三七度まで引き下げようとするわけです。まったく本当のこととは信じられないような、体刑ともいうべき治療法でしたよ」

《本当のこととは信じられないような》という形容句は、何人もの人が使っている。「本当のこととは信じられないような投薬をしていました。ホメオパシー［フランスの代替医療のひとつ。現在も広く行われおり、社会保険でも認められている］のように、母親から血液を採って、それを子供のお尻に注射するなんてことをね……」道具は何を使っていたかというと、「聴診器、血圧計、縫合用の針、ピンセット、スペキュウム、鉗子《かんし》」である。

無力の悲しみと権力の見かけ倒し。引退する医師が若い後継者に残したアドヴァイスはこんなものだった（一九二〇年のことである）。

「処方箋には、痛みがあれば、うがい薬とか、その類いのものがいる。その後、何か特殊処方の薬が必要だ。薬屋は自分の薬屋の仕事が好きだからだ。従って、特別な薬が必要というわけだ。その次は、うんと安いもの、浣腸のような」

治療学というものは当初は《ほとんど信用されていなかった》。ところがその頃、X線、血球数測定法、インシュリンといったものが次々と登場してきていた。態度が大きく変わるのは、多くの証言によると、第二次大戦終了時にペニシリンとストレプトマイシンが出現したときである。

「クロード・ベルナール病院［パリの公立病院］では、奇跡的に助かった病人を見ようと、人々が病室から病室へと走りまわっていました。奇跡的に助かった病人というのは、前の日に瀕死状態で入院してきて、翌日は治っているといった患者です」

栄光の三〇年代は建築または交通手段についてだけ言えるのではない。戦後になって、医師たちは（せっせと論文を読むことによって）自らを培い、適応し、専門分野だけに引きこもらない術を学んだ。彼らは不可侵の規範——医師の選択の自由、機密保持、処方の自由——を執拗に守りはしたが、一九七一年に自分たちの組織の代表であるフランス医師組合総同盟と社会保険当局が最初の全国協定書に調印をしたとき、それを自分たちの基盤を揺るがす危機の始まりであるとは受けとめなかった。彼らは意気軒昂で、積極的に行動していた。彼らはこの調査の執筆者たちが黄金時代と呼ぶ時代にいたのである。調査対象になった医師の七六%が、やり直せるのであれば、ためらわずにまた医師になると結論している。

ところがこの医師たちは幸せだった。そして、子供たちがたくさん生まれた。一九五〇年には三万一一〇〇人だったものが、一九七〇年になると倍の六万四四〇〇人になった。しかし、医師というファミリーの数が爆発的に増えるのはその次の時代になってからだ。たとえば、一九七〇年から一九八五年までの一五年間をとると、五年ごとの増え方（七〇年から七五年が二二・四%、七五年から八〇年が四二・一%、八〇年から八五年が二九・八%）はすさまじいものがある。次いで増加率は緩慢になり、九・四%に落ちると推定されている。そして、予想としては一九九五年に一八万五二〇〇人、二〇〇〇年に一九万二八〇〇人となっている。半世紀の間に医師の数が六倍以上になったわけだ。一つの単純な尺度が医師人口の急激な増加を雄弁に物語っている。つまり、一九七九年に住民一〇万人あたり二〇〇人いた医師が、一九九〇年には三〇〇人になったのである。

これはもはや医師というファミリーではない。民族ともいうべきものだ。これは増加ではない。雪崩現象である。一九七三年から一九七九年の間に養成中の医師の数は一〇万人を数えた。一九七七年からは、進級試験による人数制限が導入されたため、この傾向がくつがえった。現在では毎年この制限枠に入る学生数は四〇〇〇人ほどで、一九八五年から一九九〇年までの増加率は一九五五年から一九六〇年までの五年間の伸び率とほぼ同じレベルである。結果として、医師の年齢ピラミッドはひどくアンバランスになった。数が急激に増え、その後厳しく制限したことが、四〇歳代（平均年齢は四〇から四四歳の間に位置する）の医師の膨張を招いた。

医師の経歴という観点から見ると、これは重大な帰結をもたらす。つまり、流動性が制限され、責任ある地位につきにくい。長期的な観点からすると、憂慮すべき問題である。つまり、今日では全員が若いが、明日になると全員がいっぺんに年とってしまうのだ。はっきり言えば、ファミリー的な生活は終わったということである。人々が同じ言葉で話し、同じ利益を守る適度に均質的な世界、収入や影響力はそれぞれ異なるものの、《親愛なる同僚よ》*と呼び合う世界は崩壊してしまった。この世界は細分化し、分岐し、求心力を失い、内部競争に明け暮れる世界となった。

聖なる職業はどこへ

ひとつの仲間集団としてのイメージがどれほど崩れてしまったか、ひとつのグループに帰属しているという感覚がどれほど定かでないかは、一人ひとりの話を聞きさえすれば分かる。医師たちは自分を同業グループには属さないことにし、そうした見られ方を敬遠するスタンスをとりながら、同業者を呼ぶのに《あの医者たち》という。そして、時には驚くべきとげとげしい調子で、同業者と自分は違うのだということを示す。二〇〇人ほどの医師たちと会って、話を聞いている間中、私はこの同業者に対する厳しい非難に驚いたものだった。

「私はもう医者の集まりには耐えられません。《幻滅》です。何か学会があるとしますね。すると、それが始まる前は、この近くにゴルフ場はあるかとか、そういう話しか聞こえないんです。始まるとね、今度は税金の話ですよ。税金と医学の話題が半々なんだ」というのは精神科医・分析家にして、犯罪者の鑑定人もつとめるミシェル・デュベックだ。

ロール・セギュールは、心臓専門医の夫とともに同じ場所で《町医者》として開業したばかりだ。二人とも患者をまわしてくれる可能性のある《特約店》、つまりその地域の一般医を相手に市場調査をした。

「夜、夫が〝企業カクテル〟って呼んでいる食事会に招くんですけど、そういう時、私はよくまとまったサークルの一員というよりも、自分は家庭の主婦なんだという感じ方のほうが強いですね。隣近所の人たちが私に対して何か特別な社会的なイメージをもっているとは思いませんし、私自身そういうイメージをもってい

＊訳者註：フランスで医師が〝同僚〟（collègue または confrère［男］、consoeur［女］）と言うとき、この同僚は同じ職場の医師だけを示すのではなく、医師全員を示す。従って、医師が他の医師に仕事上の手紙を書くとき、冒頭に Mon cher collègue（我が親愛なる同僚よ）と書き始めるのが通例である。例えば、一般開業内科医が患者を診て、何らかのX線写真を撮る必要があると判断すると、この患者にそのX線検査の処方箋を書く。患者はそれを自分が選んだ開業放射線医のところにもって行って、所定の写真を撮ってもらう。放射線医は写真を見て所見を加えるが、その所見を記した手紙の冒頭には Mon cher collègue と書くというふうに。

ません」

アラン・フィリップは西部の中都市の病院に勤務する婦人科医だが、彼が言うことはもっと辛辣だ。

「医者の世界というのは全然だめ、ゼロです。何も読まない。医者というのは、暗記だけで、推論とか分別とかに訴えない愚かしい学習の産物なんです。私は医者とは付き合いません。何人か例外はいますけどね。この例外は医者としては出世の道から外れちゃって、成功しなかった連中です。

妻が開業しているので、私は夕食会のホスト役を務めなければならない羽目になるんですが、話題はいつも同じです。夕食会の最初は誰が一番いい家に住んでいるか、誰が一番美しい食器一式、一番いい年代物のワインをもっているかを探る試合です。その次が仕事に関係するエピソード。その後は、その場に招待されていない同業者の悪口。最後は、食後のアルマニャックのときに、「いやはや、難しい時代になったものですな」とか言いながら、会話の円環が閉じられるというわけです」

この種の話は以前だったらさぞかし人々を驚かせたことだろう。以前というのは、医師がBMWに乗って、ロータリークラブ会員の名士でもあった時代（最も年長の医師にとってはまだ完全には終わっていない時代）のことである。しかし、今では多数派を占める四五歳以下の医師の中では、彼らよりもやや年上のノルベール・ベンサイドの無遠慮な口調のほうが優勢を占めるだろう。

「私は医者について語るとき、医者を〝あの人たち〟と呼びますね。あの人たちは親しく付き合っているようですが、私は彼らはうんざりするような連中だと思います。あの人たちに共通なのは、金と旅行と患者です。患者のことを話題にするとき、あの人たちは〝あの連中ときたら〟といった調子でしゃべるんですよ。私が若いとき、チュニジアでフランス人がアラブ人について話していたときの、あの調子です」

「私は少数派です」というのはパリのラスパイユ大通りで開業する婦人科医、ベルナール・フォンティだ。以前〝妊娠中絶・避妊自由化運動〟で活動し、有名なクリニック・デ・リラで仕事をしたことのあるこの元活動家は、自らの総括をし、今では患者の言うことを注意深く聴く医療をすべきだと主張する。

「率直に言って、私は医師という職業集団に属してないですね。私は、患者の話をろくに聞きもしないで前立腺の治療をする医者たちとは接点がないですから。それでも、医者たちが自分たちの能力のレベルで評価をしあわなければ、そういう人たちとの同僚会とでもいうべきものに属しているとは感じますがね」

同業他者に対するこれほどの懐疑的態度というのは例外的でも何でもなくて、むしろ当たり前になっている。病院勤務の腎臓専門医、ベルナール・ルーヴレーは辛辣かつ冷めた調子でこう言う。

「私は《同僚諸君》には憤慨させられます。彼らは病的に頭が固いというか、優秀な虐待者ですよ」

パリで一般開業医をしているフランソワ・プランによると、「私は誰かを同僚と呼ぶには抵抗があります。自分が同業者グループのメンバーだと感じてないんですね。医学の勉強というのは難しいし、それが終了するときにはヒポクラテスの誓詞を唱えるわけですよ。それでもこの誓詞にふさわしいのは一〇人のうち一人か二人ですね。聖なる職業なんてことを信じてる連中は多くはありません。なんで彼らは誓詞を唱えるんですかね。医者であるということが、卑劣さから身を守ってくれるということはないんじゃないですか」。

ある病院の産科部長、ジャン・ロバンは「プライベートな生活では、医者とは全然付き合いません。彼らのつまらないライヴァル意識や、けちな出世主義、見えないところで行われる足の引っ張り合いにはうんざりなんです」と言う。

指摘されることはいつも同じで、型にはまった凡庸さ、倫理的な卑劣さ、歪められた競争意識という問題である。個人としての医師たちのほうが、一般人よりもさらに厳しく、医学界の同業組合主義を否定し、または非難する。評判の高い集中治療科部長であるエマニュエル・ドゥクルーは言う。

「ひとつの職業グループのメンバーですって？　私が？　とんでもない。私が擁護しようとしているのは、私たちは技術者だということです。その点、パンとかハム、ソーセージを作っている職人と変わりはありません。ただし、私たちのテクニックは人間味のあるものを含んでいますがね。しかし、エンジニアがひとつのカーストのメンバーだとしたら、我々は彼ら以上ではありませんよ」

彼の同僚で末期医療の専門家、アンリ・クレジオも医療行為の高貴さと医師という職業グループの要求の卑劣さを区別する。「残念ながら、医者という職業グループのメンバーということになりますね。そのことを誇りに思えませんがね。この職業は尊敬に値するとは思いません。社会保険当局と協定を交渉するたびに見かけられる嘆かわしい嘘。恥ずかしくて泣けてきます」

結局、医師たちを結びつける接着剤というものがあるとしたら、それは医師ではなくて、患者が提供するのだ。パリのSAMUの責任者、ダニエル・ジャニエールは言う。

「そう、それでもクラブだということは言えるんじゃないかな。営業財産は同じで、同じ工場の中で仕事をしているからね。でも、職種は違う。我々の前には人の集団がいて、それは病人なんです。我々は彼らにチューブをつけたり、優しい言葉をかけたりするけど、これはもう必然的に勝者と敗者の関係になる。医者というのは、裸で横になっている患者の前で、立って、服を着ている人間なわけですよ。そのことからして、もう医者は勝っちゃってるわけ」

心臓専門医、シモン・レミーは、公立病院での輝かしい過去をひっさげて自分の診療室を開いたばかりだが、もう少し洗練されたかたちで類似の結論を下している。

「私は一つの職業集団に属しています。しかし、それは職業上のまとまりが、利害ではなくて、仕事の遂行上必要とされるという条件があるならばということでね。職業組合的な見地からは、私の利害は病院勤務の糖尿病専門医とか美容整形外科医のそれとは違うわけですよ。けれどもですよ、患者が問題になっているときは、我々はお互いに理解し合えるんです。その点においてのみ、我々は皆医師だといえると思います」

医師たちは別に喜んで嫌悪しあったり、軽蔑しあったりしているわけではない。それでも、私が取材した談話の中で多くを占めるこのような声、意見を聞くと、医師たちはこのような船に乗り組んだことを後悔しているのではないか、または、すぐその場で辞職する用意ができているのではないか、と結論することもできるだろう。しかし、それは誤解というものだ。《グループ》とか《職業集団》に対して、嘆かわしく混乱したイメージをもってはいるものの、それは他人のことを言っているのであって、医師たちは自分の仕事を否定することはまずないのである。

天職という神話は値打ちの下がった紋切り型の考え方にすぎないのではないだろうか。ところがそうではないのだ。私がインタビューした医師の半分以上は、固く決意して、それもかなり早くから医師になる選択をしていた。この選択は医師になるということの決意であって、何らかの専門を選ぶということではない。親が医者だから医者になるというような家族の期待に応えるケースはうんと少ない。あとは、最近の調査で使われている表現に従えば、《欲望の論理》というのがある。社会的権力欲、科学的知識欲、人道的活動欲が動機になって医師になる道を選ぶケースだ。

こうした傾向は、いろいろな調査によって確認されている。例えば、*Le Journal international de médecine* に発表された調査がその結果を雄弁に語っている。それによると、フランス人の二人に一人はもう一度人生をやり直すとしたら、今とは違う仕事につきたいとしているのに対し、調査対象になった医師の三分の二が、《今ではダルティ［家電製品安売り量販店］の直し屋の方がありがたがられているにしても》、また同じ仕事に就くだろうと答えている。もっとふるっているのは、彼らが辛抱強く医者でいたいという理由が、人々の苦痛を和らげたい（二二・五％）、人との接触を好むため（二六・二％）、科学への興味（二一％）としている点だ。これらは地位の追求（三・二％）だとか、金儲け（一％）などという動機を遙かに上回っているのである。*Le Journal international de médecine* の編集部は冷静である。

「流行と関わりのない理想主義が医師たちを実存的な不安から救い、あらゆる種類の後悔の苦しみから免れさせている」

若い世代を対象に調査しても、同様な傾向にあることが分かる。医師を目指している現在の学生（彼らの親のうち五二％が管理職および知的に高級な職業に就いている）は、家族の影響を受けている（五一％）と同時に、知的な喜びによって選択している（六六％）。他の専門課程を選んだ学生たちよりも学業に満足しており、免状の価値にも信頼を寄せているが、将来については心配をしている。そして、医学部の学生の二〇％が、後輩に自分たちの轍を踏むなと言っている。

現役の医師たちも、奇妙なことに、結局のところ激しい矛盾に取り囲まれて、挟み打ちにあっているようだ。そして、この矛盾からは、自分たちの仕事を高く評価することによってしか抜け出す道はないのである。これは異常な兆候でもなければ、集団的な錯乱でもない。医師が自分たちの職業に持つかなり嘆かわしいイメージは、医師のイメージの社会的な低下につながっている。そして、その理由はミステリーでも何でもないのである。

医師人口が増えたということは、十分な説明にはならない。稀少でなくなったものは貴重でもなくなる。この現象は教師たちがかつて経験したことと似通っている。国民すべてを就学させるという事業が実現していったときに、この事業を最初に進めた人たちは激しい抗議を受けているような、低く評価されているような感じをもったのである。

同じように、社会保障が《既得権》のうちで最も強固な権利になり、知識と技術がめざましい成果をあげていったときから、医師も《月並み》な存在になっていく。学校は機会均等を約束したが、医学はそれ以上のことを約束したのだ。つまり医療の平等と、それによる不幸の終焉、老化の終焉、死の終焉を約束したのである。ところがそれは不可能なことに身をさらすことであり、従って宿命的に期待を裏切ることになるのだ。

縦社会の崩壊

医療の需要と供給の目のまわるような弁証法の結果である医師数の増大には、連続的な変化が伴っていた。一九五八年のドゥブレ法によって大学病院センター（教育と研究、治療の中継点）ができる前までは、医学はごく少数の《ボス》の手中にあった。制度改革によって医学部の増設があり、首都に対抗する地方が存在し始めたのだ。しかし、一九七〇年代の半ば頃まで、《有力者》つまり教授たちはまだパリの三つか四つの系列の出身者だった（こうした系列の看板はジャン・ベルナール［血液学の大家］、ロベール・ドゥブレ［小児科の大家。右記のドゥブレ法を作ったドゥブレ元首相はその息子］、ジャン・アンビュルジェ［腎臓病学の大家。フランスにおける腎臓移植の草分け。歌手であり、作詞、作曲家で、フランス・ギャルの夫であった亡きミシェル・ベルジェの父親］、ポール・ミリエズ［内科学の大家。特に高血圧の専門家］といった教授たちである）。

次いで、大学が増えると同時に、専門分野は急速な分化の波にさらされることになる。一九四三年には五つの専門科（内科、外科、婦人科、産科、小児科）しかなかったものが、一九九三年には医学部は五六の専門科を認めている。そしてこの専門科には少しずつ異なる多くの分野が含まれているから、専門科の数は百くらいまで増えるのである。こうした新専門科のモデルが救急蘇生学だろう。これは現代の病院が生み出した典型的な専門科であって、これは心臓科でもないし、腎臓科でもない。この二つのすべてを少しずつ合わせて、さらに何かを付け足したものなのである。

《以前》は単純だった。一方に強力で、金持ちで、肩書きのたくさんある貴族階級がおり、もう片方には謙虚で、服従する下っ端がいた。貴族階級は分裂した。すなわち弱くなった。下っ端は資格をもつようになり、このひび割れによって生じた隙間に入り込んできた。《以前》は《ボス》たちは公立病院で仕事をすると同時に、開業医としても患者を診ていた。現在では病院勤務医の大物たちも（公立病院の内部で自分のプライベートな患者を診る可能性を保持しているとはいえ）、《町の》開業医と競合状態にあるサラリーマンなのである。そして、この開業医の中には、金融機関や製薬会社の後ろ盾を得て病院勤務医を脅かすことのできる者さえいる。

こうしたことを考慮に入れれば、医師たちが同僚を指して《医者たち》と呼ぶこともそれほど驚きではない。彼らが医師という職業の鏡を見るとしたら、そこに見える姿は数え切れぬほどの小さな目に分かれた蠅に似ている。まず、こういうことがある。一九九三年に一般医が八万七六二四人いたのに対して、専門医は八万一〇一八人だった。ほとんど同数といえるだろうが、毎年の専門医の増え方は一般医よりも多いのである。

《以前》は、ノーベル賞を約束されているのでない限り、一般医は自分の縄張り内で君臨し、時には専門家の意見を聞いたものだった。現在、一般医は自分の縄張りの中で専門医と競争をしなければならない。患者が一般医を通り越して、小児科、心臓科、婦人科、皮膚科などといった専門医のところに直接行くからだ。一九八〇年から一九九〇年の間に、専門医の割合は七二％増えた。医師の仕事も一つの市場である。競合も避けがたく激しくなる。一九九三年六月に一般医の組合が行った投票の結果、八五％の一般医が専門医へのアクセスを規制し、制限することを望んでいた。

《以前》、古き良き時代には、医師たちは何の心配もなく、他の自由業（弁護士、建築家、公証人）と同じように振る舞っていた。開業するにはフランスの中央部を東西に流れるロワール河以南を好み、この好みは顧客である患者にも共通していた。そして、現在でも彼らはロワール河以南を好んでいる。フランスは医師の数から見ると、はっきりと二分されている。南に位置するプロヴァンス＝コート・ダジュール地方、ラングドック＝ルシヨン地方、アキテーヌ地方には人口一〇万人につき二三一人の医師がいるが、北部地方には一四〇人から一七〇人しかいない（パリを除く）。

専門医となるとこの差がさらにはっきりと分かれる。例えばコート・ダジュール地方には（人口一〇万人につき）一六人の放射線医がいるが、北のピカルディー地方には六人しかいない。パリ地方には一六人の小児科医がいるのに対し、中央部の過疎地、オーヴェルニュ地方には五人といった具合だ。プロヴァンス地方には一三人の心臓専門医がいるけれども、ノルマンディー地方は四人である。病人は北部にいて、医師は南の地中海沿岸地域にいると言ってもいいだろう。これは公衆衛生だけの問題ではなく、経営的な問題になってきた。南部のヴァール県の一般医が年間売上合計として五五万八〇〇〇フラン［一三九五万円。一フランおよそ二五円と仮定］稼ぐとすると、北部の町アラスの一般医は一〇〇万フラン［二五〇〇万円］くらい稼ぐのである。

農村部の医師は小説のヒーローであり、今でもヒーローそのものだが、消滅の危機にある傑作となるだろうか。というのも、一般医の九四％が都市部に集中しているからだ。この対立関係は、しかしながら、時代にそぐわない。対立関係があるとしたら、むしろそれは開業医（約一〇万人）と病院勤務医（その半分）の間で深刻になっているのである。一方は医療行為の一つにつきいくらという報酬を得ているのに対して、片方は月給をもらっている。一方は投資をし、経営をし、銀行と交渉し、同業医師の邪魔をする。片方は公務員で、院長と交渉をし、決闘をするときはある科の指揮権をめぐってか、学会の発表や学術的な論文で注目を惹くためである。

だが、一口に病院といっても、病院を区別しなければならない。ハイテク医学の殿堂であり、教授を輩出する苗床としての評判の高い大学病院センターは、尊大に一般病院を見下ろしている。また、サラリーマン医師もその種類を混同してはいけない。病院勤務医に加えて、二万四〇〇〇人ほどの医師が、産業医であるとか、全国疾病保険金庫、学校医［フランスでは、校医は国民教育省の公務員で、一人である地域の学校を担当する］、診療所などといった様々なところに勤めているからだ。

読者としては、こうして引かれた境界線は固く守られているわけではなく、両者の間には比較的行き来があるということに注意しておく必要がある。例えば町で開業している心臓専門医がいるとすると、この医師が週に二回病院に来て仕事をするということがある。麻酔医が週に三回大学病院センターの手術室で仕事をし、一晩救急医療センターに出向き、週末は私立クリニックで働き、加えてコンピュータ関連企業に顧問としてアドヴァイスを与えるということもある。一般開業医が《SOSメドサン》［昼夜を問わず、電話をかけると医師が車で駆けつけてくれる民間組織］や近所の公立病院の救急部門で少し働いて収入を補なったりする。若い一般医（このうちの四分の一は医師免許を得て三年しても開業できていない）の多くは、休暇をとっている医師の代診をしたり、病院の当直をしたりして、資金ができるのを待ったり、チャンスをうかがっている。医師たちはそれぞれの専門と資格によって区別されるが、それに患者たちが想像もしないこのように流動的な勤務形態が加わるのである。

最後の激動の原因は、女性の登場だ。一九八九年、女性の医師の数が五万人の線を超え、全医師数の約三分の一になった。学生だけを対象にすると、第一課程の六二％が女性だ。アメリカ人のエリザベス・ブラックウエル（一八四九年）とフランス人のマドレーヌ・ブレス（一八六三年）が、男により、男のために作られた世界に入り込ませてくれるように当時の医学界のお偉方の説得に成功して以来の、女性の驚くべき進出ということになる。二〇世紀の初頭、《現代医学》誌は歯に衣を着せぬ調子でこう言っている。

「女性の医師は現代世界の植物相［フローラ：地域や気候に応じた植物の生態系のこと］を侵略する気違い草の一つである。非常に無邪気にも、この気違い草は本を開き、死体を解剖すれば、新しい頭脳が創造されると考えるのだ」

娘たちが大挙して学校に行くようになったことが、このばかばかしい考えを打ちのめしたのだった。しかし、いま現在でも、女性の医師はあらかじめ矢印で示された典型的なコースをたどることに変わりはない。

喜んで専門医になることはなっても（専門医になれるということは優れた学生だったことの証である）、女性はその圧倒的多数がサラリーマン医師になる道を選ぶ（これは子供を産むことや、夫との生活の代償である）。公立病院で女性が部長のレベルまでいくことは難しい。一〇％以下だ。いたる所で、女性たちは皮膚科、内分泌科といった宿直をしなくてすむ部門に居を構えるか、パートタイムに甘んじるか、《女性向き》とされる婦人科、小児科といった部門を選んでいる。心臓科は男がほぼ独占している分野だ（女性は一〇％）。メスを揮く分野になると、女性は二％しかいない。ここ数年先の深刻なジレンマがこの数字に現れている。数少ない専門科に多くの医師が集中していることは、医師定員制を推進した人たちが予期しなかったアンバランスを招くことになるからである。従って、いくつかの分野で、特に外科で人材不足が起こる危険性がある。

衰退する職業集団

かの有名な《医師集団》は細かく砕け散り、もはや有機的に構成されたメンバーからなる集合体ではなく、つぎはぎだらけのフランケンシュタインのような様相を帯びている。すべてが分裂の要因となり、すべてが内部浸食の原因となる。そして、そのことをはっきり指摘する声は全く聞こえない。たとえば、倫理審議会。あの伝説的な医師倫理審議会は、《ユダヤ人身分規定法》ができた四日後の一九四〇年十月七日に誕生した。倫理審議会は、当初の権能の中に、《ユダヤ人》の医師の割合が二％を越えないように監視する役割ももっていた（倫理審議会は大胆にも《ユダヤ人の仕事ぶりの卓越した性質からして》という理由で、定員をはみ出した二八人を認可することを要求した）。倫理審議会は対独協力をしたヴィシー政権の純粋な産物であり、一九四四年八月二七日に解散させられ、《パージ》を受け（三人が医師免許の停止処分を受けた）、一九四五年再生し、一九四六年からは、国土解放時に解散させられていた倫理審議会を支配していたルイ・ポルト教授を会長にいただくようになった。

倫理審議会は保守主義とギルド意識の模範であり、市民社会と医学界の間にそそり立つ城壁、歴代の政府を追いつめる圧力団体であって、用心深く保持される秘密の鉱脈なのである。そしてまた、妊娠中絶の合法化に対して立ち上がったロルタ＝ジャコブ教授の運動を思い出すまでもなく、戦闘的なネットワークでもある。

緊密に団結した反動的なこの倫理審議会はもう存在しない。私が出会った医師たちの中で、三、四人が尋ねもしないのにこの倫理審議会のことを話題にした。患者あるいは同業者とのもめ事の犠牲者たちだった。そのため何らかの制度に助けを求めざるを得なかったわけだが、圧倒的多数の医師たちにとって、医師倫理審議会*は義務的、機械的に支払う会費を通じてしか存在しないのである。あとの残りの人たちにとっては、関心もなければ、論議の対象にもならない（かつて、ほんの一握りの、おおかた左翼に属する人たちが、反抗のしるしにこの僅かな会費の支払い拒否をすることがあった）。存在しないに等しいのである。

全国規模で見ると、特にルイ・ルネ会長を初めとする最近の会長たちは、医師倫理審議会の古めかしさと医学のめざましい進歩との間にあるギャップを意識し、いくらかの透明性を導入し、倫理審議会の偏ったイデオロギー的姿勢を変え、倫理審議会に諸々の問題を検討する機能と倫理的な審判機能を与えようとした。このような考え方は示されたが、それが県単位の倫理審議会や末端の医師まで届いているかは確かではない。

残るは組合である。保健省と社会保険当局と関連職業団体が難しい交渉で対決するたびに、ジャーナリズムは壮大で滑稽な中世の騎馬槍試合と見まごうやりとりを報道する。それを見ていると、ガット（関税および貿易に関する一般協定）の交渉など、静かで穏やかな馬の遠乗りのようなものだ。一般の人々は間違えている。《医師たち》の組合を独立した恐るべきカルテルである自営農業者組合全国総同盟の医師版と考えているからだ。

医師の組合運動は歴史が古く、一九九二年にその百周年を祝った（医師が組合をつくってもいいことが認められたのは一八九二年）。しかし、この組合運動は分裂に分裂を重ねた。フランス医師組合総同盟は現在でも最大の組織だが、メンバーの離脱とともに徐々に小さくなっていったのである。一九六八年に生まれたフランス医師同盟は、フランス医師組合総同盟が政府に対してあまりにも弱腰過ぎるといって非難する。一〇年後、開業医組合（ＳＭＬ）は協定による首かせを拒否するように公に勧めている。そして、この路線も新入りのフランス一般医組合（MG-France）によって越えられようとしているのである。

こうした動きはおさまったわけではない。一九八九年、《医療アクション》と称する、従来の組合活動に飽き足りない人たちがつくった組織が既存の組合を飛び越して、医師たちの大動員に成功したことがそのことを物語っている。

これは活発な運動のしるしなのだろうか。実はそうではないのである。むしろそれとは反対で、何らかの組合に属している医師が二万人（関係者によると三万人）いるという数字は疑わしい。一つの組合の中でさえ関心の方向がバラバラに分かれているため、多くの敵対するグループが生まれることになった。その結果、組合に対する信頼度は最低だ。ある調査によると、組合が自分たちの利益の代弁者として《有効である》と

＊訳者註：これは医師が医師として仕事をするときに加入が義務づけられている団体。日本の医師会は医師の同業者組合だが、これとはまったく異なる。弁護士がどこかの弁護士会に所属しないと開業できないのに似ている。医師が不正行為をした場合、医師免許を剥奪するのはこの団体である。同様に加入が義務づけられている倫理審議会は薬剤師、助産婦、公認会計士、建築家などの職種を対象にも存在し、すべてに共通した役割は職業倫理を遵守させることである。

答えた医師は調査を受けたうちの五%しかいなかった。その他の人たちは、組合が自分たちを守るやり方が《極めてまずい》(三七%)、《あまり有効でない》(三〇%)と考えている。大体、二分の一以上の医師がフランス医師組合総同盟の会長の名前を知らないのだ。その他の組合の責任者ときては、当てずっぽうに名があげられる程度である。

組合組織が脆弱だということは、平和の源というよりも戦争の源になる。組織が揺れ動くほど、争いはエスカレートする傾向がある。最小の意見一致点を求めながらも組合組織は交渉に応じようとしない。一九八九年から一九九三年までパリの公立病院組織であるアシスタンス・ピュブリックの事務総長を務めたフランソワ＝グザヴィエ・スタスは忌まわしい思い出をもっている。

「私は少し政治をした経験がありますが、あんなに錠前で閉め切ったようなシステムは見たことがありませんね……」

実際のところ、医師たちの団体が十全に機能するのは専門別の団体においてなのだ。例えば、フランス麻酔・救急学会は組合ではない。しかし、場合(すべての公立病院における麻酔回復室の設置の要求など)によっては組合のように機能することもある。問題は、一般医がこのような要求手段をもっていないことと、個別化していく専門医の将来像が容易に描けないという点なのだ。

四つの単純な項目からなる伝統的な区分——器官(心臓科)、住民(小児科)、技術(外科)、装置(放射線科)——は現状にそぐわなくなった。心臓専門医の中でも、不整脈専門医と心エコー専門医、血管エコー専門医、ペースメーカー専門医、冠条動脈造影専門医等々に分かれている。とはいっても、こうしたジャンルの混合が禁止されているわけではない。つまり、冠条動脈バルーンを心臓専門医にさせるか、放射線医にさせるかという問題がある。また、子供(乳幼児)の心エコーの専門家といった、先端的分野で複数の専門領域を同時に担当する医師が生まれてくるだろう。この医師は心臓専門医でもないし、放射線医でもないし、小児科医でもないのである。

　医師たちの専門がこんなに細かく分かれたことはかつてなかった。また、こんなに相互に依存することもなかったのだ。虫垂の切除のような、ほんのちょっとした外科手術も、四人の専門医（外科医、麻酔医、検査医学専門医、放射線医）が必要とされる。一五年のうちに革命が完成したのである。

　産婦人科医のアラン・フィリップがユーモアをこめてこの現象を語っている。

「ぼくは、手仕事が好きなもんで、自分の専門が好きだったね。配管工の仕事ってわけさ。これは二項対立で機能する仕事ですよ。正常分娩か、逆子か。降りてくるか、降りてこないか。右回転しているか、左回転しているか。赤ん坊は大きいか、小さいか。うまくいかないと思ったら、決断して、道具をつかむ。そして、うまくいくかどうかを見るわけよ。すぐ分かるんだ。後は、カバンをもって、〝みなさん、さようなら〟と言うんだったんだよ。

　ところが、今は、分娩室に入るだろう。するともう全部がモニタリングされてて、監視されてるの。それがまず目に入るもんだから、子供を産む人に〝ボンジュール〟と言うのにワンテンポ遅れるんだ。それで、麻酔医が硬膜外《こうまくがい》麻酔の準備をして、小児科医は胎児を監視している。そして、産科医はといえば、一七三〇年に発明された鉗子をもってそういうところに乗り込むわけだ。

　いいかい、一七三〇年だよ。なんか、車からタイヤを外そうって格好ですよ。それで、赤ん坊を取り出しますね。そして、小児科医に渡す。母親が〝ドクター〟と呼びかけるのは小児科医なんだよ。それで、私は外科に宗旨変えしたってわけ。職人でいるためにね。しかし、そいつも長続きしないかもな」

　そう、それは長続きしないだろう。

　医師たちは、心の中では昔ほど同業者意識がないのかもしれない。彼らはたぶん、昔からそうであったように、個人主義者でいつづけたいのだろう。彼らは分散してしまったファミリーのことにノスタルジーを感じているに違いないのである。しかし、ここで強く印象づけられたのはやはり、団結した医師集団が見あたらないということだった。

確かに、政府には政府を苦しめ、抵抗する勢力がいる。大学にはボスがいて、任命し、支持し、推薦し、中傷する。ところが、医師たちが自らを区別するために《あの医者たち》と言うとき、彼らが狙いをつけているのは一体誰なのか。大規模に、または小規模に商売をしている保健省と闘う医師たちのことだろうか。それとも、ジャン＝ピエール・アランとミシェル・ガレッタ*の釈放要求陳情書にサインをした医師たちだろうか、公立病院の勤務医か。受精卵を操作する医師たちだろうか。本当を言えば、医師たち自身も医師のイメージをもっていないのだ。だから、同僚や一般人にどんなイメージを提供すべきなのか分からなくなっているのである。世論に対し取り返しのつかない重大な誤りを犯すことができるのも（右記の署名運動がその一例）、アイデンティティの欠如が原因なのである。

＊訳者註：二人とも医師。フランス輸血センターは血友病患者に対し、（エイズウイルスを含んでいる危険性が分かった後も）在庫を一掃するために非加熱血液製剤を売り続けた。前者はフランス輸血センター勤務の血友病専門医。後者は同センター所長。二人とも実刑判決を受けたが、エイズ治療の第一人者としてよくテレビに出てくる教授をはじめ、それまで医学界の良心を代表していると思われてきた教授たちまでが、この二人の弁護にまわった。

2章 マナーの学習

春になったばかりだった。ニースの旧市街はイタリアの香りがした。そして、二〇〇〇人の医師が、グループ写真の愛好者の夢のように、《フランス語圏消化器病理学会》にひしめいている。消化器・肝臓病学の専門家、九つの学会（フランス肝臓研究協会、結腸・肛門学会、消化器組織病理学研究会、腹部画像学会など）からの代表者、口頭発表が一四六、ポスターセッションが二三八、グラクソ賞授賞式、ガスタ・ボリンジャー・インゲルハイム賞授賞式、ボーフール・ジューヴェナル奨学金（製薬会社の慈善事業）。四日間にわたり、ジャック・メッドサン元ニース市長によりオープニングされた堂々たる会議センター〝アクロポリス〟も、このようなお祭り気分のイベントには大きすぎることはなかった。

プリマドンナ級はネグレスコかメーテルリンク、テノール級はプラザに宿泊していた。部長クラスはメルキュールかノヴォテル、下っ端はアルカードかルレー・ブルーだった［これらはいずれもホテル名。超デラックスからビジネスホテルまでの順に並んでいる］。食べるほうも、プリマドンナは最高級のフロリアンで、テノールはランヌ・ルージュで、部長クラスはダン・ド・ラ・メールで、下っ端はミコノス（会議場内のレストラン）で食事をした。すべてのクラスの医師が勢揃いしていた。

まずトップは十二指腸潰瘍と出血性直腸結腸炎のジェット・ソサエティ（彼らはこの会議より六ヶ月前にアテネで開かれたシンポジウムにも参加していた）。このクラスに属する人たちは、皆が待ち望んでいた発表をして、会議に箔をつけた。次いで、経歴書を立派にすることに余念のない公立病院部長または医学部教授資格試験［一九一頁〈註＊〉参照］への候補者。自分の研究チームの優秀さを喧伝しながら財源（従って、名声）を確保することに懸命な研究者たち。二、三の新発見に興味を示すベテランの公立病院勤務医たち。存在を印象づけることに忙しい若手の医師。病院勤務医、開業医を問わず、研修のつもりで参加している底辺の医師たち。メニューは盛りだくさんだった。

アポロンとアテナと名づけられた講堂では、司会と講演者が一五分か二〇分おきに列車の発着時間のような正確さで相次いで現れた。数々の講演は私の中に一種の酩酊状態を引き起こし、それは幼い頃初めて十一時のミサに連れていかれた時の無邪気な興奮を思い出させた。神父は「ラヴァボワントリノチェンテスマヌメアス……」と快い神秘的な一連の音を発していた。しかし、この会議場で聞こえたのは残念なことにラテン語ではない。だが、何も分からないことには変わりはなかった。

自己免疫性かつリンパ球性結腸炎における上皮内《じょうひない》リンパ球の表現型の特質。門脈圧亢進《もんみゃくあっこうしん》による再発性出血防止治療における腸間膜下大静脈吻合《ちょうかんまくかだいじょうみゃくふんごう》。ラットのマクロファージによるアルファTNFとロイコトリエンの産生。胆管炎を発症しない患者における肝空腸Y字ループの運動性の記述……。医師ではないどんな素人にも分かるという、医師にとってはけしからぬ下品さで、ドナーが老齢である場合の肝臓摘出の適応という話をした者までいた。私はこの発表をボイコットした。

何も分からない人間の利点は、すべてが見えるということだ。高等師範学校文科受験準備学級の長口舌を聞き慣れた者にとって、科学者の論文発表の貧弱さには驚かされた。同じ口調。超然とした態度のわざとらしさ。発表内容のプランが初めに告げられるが、それがスライドのリズムに合わせて平板に展開される。医学者の《共同体》はその激しい対立関係を一見静穏にみえる儀礼の中に隠している。批判や嫌みは必ず後からやってくるのだ。議論を通して動揺や賞賛、嫉妬、憤慨、連帯があることが推し量れるけれども、それもあまりはっきり分かるわけではない。

普通、反論者はある種の無頓着さを装う。発表者が顔見知りでないときは、「……とは考えませんか？」とし、インターンの時の同僚であれば、「君が……と言ったのはちょっと驚いたけれど」といった具合だ。軽蔑をはっきり見せることはまずない。私はアンリ・ビスミュット教授［肝臓移植の大家］のことを思い出す。ある若い医師に向かって「全然分からん。もうちょっとよく説明してくれないかな」と言ったのだ。そう言われた相手は、口頭試問を受ける学生のように青くなり、ぎこちなく意見を繰り返した。ビスミュット教授はそれが終わるのを待って、少し立ち上がるようにして「やっぱり何も分からん」と言って、疲れたような手のしぐさをして、また座った。若い医師の意見が認められたのだ。

私は一人の友人からこの会議に誘われた。彼は優秀な医師の一人であると同時に、私の一番親しい友人でもある。私の驚く様子が彼を大いに楽しませた。彼が舞台上に立つ前にベータ遮断薬［狭心症、不整脈、高血圧の治療に用いる薬］を飲むのを見たとき（これは緊張して、上がるのを防ぐのによく効く薬のようだ。多くの発表者が同じ薬を服用していた）、この会議の真綿で包んだような儀式が実は幻想だということが分かった。

夜になると、私たちは愛想の良い営業担当の客になった。彼らは不況と闘うために、ウニとワインに金の出し惜しみをしなかった。この接待の後、消化のための散歩——これがどうしても必要だった——をしているとき、私の助言者にどうして消化器病学を専攻したのかと尋ねてみた。食道から直腸までの対象領域の広さが、ヴァラエティーに富んだ病気を提供してくれるからか？　彼はじっと考えてから言った。父親が口と喉頭の優れた専門家だった。それで、自分はその続きの部分を選んだというのだ。しかし、彼はそう言いながら、その顔は半分しか笑っていなかった。

ショックが私を襲ったのはその翌日の昼だった。昼食時、カフェテリアまで走って行く必要など全くない。発表会場を出て、その外側に二階にわたって広がっている見本市会場に行けばいいのである。上の階は製薬会社、下の階は医療機器会社が陣取っている。他の見本市と同じように、ブースがあり、交渉する人たちがあり、パンフレット、デモンストレーター、ビデオがある。そして、ビュッフェも。だから、昼になると、私たちは食前酒をフルニエ社で、オードブルをロシュ社で、主菜をデュファール社で、デザートを武田薬品で、という具合にとっていけばいいのだ。これらの製薬会社の名前をガリマール社とかスゥィユ社、グラセ社とかの出版社で置き換えればパリで毎年開かれるブック・フェアになる。

私たちがシャンペンを飲んでいたブースは真っ白だった。ホステスが陽気な会議出席者の間をぬって通る。大きな話し声、シャンペン、軽い話題、頬をあわせての挨拶。展覧会のヴェルニサージュといった雰囲気だ。スポットライトがビュッフェを縁取るようにして、色つきのパネルを照らし出していた。それは周囲の白とコントラストをなし、遠くから見ると宇宙物理学者ユベール・リーヴが語る宇宙のチリのようだった。ユベール・リーヴに宇宙の奥の奥には何かがあるのではないかと考えさせる、あのバラ色とモーヴ色の写真だ。

私は近づいた。それは大きく拡大されたスライド写真で、普通では見られない例外的と銘打った肛門の写真だった。梅毒患者の肛門、エイズ患者の肛門、瘻孔《ろこう》、痔核、乾癬《せん》のある患者の肛門、糖尿病、ガン患者の肛門。珍しいコレクションだというべきだろう。写真にはすべて某教授の《サイン》が入り、学会参加者が注文すれば、この写真集がきちんと梱包されて自宅に郵送されるようになっていた。

私は突如、自分が肛門の写真に取り囲まれてシャンペンを飲んでいることに気がついた。おしゃべりをしている人々の中で、私が感じたのは絶対的な孤独の感覚である。私はこれらの写真があることに驚いたわけではない。それまでに、かなり長い間、病院の廊下をさまよい歩き、これとは違う光景にも耐えてきた。しかし、私は《ショック》を受けた。それはまず第一に、これらの写真が装飾という機能を担っていたからであり、第二には、写真を見ていたのが私一人だったからである。私の近くにいた人たちにとって、この写真はごく自然に装飾の一部となっていた。

その午後、私は見本市をよく見るために、ラテン語のミサをさぼった。私は、病院から送り込まれてきた人なら誰でがもそうするように、将来購入するかもしれないものを見る振りをした。薬品の展示ブースでは、広告クリエーターが考え出した奇抜なものをじっくりと見た。例えば、金褐色の芋虫のようなかたちをした《ソフトな小腸》。渋滞がなくなり、遂に通行自由になった高速道路というわけだ。ジャンセン社の二行にわたる広告文がふるっている。《下痢はひとときだけ（半開きの水門。激しく泡立つ波）：イモディウムの時間（水門は完全に開いた。朝日の中の静かな運河）》

その下の階で、プラスティック製の使い捨て直腸鏡、肛門鏡が並んでいるところを通って、私は画像の王国に入った（年々、この王国の領域は広がっている。前回の会議では、《ビデオ・スペース》で硬化した粘膜、内視鏡画像ベストテン、直腸・肛門マノメトリー、肛門突起の撮影といった刺激的な作品が写されていた。そして、二一世紀には《三次元対話式ソフト》で医師が《コンピュータによって患者とうり二つの画像》を創ることができると言っていた）。巨大な画面の上には、音楽にのって憩室《けいしつ》から始まった結腸出血、《タバコの茎状に》点状出血をしている粘膜、回腸狭窄症《かいちょうきょうさくしょう》、幽門近接潰瘍《ゆうもんきんせつかいよう》の映像がピクピクと動きながら映っていた。パープル色の上着を着た男が、そのシャープな映像と鮮明なカラー（特に紫色）を自慢した。私が特に感心したのは、よそでは見たことのない悪性腫瘍の画像だ。

少し離れたところで、オリンパスとフジノンがファイバースコープと結腸鏡――喉または肛門に突っ込むあの触手のようなチューブ――の客の取り合いをしていた。遠隔操作ができるこれらの器械の先端の部分には、カメラと光源がついている。幾人かの私と同業とされる医師たちが、従来の機械の丸い画像ではなく、四角い画面いっぱいに画像が映し出される器械を夢見るように見ていた。彼らは、ほかの人だったらクーラー、ABS、パワーステアリング、レーザー・カーステレオのついた車を夢見るように、この器械を見ていた。売り手は、この器械は貸し出します、リースも可能です、と話していた。

悪性腫瘍の画像を流しているところにまた寄って、パープル色の上着を着ている男に尋ねた。

「この腫瘍は誰のものですか」

「ボナル先生のです」

この男は、この腫瘍を撮影したのは自分の会社の顧問をしているボナル医師だということを言いたかったのだ。

私はこの学会が終わったとき、この医師集団が一般の人たちの体についてどう考え、その体をどういうふうにしようとしているのかを考えるべき時がきたと思った。

生きている死体!?

子供の時の記憶を遡って考えると、医師というのはこんな人だった。体に触れて、診察する人。その人の前で服を脱ぐ。見られたくないところを見る人。喉や耳を丹念に観る人。もっと悪いのは、他の人には禁じられている言葉を使い、行為をすることが許されている人。そしてこの常識はずれな振る舞いに対し、人は礼を言い、金を払う。

私に子供時代の思い出をよみがえらせたのは、病院で見た次のような光景だった。そこでは看護婦に言われるままに患者がトイレに駆け込み、湯気の立つような便をもって戻ってくる。すると、全員そろって身をかがめ、その便を子細に観ているのだった。また、男たちはトイレに行ってマスターベーションをする。女たちは股を開いて手術台に裸で眠らされている。その女たちの膣の中に外科医が《柄》を突っ込む。化膿していない体は《きれい》で、化膿していれば《きれいじゃない》のである。浮腫《ふしゅ》のある手足。空色のおむつに包まれた大人たち。それは体の王国、医師の王国、体液の王国、侵犯と野卑をない交ぜにした凶暴な王国なのである。

いくつかの光景は私の脳裏から離れないだろう。例えば、朝の集中治療室の光景。病人は廊下からガラス窓越しに見える部屋に寝かされている。訪問者には足しか見えない。それは高齢者のとてつもなく白い足で、膝を曲げて左右に開いている。看護助手が性器の部分を洗っているのである。また、ガン病棟では（表示板には《耳鼻咽喉腫瘍科》と出ている）、一人ひとりの患者の顔が腫瘍のためにはれていたり、凹んでいたり、一方の目が異常に大きかったり、喉の部分がえぐられたりしている（ここの医療チームが語るには、新しい建物の落成式に来たある大臣が、教授にすべての予定を中止して自分の喉を診てくれないかと頼み込んだそうだ）。もう一つの光景は、交通事故で重傷を負った患者が入院している私立クリニックである。この人たちは一生ベッドに寝たまま、身動きができない四肢麻痺の状態にある（この光景を見て以来、ラジオが《死者一人、負傷者一一人》と告げるたびに、私が考えをめぐらせるのは死者についてではなく、死ぬよりもさらに悲惨な生き残った人々についてである。……）。

それから、皮膚だ。私はこんなに多くの皮膚があることを知らなかった。すべすべした、亀裂が生じた、半透明な、緑色の、灰色の、緋《ひ》色の、強力な、脆い、賛嘆すべき、嫌悪すべき皮膚。外観のほかに、臭いもある。病室の入口で訪問者を襲うムッとするあの臭い。そこで仕事をしている人はこれに我慢できているようだが、私にはできない。

私は自分たちの仕事ぶりを観察してもよいと許可してくれた多くの人たちに賛辞を惜しまない。その理由は、彼らが人に触れる仕事をしているからである。それが自分の子供でもなければ、友だちでも、自分にとって大切な人でもないとき、震えている人、叫んでいる人、出血している人、反応のない人に触れるには非常なエネルギーを必要とする。バタバタ動く人の足を押さえつけるのはただ単に力の問題ではない。それは他者を傷つけることであり、異例な行為である。それはあなたが相手に与える暴力であると同時に、あなたが被る暴力でもある。

私は救急部で、横たわっている患者の腕や肩に軽く触れてから問診を始める医師たちに感心した。たったそれだけで、患者を安心させることができるのだ。私はポルトガル人の女性を相手に悪戦苦闘した医学生に連帯感を感じた。その時、このポルトガル人の女性は苦しみ悶えていた。着ていたパンタロンとブラウスがあまりにも体にピッタリとしていたために、医学生はファスナーとボタン、ホックを外そうとして格闘をしなければならなかったのだが、事情を知らない人が見たら、その様子はまるでレイプの場面のようだったろう。彼は服を脱がせようとしてから、突如体をこわばらせ、悪いことをしているところを見つかったように私を見て言った。「看護婦を呼ぼう」。賢明な選択だった。

私は医師に出会うたびに必ず他者の体への接近の仕方について尋ねた。私にはそれがこの職業を実践するにあたっての初歩だと思えたからだ。彼らは誠実であり、私とのゲームに自ら参加すると決めたために、私の質問に答えてくれた。しかし、これは明らかにふさわしくない、ズレた、慎みのない、予想外の質問だったようだ。私が発見したことは、私が一緒にいた人たちの大部分がこの問題に言及しなかったことである。もっとふるっているのは、この問題が彼らの教育課程の中で教えられていないということである。教師がギリシャ語とか数学とかを知っていれば、大都市周辺部の環境の悪い地域でも、農村部でも教える能力があると判断されるのと同じように、医師も試験問題にさえうまく答えられれば、傷口にも、裸になった患者にも立ち向かえると判断されるのだ。医師の定員数の中に入るための選抜基準は、数学とフランス語のテキストの外国語への翻訳である。幾人かの大胆な長老たちは、教会法に関する最小限の知識をこれに付け加えようと心を砕いている。しかし、一般の関心はもうそんなところにはない。

一般開業医であるノルベール・ベンサイドは、この根本的な矛盾を厳密な表現でまとめている。

「体は存在している。それでも、医者は体に人間が住んでいると考えることが好きじゃないのさ。そうじゃないと、体がエロティックになっちゃって、不安が頭をもたげてくるんだ。つまり、医者の秘めた欲望というのは、体をまだ生きている死体として見なすことなんだよ」

この否認の学習については、一番古い世代が注目すべき貴重な証人となっている。例えば、パスカル・アルドゥアンがそれだ。この人はある大学病院センターの腎臓内科教授で、人工透析と腎臓移植のパイオニアであり、《人間的》医療の提唱者だが、六〇歳になろうとする今、硬直的な型にはまった医学部教育に疑問をもち、体の学習はまず死体の学習だった、というノルベール・ベンサイドの直感が正しいことを認めている。

パスカル・アルドゥアンは言う。

「一番最初の防御装置は解剖でしたね。カラフルな色のついた素晴らしい解剖理論も、恐ろしい解剖実習の試練もね。学生たちの前には、大理石のテーブルの上に三〇体の乾しバナナのようにひからびた爺さん、婆さんがいるわけです。恐ろしかった。それでも、もっと恐ろしいのは、そういうことを通して、苦痛が病気になるということです。私は若い学生のとき、他人の苦痛というのを見たことがないと思います。人々は自分には無関係な人だと、第三世界を旅行した後に静かに見る写真の中の人のようだと、そんな印象でしたね。

司法解剖は必修でした。若い女のことを思い出します。その女は前日に堕胎して、それが原因で死んだんです。あれはまさしく二〇〇人の見物人を前にした切り裂きジャック［十九世紀末、ロンドンで多くの女性を殺害した犯人の通称］の実演でしたね。終わりはいつもヴァギナ。そいつがコルク版にピンで留められて、その前をみんながゾロゾロ列になって見に行くんですよ。ぼくら、みんな完璧に打ちのめされていましたけど、誰もそんな心の動揺を見せる勇気がなかった。

当時はきれいな女の死体を選んだ時代でした。その肋骨を切って、胸と腹をとるんです。まるで箱のふたを取り外すようにね。その次は下部、股間です。そして《諸君、これが男どもを奔走させるものだ！》と言って、そいつを学生の前に振りかざしたものです」

アルドゥアン教授と同じ時代に学生だったものなら誰でも似たような話をする。われわれの証人が誇張しているわけではない。当時の学生が死体の頭の皮を剝ぐように言われたのは本当の話である。頭の後ろに切り込みを入れて、髪の毛をひっくり返す。すると、真珠のような光沢のある頭皮の裏側に顔が隠される。オテル・ディユ病院では、病理解剖学者がいとものんびりとした歩調で、バケツのような青い容器に脳漿《しょう》を入れて持ち歩いていたというのは事実である。パスカル・アルドゥアンは続ける。

「私が見た最初の裸の女は、縦に二つに切られて、容器の中でホルマリン漬けになっていました。全部見えました。クリトリスも。私はカトリック信者としての罪の意識にとらわれて、観ることができませんでした。それは危険なことだったんですよ。分かりますか。私らの世代は性的には完璧に抑圧されていたんです。裸はそういう心理をすごく混乱させて、搔き乱すんですが、誰もそのことを言わないのです」

そしてそれは医学部の伝統とも言うべき、バカ騒ぎ、当直室での乱交という時代だった。縦割りにされたホルマリン漬けの女を前にして、羞恥心から逃げ腰になったこのパスカル・アルドゥアンも、いったんインターンの期間を通過してしまうと、伝統として伝わる儀式、慣習を容認、もしくは好意的に評価するようになる。

「私の最も親しい友人の一人が結婚したときですが、こいつは生まれのいい人でしたがね、われわれ仲間はこの新婚の夫婦を病院で厳かに迎えたんですよ。みんな地味な色合いの上着に蝶ネクタイをしていましたけどね、ズボンもパンツもはいていないんです。そこまではよかった。でも意地が悪かったのは、頭の出来がちょっと足りない娼婦がいたときに、やはり頭がちょっと弱い男を連れてきて、この二人に裸になって、やれと命令したときですね。この時、この二人はできなかった。私たちは面白いと思いましたけど、二人にとっちゃ、辱めですよね。成功して、すべての権利を持っている若者のブルジョワ主義がさせた仕業です。

病院食がおいしいときは「こりゃ贅沢じゃな！」なんて叫んだものです。ということは、〝人間を知っている〟と見おかしい雰囲気の中で、恐ろしいシーンが繰り広げられていたんです。フェリーニの映画みたいに面白なされている医師（これは大変危険な神話であるけれども）が、すべてのタブーを破ることができるのか、人を裸にし、輪切りにし、医学には何も美しいことはないと開き直ることができるのかということです」

アルドゥアン教授は、「こういうことを考えると、ノスタルジーと自分のしたことのひどさとの間で身を引き裂かれる思いですよ」と、ため息をつきながら述懐する。

クロード・ベローはアルドゥアン教授の感じていることからノスタルジーの部分を取り除いてしまうだろう。ベローはアルドゥアンと同じく六〇歳になろうとしている。アルドゥアンと同じ医学部教授の肩書き*を有してもいる。ベローはボルドーの大学の医学部で消化器病学の教授だが、インターンであったときが人生

＊訳者註：フランスの大学はすべて国立で、日本の文部省にあたる国民教育省がすべての学位を認定するために、大学間のレベルの差がない。従って、医学部教授というタイトルをもっている人は、すべて同等のレベルと認定される。

で一番いい時代だったなどとはとても言えないといっている。

「リモージュの町の歴史のある古い病院に行ったとき、その雰囲気がすぐに私に深い不快感を与えました。何が不快だったかというと、えげつなさ、礼節に欠ける言動でした。私たちは立っていて、そのわきにベッドの中に横になっている人たちがいるわけですが、その人たちに対していささかの敬意も示しませんでした。友人がたくさんいましたが、彼らは廊下で看護婦たちをひっかけることに余念がありません。こういう言葉は使い慣れないいんですが、あれは淫売宿でしたね。病人を強姦したのを見たとは言いませんが、それスレスレの感じで話をしていました。医学部の学生だということで、普通では許されない振る舞いも許されると思っていたようです。

インターンの試験に合格したとき、二七歳で、子供も二人いましたが、この課程への歓迎の儀式ということで、裸で歩かされ、尻の穴にロウソクを入れられもしました。ソドミーをされることはなかったけれども、まあそれに近いことをされたわけです。チーズを一キロ食べさせられたり、ビールとワインとウオッカ、その他アルコール飲料を混ぜたものを飲まされたりしてね。私はこの出来事を不安の中でやり過ごしたのです。それから逃れる手だては全然ありませんでした」

この世代の証人のほとんどすべての人は、当時の暗黙の掟であったほとんどピューリタン的な抑圧と、隠れたところで許されていた抑圧の象徴的な解消と、攻撃的であると同時に防御的でもある病人へのアプローチの仕方との間には直接の関係があると言っている。クロード・ベローはやがて臨床教育担当医［二九頁〈註＊＊〉参照］になるが、いわばその証拠として、彼の中に決定的な精神的トラウマとなって残る一つのエピソードを話してくれた。

「ある日、主任教授とすれ違いました。彼は取り巻き連に囲まれて車のところまで見送られていたんです(当時はそれが習慣だった)。すると彼は回れ右をして、〝ベロー、来たまえ！〟と言ったのです。私たちは大部屋のところまで急いでやって来ました。教授は若い男のそばで止まって、その右側に陣取り、シーツを取りのけてから、パジャマのズボンを引き下げて、性器をむき出しにしました。ああ、あの若い男の顔といったら！　そして私に〝ベロー、触ってみたまえ！〟と命令するんです。

その患者は内分泌疾患を患っていて、睾丸が萎縮していました。私は睾丸に触って、ズボンをまたさらに下げました。教授はその病気の病理学的な長たらしい解説を始めていました。その日から、私は自分に言い聞かせました。〝こんなこと止めなくちゃいけない。そうしないと、とんでもないところにまで行ってしまう。人をこんなふうに取り扱っちゃダメだ〟とね」

私は一冊の本全部をこうした逸話で埋め尽くすこともできる。その中味は、当時研究の先頭を切っていたと同時に嫌悪を催すようなある種の医学について、情け容赦のない俗悪な描写であふれることだろう。医学的な知識がまだ不十分な時代であっただけに、患者に対して行われていた非人間的な取り扱いが極端な権力意志の産物にすぎなかったとは言えない。医師の残酷さは自らの恐怖心の告白でもあったのだ。医師が貴族的で退行的な儀式によって悪魔払いをするように取り除いていた、あの恐怖心である。デカルトは《船の水先案内人のように》肉体を案内する魂というものをイメージした。デカルトと同様に二元論者である医師は、船を分割し、所有し、自分独自の旗を立て、さまよえる魂があることに頓着せず、支配者として君臨した。

われわれの世代に近い五〇歳代の人たちでさえ、同じような経験を生きてきたのである。ある婦人科医が語ってくれた。

「泌尿器科ではじめて研修にのぞんだときのことを思い出します。大部屋でした。教授がやって来ると、婦長が〝全員、便器の上にかがんで！　下着をおろして！〟とがなり立ててました。次に教授が一人ひとりに直腸の触診を行い、コメントをし、二、三の専門的な質問をして、次に移っていきました。この男たちに羞恥心がなかったわけではありません。羞恥心をもたないという状況のなかに投げ込まれていたのです」

医師たちが患者に羞恥心をなくす状況を強いていたのだが、事実は、医師たちの羞恥心のなさは患者の羞恥心のなさを養分としていたのである。とりわけ、医師は他の患者を集団的な辱めの証人、つまり立会人としていた。各人が犠牲者であり、加害者であった。パスカル・アルドゥアンが言う。
「過去のことを後悔するようなことはよしましょう。今の学生は患者をもっと大切にしています。ぼくらはのぞき見で、未熟だった。そして少しサディスティックだった。われわれの習慣が示していたことはそのことだったんです」

触る人

まさしく、現在支配的な地位にいる世代の医師たちは、その大部分がこのいわば軍隊式の独裁制から縁を切っている。外見上はね、と意地の悪い人たちはせせら笑うだろう。診察室での診察に同席して私が観察したことは、ぎごちなさや不器用さ、技量の欠如、そして時にはマナーの悪さはあったものの、乱暴な無遠慮な態度はなかったということだった。また、病院での回診の時（私がいることは重要性を持たなかった）、病室の中に白衣を着た者の数が多い場合、臨床教育担当医や部長は見られたら恥ずかしいような部位の診察を避けていた。幾人かは（だが全員ではない）私を感動させた自然な振るまいをした（私の感動の程度は患者よりも弱いと思うけれども）。彼らは病人にできるだけ早くシーツをかけ直してやり、必要なところだけ肌を出させ、触診は一対一になれるときまで後回しにしていた。

救急部でも、同じことが私を感動させた。そこではもともと診察を後回しにするなどということはできない。ジャン・プネフも書いているように、患者に対して行われる侵害を患者がよりよく受け入れられるようにする様々な手法がある。そしてその侵害を加える側の治療者が、侵害をなくすようにする様々な手法がある。状態がそれほど重大すぎない場合は、話をし、冗談を言うこと。衣服を脱がす時は二人か、三人ですること。一人でするときはドアを少し開いておくこと。次にすることを告げること——次はズボンを取りますよ、下着を切りますよ、の類い——この点に関しては、看護学校または看護助手学校に通わなければならない医師がたくさんいることだろう。実際には大きくかけ離れているからだ。

設備、季節、場所によって雰囲気がまったくちがってくる。私は患者が診察室で人目に立たずに診察されているのを見た（このケースが一番多い）。しかし、私はストレッチャーに横たわった半裸の患者が診察を待って廊下にあふれているのも見た。時には許し難いと思うことも、滑稽に思うこともあった。あるイメージを思い出す。ある私立のクリニックの狭い麻酔回復室でのことだ。若い男が目を開いたり、閉じたりして、うつらうつらうつらしているうちに、突然立ち上がった。隣に眠っていた美しい女性の胸がはだけていたからだった。

敬意をもって接しているかどうかは、外面的な身振り、動作、言葉つきで分かる。ドアをノックする（しかし返事を待たずにすぐ入る）。患者を名前で呼ぶ（ところどころで年寄りは「おじいちゃん」「おばあちゃん」と呼ばれることもある。しかし、これは親愛の情が込もっているというよりも横柄な態度を表している）。「あの女の人」または「あの男の人」といい、「あの女」または「あの男」とは言わない。これは医療関係者同士でも同様である。そんなにたくさんのことを求めているわけではない。これが最低限であって、ないよりはましなのである。大体、患者はこうした態度に敏感だ。

現在は患者がこれが運命だと諦めて服従していた時代ではなくなった。服従はするだろう。しかしそれは患者にそれ以外の選択肢がないからだ。そういう患者の中でも自分流に《抵抗する》人たちもいる。縞模様のパジャマの代わりにトレーナーを着たり、規格通りの病衣の代わりにもっとよく似合う部屋着を着たりする（輝くような黒人女性がいた。ふさふさとした髪の毛、キラキラ反射するアクリル製のガウンに身を包み、ブレスレットとネックレスをつけ、高いヒールのミュールをはいて、ピンクの玉房をつけていた)。医師や看護婦が廊下でゲラゲラ笑っていた。しかし私は川のこちら側の、自由の岸辺の方に足をつけておきたいという強い願望に共感できた。敗者の役割をそんなに早く受け入れたくないという願望に共感できたのである。

だから、歴史は進歩する。ところで、この基本的な礼儀を守るということは文化革命の兆候なのだろうか。若い医師の教育ということに関しては、そうではない。患者との最初の関係の結び方について、三〇代、四〇代の医師は、自分たちが受けた教育の中で、その先輩たちよりもよく考えたということはない。呼吸器科の若い責任者であるニコル・ディローが語る。

「今も考えられないことは、みんなに病理を説明するあのカンファレンス[教授から学生、場合によっては看護婦まで集まって行われる患者の病状を説明するミーティング]ね。あるカンファレンスのことを思い出すわ。ビセートル病院でね、教授はとても洗練された人でしたけど、その人が私たちの前で患者を診察するわけ。そして、こう結論したんですよ。〝私たちは近いうちに完璧な一例を手に入れることができます。その時に診断を確認できるでしょう〟。これはつまりどういうことかというと、死体解剖で仮定が検証されるのが間近だっていうことなの。

そこにいた人たちは分かっていないようだったわ。あれは勉強にはなったけど、迷惑だった。そう感じていることの中には、自分が少数派のほうに入っているという感覚があったわね。孤立はしていなかったんだけど。私たちには間違いはなかったんですよ。そう思いません? 私たちは仕事を習っていたの……でもこれって昔のことだわ。私たちの後の世代はもうあんなことしようとしないでしょう」

そして、身体のことは習ったのだろうか。

「いいえ、全然。ゼロです。この間、学生が女の人を診察しているところに行き当たったんですけど、身体所見を書き留めている最中だったわ。彼女はベッドの上で裸で、学生は問診しているわけ。身の毛がよだつほど嫌でしたね、その光景が。身体を診察するときに裸になってもらうのは、必要不可欠なことでしょう。でも、患者の前で椅子に座ってペンと紙をもっているときに、なんで患者が裸でいなければならないの？　私はそのことをこの学生に言いましたよ。そしたら、この学生は他人に不快感を与える意図は全然ない男の子だったけど、そもそもそんな疑問自体自分でもっていなかったんですよ。病人は病人だ、それだけ。私たちが教わった教授たちは、幾人かのまれな例外を除いて、そういったレベルから抜け出てないわね」

いずれにしても、若い医師たちは何とかこういう局面を切り抜けて、自分の顧客を確保しなければならなかったし、これからもそういうことになる。過去においても、未来においても、他者が隠したいと思っている部分との抑制のきいた関わり方が治療そのものの一部であることを、医師たちはいつまでも見過ごすことはできない。

だがこの点について質問をすると、恥じらいから、彼らの返答があまりにも偏狭で、《解剖学的》で、《器質的》なために、つい笑い出したくなってしまう。彼らの話を聞く限りでは、この問題は二つの行為に要約される。つまり、膣と肛門の触診だ。膣の触診は、初めの頃こそ戸惑うが、そのうち慣れる。いずれにしても、女性は侵入されるためにあるのだ……と考えて。肛門の触診は（ここで私の質問に答えているのは大部分が男である）、また別のことなのだそうである。肛門性交すれすれのことだからだ。

私が質問をした大部分の医師（男）が、医療の現場でよく行われるこの行為をするためには、努力をして、象徴的な境界を越えなければならなかったと白状した。多くの医師はまた、自分たちが診察される側にまわったときは、杭の刑を科す医師を同僚たちの中から慎重に選ぶが、杭の刑を受けた後では、大っぴらにはしないけれども両者の関係が悪くなったとも打ち明けてくれた。

医師のためらいや手法について一番よく話してくれるのは一般医だった。彼らは自分の患者をよく知っており、あらゆる病気と対決しなければならない。ポール・バンギギはユーモアをたたえながら自分が医師として仕事を始めた頃の試行錯誤について話してくれた。

「学生だった頃、婦人科に惹かれました。それでも、戸惑いも感じていました。仲間の中には、〝わー、ついてるなー！〟という反応がありましたが、その中には恐怖感が混じっているのです。ある日、二人の若い女性が一緒に来ました。二人とも婦人科の病気にかかっていました。一人は看護婦で、診察をしたわけですが、〝プロ〟同士なので、問題ありませんでした。でもその友だちときたら！　その女性はナフ・ナフ［派手な斬新な色の組み合わせで人気が出たブランド。価格はむしろ安い］のサロペットを着ていたので、全部脱がなくてはならなかったのです。素っ裸です。それで、診察台に横になった。足をあげて下さいといったら、彼女は従ってくれました。これが分からないんですよね。セックスをするためにこの姿勢をとってもらうときには、何らかの交渉をしなければならないじゃないですか。よく考えると、この状況は常軌を逸しています。おまけにこの女性は胸が痛いと言ったんです。それで私は〝ああ、はやく終わらないかな！〟と繰り返しながら、触診しました」

多くの場合は冗談に紛らわしながら（不安をカムフラージュするかのように）、こうした動揺を告白する人たちがいる。しかしすべての医師ではない。その他の医師は反対に、デリケートな部分に触れることを正当化する。そのうちの一人がパリで開業する一般医、四〇代のミシェル・デュポンだ。

「私はむしろ〝触る人〟です。特におばあさんには優しくなでるように触ります。老人は触られることを求めているんです。もう彼らには触ってくれる人がいません。男でも、女でも、連れ合いがいなくなった場合はなおさらのことです。自分の身体を再び取り戻させるためにも、彼らの身体に触れるべきなのです。それはただ優しく触れるということで、無理やり侵入して、冒涜する消化器専門医とはなんの関わりもありません」

ミシェル・デュポンと同業で、リヨンの町の郊外で開業しているエティエンヌ・リボーも同じような意見をもっている。

「私が公立病院にいたときのスローガンの一つは、医師はパジャマ姿で回診をせよ、というものでした。傷口は私には一つの技術的な問題にしか過ぎませんが、恥辱というのは別問題です。患者を診るということは、いつも難しい問題をはらんでいます。患者は患者で、診察してくれなくてもいいから、処方箋だけくれないかなどと言ってきます。これには医師は憤慨しますよね。

それでも、こうした反応の中に、彼らが医師の権力というイメージを送り返してきているのではないか、自分の中にズカズカ入り込んでくることに抵抗しているのではないかと考えるのです。きちんと説明されて、正当化された振る舞い、これこれのために必要ですという説明があってから触診があれば、患者と医師との間の隔てがなくなるのではないでしょうか。これも年齢によります。お年寄りへの接近は簡単ですが、ティーンエージャー、これは難しいです」

医師たちは実際の場で役立つ方法を自分自身で作り上げてきた。この方法は、方法として記述されているわけでも、（公式に）教え継がれるわけでもない。しかしそのことは、あたかも二次的なことのように、〝しょうがないな、そんなにいうなら、教えようか〟という感じで、しぶしぶ白状されている。だから、婦人科医（男）は苦痛を伴うメンスまたは体内避妊具については語り尽きることがないが、仕事上の女性との謎めいた関係については口をつぐむのである（ここで断っておくが、泌尿器科の女医はピレネー山脈中の熊よりも少ない）。

男の婦人科医はこうした問題を前にして十分に感じはよいけれども、普通の人がそれを聞いたら彼らのパンツを脱がしてやりたいと思うことだろう。そして彼らは《良識》とか《それは簡単なことです》という表現で切り抜ける。もちろんそれは簡単なことだ。服を着ている女性の患者と話をする部屋と、服を着ていない患者を診る診察台を別々にすれば済むことなのだ。事は簡単なのである。下をとってください、下をつけてください、次は上をとってください（その逆でもよい）と頼みさえすればいいのだ。事は簡単だ。女性の患者が服を脱いでいるときに、ペンを引き出しに閉まっているようなそぶりさえすればいいからだ。これほど簡単なことなのに、八四％のフランス人が自分と同性の医師にかかりたいと思っていることは驚きである。

形成外科医であるクリスティアン・マトラは、視線とか声の重要性を強調するには打ってつけの人だ。手術を受けに彼のところにやってくる男たちと（それよりももっと数の多い）女たちが期待していることは、自分たちの身体の《評価》である。計量的な評価ではなく、全体的な印象を求めているのである。患者がそこにいるということは、おそらく彼らが交通事故の犠牲者だからだ。または自分の鼻と（この鼻が子供時代から自分の人生を台無しにした！）、愛人の目と、年齢と格闘しているからだ。

「とにかく、まず最初にしなくてはいけないのは、しゃべることです。もしも、私が半分裸の人の前で沈黙したままだとしたら、リラックスできる人はまずいないでしょう。私も含めてね。それで私は会話を始めるわけです。その次に、診察をする時には、沈黙が必要であることを前もって言っておきます（診察するところは胸であることが多い）。ゆっくり時間をとって触診するわけですが、もう説明してあるので、気まずくはありません。患者は、私が技術的な判断を下すために思考しながら、おしゃべりも同時にするなんていう芸当はできないことをすんなり理解してくれます。それが終わったら、また話をします。服を脱ぐときに赤面していた女性が、話に熱中して服を着るのを忘れることもあります」

医学部での教育のほかに、こうした技術が議論されるシンポジウムとか学会はあるのだろうか。私はそのような形跡を突き止めることはできなかった。分野、腺、病理ごとの《科学的》区分がそのことに適していないだけでなく、隠蔽の機能をも果たしているからである。医師たちが個人の資格で集まり、日常の束縛から逃れ、自分たちがしていることを一同の協議にかけ、精神科や精神分析の専門家に話を聴くことはある（大多数の医師は精神分析の最も初歩的かつ基礎的な知識についてさえ知らない）。私が考えるには、これらの医師たちは自分たちのやり方が一般的ではないと言うことによって、拒否という障壁をすでに超えているのである。彼らは他の人たちとは違うのである。

奇跡をもたらす者

仕事そのものが身を守っているかたちになっているのが外科医である。外科医は過去においては軽んじられていた。しかし現在では奇跡をもたらす者となり、多くの特権に恵まれている。患者の身体が彼らのところへ届けられる。この身体は口もきけなければ、耳も聞こえない、身動きもせず、裸である。手術室でのこの瞬間は魅惑的ともいえるほどである。

患者はストレッチャーに乗せられ、料理の包み焼きのようにシーツに包まれて運ばれてくる。この患者を手術台の上に移し、胸の部分を裸にして、センサーを取り付ける。まわりの人は機械的に患者に三つの語句を放つ。「ルモワンヌさん、大丈夫、うまく行きますよ」の類いの、いつも同じ言葉だ。麻酔医が輸液用電動ポンプを始動させる。彼の目は心電図とガスの流量を示すモニターに釘付けだ。看護婦は手術器具を仕分けし、ガーゼの数を数える。もう一人の看護婦が無影灯を固定する。すべてが静かに行われる。手術は長くなるだろう。外科医はこういう人たちから少し離れたところで、何も言わずに行ったり来たりしている。患者の目から不安が消えると、今度は彼の目が輝き出す。麻酔医は「ＯＫ」と言うと、干してあるシーツのようにぶら下がっている布の後ろに引き下がる。

外科医が接近すると、まるで芝居の一シーンのように患者を覆っているシーツがパッと開かれる。生きた死骸は外科医のものだ。彼は一種の旺盛な食欲をもってこの身体を占有し、その周りを回り、立ち止まり、自分の位置を決める。私は他のところであればスキャンダルと見なされるような仕種を目撃した。眠れる美女の胸を撫で、所々に手のひらを当てたのだ。皮膚と筋肉の状態を触って診ていたのだった。外科医には手と言葉を使って、なれなれしく振る舞うことが許されている。そしてそれを昼食の時間に看護婦と他の医師が冗談とも陰口ともつかぬ話題の種にするのである。

外科医らはまた医学部の学生風の言葉を操る。破壊的なユーモア、一言でいえばブラックユーモアということになる（このことと医療の質とは関係がないことは無論である）。こうした態度は誰にも頼らない職人とかアーティストの気質に比べることができる。彼らは自分の好きなときに「クソ！」と叫んでみなを困らせたり、正直者を困らせる歓びのために正直者を困らせるバカ者たちの手玉には乗らない。彼ら流に言えば、そのバカ者どもの筆頭に公立病院を経営するテクノクラート*のケツの穴や、私立クリニックのオーナーのけちの梅毒病み、社会保険を牛耳る胆石のカスがいることになる。

テレビの医学番組が大好きな視聴者は、今や宗教的儀式ともいえる見せ物の常連となっている。そこでは科学にふさわしい瞑想的雰囲気のなかで、白衣を着た神父たちが祭式を執り行うのである。この雰囲気は大がかりな手術では実際に存在する。それは例えば体外循環をさせたままでの移植とか、辛抱強い作業の必要な微小外科手術の場合である。小人数の手術チームは（それがいつまで続くかは分からないけれども）素晴らしいゲームが展開される場なのである。

私が調査をしている間に経験した最も幸運な出会いの一つは、カトリーヌ・フェラーリとの出会いだった。その理由の第一は、女性の外科医がまだ好奇心の対象になるほど少ないということである。次に、この女性が外科医であろうとなかろうと、一般の人々に知ってもらいたい素晴らしい人だということである。スポーツの好きな四〇代後半の人、暴言を吐く人の前でもたじろがぬ大胆さとカラッとした陽気さを備え、死んだって死なないぞという目をして、自分の仕事に全面的に情熱を傾けている人だということは聞いていた。会ってみると、彼女を知る人が描いてみせたイメージどおりの人だった。

パリにあるカトリーヌ・フェラーリのシックな診療所の待合室で待っていたとき、そこに二人の美しいモデルがいた。そしてこれほどきれいなのに、どんなふうにしてもっと完璧になるつもりなのだろうかと思ったものだ。カトリーヌ・フェラーリが私に尋ねた。

「形成外科に興味を持っているんですか？」

私は自分が持っていた医師への質問、医師という職業集団、外科医の習性などといったことに関する諸々の質問を次々に繰り出していった。すると彼女は私の言葉をさえぎって、「医師と医師という職業集団ですって？　月曜日に来てください。恐ろしいものを見せますから」と言った。

カトリーヌ・フェラーリは毎週月曜、パリのシックな診療所とトップモデルを置き去りにし、そこから数時間離れたところで、あらゆる種類の惨事の犠牲者、最悪の状態の重傷者の手術をしていた。彼女の言う《恐ろしいもの》とは、大病院が特殊施設に大量に送ってくる床擦れのひどい四肢麻痺の患者たちだった。その月曜日、私が手術室に入った時、彼女はもう手術をしていて、若い女の乳頭の部分の形を整えているところだった。まだ何も恐ろしいことはなく、むしろはしゃいでいるような雰囲気だった。出血を止める止血帯のために気球のようにふくらんだ胸を指して麻酔医が冗談を言っていた。

「このままにしといたほうがいいんじゃない？　見せ物小屋に出したらきっと大人気になるぜ！」

ピンセットの先に挟んだ針で皮膚を引っかけながら、カトリーヌ・フェラーリが言う。

＊訳者註：フランスの公立病院の病院長は医師ではない。学部に関係なく、修士号以上の資格を持つものだけが受験資格のあるフランスで一つしかない国立の病院長養成学校で、病院経営学を学んだものが院長となる。

「今の糸は丈夫だけど、滑りが悪いわね。みんな何かの記事に書いてあることを信じて、傷跡が残らないなんて思ってるのよね。そしてあの医者たちときたら、テレビに出てきて、なんであんなでたらめを言うのかしら」

一度だけ手術室が明るくなった。曇り空が見えたし、目の前にあるレストランさえ見えた。

「私は外科医になるつもりで学部の時に内科をしているふりをしていたの。全部暗記してね。インターンに入る必要があったから。でもあれは悪夢だったわ。内科をするくらいだったら、速記タイプライターのほうがましだったくらい。だってそうでしょう？　薬で手当てをするなんて、私のすることではないわ。薬なんて全然知らない。診て、触れる。ずっと昔からそうだったのよ。それができなければ、患者は死ぬの。塩をパラリ、胡椒を一振りなんて、ゴメンだわ。

もともと私は野戦病院の外科医に惹かれていたの。区分けして、素速く検査するっていう、あれ。だからインターンの数年間はいろいろなことがあって素晴らしかったわ。その当時はまだSAMU*がなくってね、患者が着くとすぐに気管挿管したわ。私、そういう仕事に満足していた」

彼女はオートクチュールのような縫合を終わる。

「さぁ、終わった！　あれは赤ん坊にとってのミルクみたいなものだったのね。医学というのは精密科学ではないの。数学なんて関係ないのよ」

乳頭の手術を受けた女性は手術室から出ていった。それからが恐怖の始まりだった。

まず初めは事故で下半身が麻痺した二〇歳の娘の《臀部《でんぶ》》の手術だった。彼女は麻薬をやっていたようで、ボーイフレンドが一人いるきりで、このボーイフレンドが生活で足りないものを補給していた。彼女の尻は傷でグシャグシャになっていた。

カトリーヌ・フェラーリはメスをもって手術を開始する。二人目の麻酔医のマルクが暖房器の上に座ってトップ・サンテ［ダイエットとか日焼けとかといった一般受けする医学的なテーマを取り上げる週刊誌。サンテは健康の意］の読者からのお便り欄を読み始める。クリトリスは勃起するのでしょうか？　前立腺の重さはどのくらいでしょうか？　メンスのとき、セックスしても大丈夫ですか？　左の睾丸が右のより下にあります。どうしてですか？

「そのほうが、歩きやすいからさ」というマルクの答えに手術室中が笑った。若い娘の仙骨《せんこつ》がむき出しになっている。出血が激しい。道化役がまた言う。

「今晩の食事、この娘、タルタルステーキを注文したってさ」

カトリーヌ・フェラーリはもう笑わなくなっていた。切開を続け、《皮膚弁》**を準備していた。クロードはトップ・サンテを読むのを止めて、マクシ［ゴシップ週刊誌］を手に取っていた。

「私の娘は毛が多すぎて悩んでいます。どうしたらいいでしょうか？」

すると外科医が言った。

「相手をしてくれる猿を捜すことね」

彼女は注意を集中しているため目をすぼめていた。そして目を上げると、

「今日の空はフェルメールの空の色ね……さあ、止血が終わった」と言った。

＊訳者註：Service d'Aides Médicales Urgent（緊急医療援助サービス）の略。設備の整った救急車に当初は蘇生医、現在では救急医が乗って、現場で重傷者に対する初期手当てをした後、病院に運ぶ救急医療システム。フランス全土にネットワークが広がっている。
＊＊これは皮膚とその下の組織（筋肉も含む）をとり、それを（この場合は床擦れにより）侵された部分に移植する技術。

彼女は〝ヴォルガの舟唄〟を小声で歌いながら縫い合わせ、創部の中の止血を外に出すドレーンを挿入する。

「まるで魔法みたい。素晴らしいわね、皮膚って。絨毯を織る人の気持ちが分かるわ。これを取り扱えるようになって……牽引して、患者はそのうち座れるようになって……皮膚弁をつけるのって、完全に新しくつくることなの。CTスキャンとか、先端技術とか、全然いらないのよ」

それは本当に魔術のようだった。この血に染まった肉の塊は、縫いあとだらけであるにしても、尻の形態を取り戻したのだった。

「ほら、素晴らしくきれいなお尻よ！」と包帯を巻かれている娘に外科医は声を投げかけた。

十一時過ぎになっていた。カトリーヌ・フェラーリは手術用エプロンと手袋を替える。休息時間は極めて短い。身体を伸ばし、後ろに反らせただけだ。スポーツ選手の仕事のようだ。

次の尻が隣の部屋でもう待機している。今度は五〇歳の男で、やはり四肢麻酔の患者である。右の尻に穴を開けている床擦れはすさまじく、そのまわりを古い瘢痕《はんこん》が取り巻いている。外科医は赤いマジックで印をつけ、穴のまわりをたたき、穴に指を突っ込む。そこの骨が見える。

「おまけに、くさい！」

外科医は切りはじめた。切った塊をガーゼにのせて看護婦に渡すと、看護婦はそれを白いゴミ箱に捨てる。時々、彼女は「ああ、全然きれいじゃないわ！」と歌うように言う。

時々手を休めながら、自分で掘った穴に指が二本入るくらいまで切り続ける。彼女は全力で骨を掻き削り、腐った患部を掃除する。もう一五時近くになっていた。疲労が感じられる。麻酔医が沈黙を取り繕うように、ノミの市で見つけた掘り出し物の話を始めた。アメリカ製のフルート、ベークライトでできた三〇年代のカメラ……カトリーヌ・フェラーリの緑色のエプロンは汚れ、電気メスがジリジリと音を立てている。

「殺戮の様相を呈してきたわね」

事務員が電話をしてきた。水曜日の患者に発疹《ほっしん》ができた。手術を延期したほうがいいのではないかと尋ねてきているというのである。

「典型的な例ってとこね！　キャンセルして。怖いのよ、成熟してないわけ。この患者は乳ガンを患ったとき、放射線で焼かれてしまったもので、怖いの。当たり前の話でしょ。だから、彼女は自分で決定する代わりに私に手術の延期を決めてもらいたいというわけ。それで私が決めるんです」

手術室のなかの臭いはますます鼻につくようになっていた。《皮膚の奇跡》はまたもや起こった。皮膚弁が欠けたパズルの一片、一片のように、殺戮の中心に滑っていった。一六時。全員オフィスでシャンペン（これは外科医が買ったもの）。みなへとへとにつかれて椅子に崩れ落ちた。メモをとることだけが仕事だった私でさえ、くたくただった。私たちは人間の悲惨のために乾杯し、職員食堂に向かった。しかし、そこには冷めた付け合わせ野菜しか残っていなかった。十二月二〇日のメニューをめぐって会話がはずんだ（毎年、年末のパーティーがあり、仲間が集まる）。

「フワ（肺）は、食べられるよ。ぼくが保証する。コロンボ風かアクラ風にしてね。食べたら感想聞かせてくれよ。それとも、ハツ（心臓）とか……」と麻酔医のマルクが言うと、カトリーヌ・フェラーリが反対した。

「ゲェー！　僧帽弁《そうぼうべん》が私の気管に引っかかるところを想像してよ……」

「吐き気止めをあげるよ」ともう一人の麻酔医が約束する。

「心臓とか肺を四八時間ワインのなかに漬けておけばいいのさ……」

「冗談言うなよ！」

「冗談じゃないよ。血痕が汚いけどな、そいつは仕方ないとしなくちゃ……」

カトリーヌ・フェラーリはマッサージをしてもらいに出て行った。その夜、私たちは彼女が毎週手術をする病院のある町の、海沿いのおいしくてきれいな店で牡蠣を食べた。その後、ホテルに戻った。ホテルの廊下は青灰色、部屋のなかも冴えない色で塗ってある。部屋のテレビのスイッチを押すと、それは偶然にも医療過誤をテーマに議論している番組だった。そこで一人の女性が、手術のとき外科医がガーゼを腹腔内に置き忘れたことを認めようとしないということについて話していた。

私はその番組に釘付けになった。

親密な関係

私はこういうシーンに立ち会うために勇気で武装していた。自分を《防弾ちょっき》で防御していたといってもいい。肉が飛んでこようと、臓物が飛んでこようと大丈夫だと思っていたのである。しかし現場に立つと、そんなに防御していなくてもいいことが分かった。それは手術が大したことではないということではない。それとはまったく違う。身体を傷つける、皮膚に穴を開けるということは、それ自体どうしようもなく暴力的なことだ。交通事故で流された血が救急隊によって素早く洗い流され、種々の天災がテレビで報道される私たちの〝クリーン〟な世界では、生命の〝物質性〟に立ち戻ることは日常的なことではない。

サディスティックな行為を引き受けるためには、切り込みを入れ、切開し、切断するためには技術的な習熟もさることながら、自己のコントロールも必要とされる。映画や連続テレビドラマは恐怖にとらわれ、手をふるわせる外科医という神話をいやというほど利用している。しかし実際に私が見たものは、恐怖する麻酔医とエネルギッシュな外科医というものだった。整形外科医が、パワーショベルの運転手のように、膝関節を相手に闘い、たたき、削り、道具を変え、再びたたく姿を見なかったものは、手術室で要求されるのは生まれつきの器用さと体力であることを理解できないだろう。

いずれにせよ外科医が一般的な習わしを守らなくてもよい機会に恵まれているという事実には変わりがない。彼らが野卑な物言いをし、野卑な振る舞いに出ることがあるのはそのためだ。外科医は相手を否認することから免れている。それは患者の身体が彼に《話しかけ》、突然エロティックな存在になる危険性がないからだ。相手が反応を示さず、欲望も憎しみも、何も表現しないのだから、欲望を抑圧する必要がないのである。

外科医と内科医の対立は伝説となっている。これは歴史の後遺症（外科医は歯を抜いたり、剃刀を操るものであった。骨接ぎであったり、床屋であったりした）と、偏見（外科医は《手仕事》をするもので、《ドクター［内科医］》は科学的知識を備えた学者［ドクト］だった）から由来したものだ。それに現代にいたって、金銭的な対立（絶頂に押し上げられた外科医は、金銭と一般人の評価という二重の名誉を得ている）も絡んできた。

しかし両者のあいだには目に見えない決定的な違いがある。外科医はストレスを解消し、内科医はストレスを抑圧するという構造だ。もうちょっと格好よく言い換えれば、内科医はその抑圧を引き受け、正当化する。一般医のミシェル・デュポンによるとこうだ。

「診察室がセックスとは全然関係ない雰囲気になっているので、いかがわしい感じにならずに冗談が言えるんだよ。患者と医師の役割分担っていうのかな。同業の連中も同じようにやっているんじゃないかな。ぼくの経験だけども、病院で診察しているときに、一人の年上の女に本物の性的な衝動を感じたことがあったんだ。そのことは今でも話すけど、実際には行動に移さなかった」

ヌイイー［パリの北西に隣接するブルジョワ地域］の呼吸器専門医、アンドレ・ジェラールも同じようなことを言っている。

「女の患者と性的関係を持ったことはありませんがね、口説かれたことはありますよ。クレール・ブルテシェールの漫画にもあるように、婦人科医が患者の診察を終えて、報酬を受け取って、さようならと言いますね。そして窓から外を見たときに突然、あの女、セクシーだなという思いがよぎるという、あれですよ。女たちが立ち去るときに初めて彼女たちに性的魅力があることに気がつくんですね。私がいう魅力というのは感情的な面と性的な面との両方が含まれています。自分の医者に熱を上げる女性もいますが、目の前で服を脱ぐまでに信頼されちゃうと、もうゲームは成立しません」

こういう問題の最前線に立っていると思われる男の婦人科医のことを話しながら、開業医として長い経験を持つノルベール・ベンサイドはいたずらっぽく言う。

「ひとりの男がね、毎日毎日女の性器に指を突っ込んでいるのは、不思議なことだなといつも思っていたものさ。むろん職業としてだよ。ぼくに言わせれば、こういう男たちには二つのタイプしかいないんだ。助平野郎か、謹厳なピューリタンで、六人の子供の父親って奴らさ」

南西フランスの病院で産婦人科の部長をしているイヴ・プリジャンはこの意見にだいたいのところ賛成している。

「そう、それはまあ当たっているだろうな。でも、ぼくはぼくが治療する女性と、ぼくの治療を助けてくれる女性をはっきり分けている。ぼくは患者とは性的な関係を一切もたない。これはもう全然もたないんだ。膣と子宮を、ぼくは生殖器として見ていて、性行為をする器官としては見てないんだな」

これは明瞭にして、はっきりしている。しかし同じ医師が、良心に照らし合わせて、意見に少しニュアンスをつけた。

「だけど胸はちがうんですよ。膣を見せる女性は服を脱いで、診察台に上がって、足台に足を乗せるよね……胸はね、これはちがうんだ。君には分からないだろうな。違うんだな。何て言ったらいいかな……きれいなんだ」。

彼はこれ以上語らないだろう。それどころか、これだけでもたくさん語ったことになる。

身体に関するタブーがなくなり、単なる物体としての身体がそこにあるという経験を語る人は極めて少ない。それがナマの告白というかたちをとるからではなく、完全には消え去ることのない心の動揺の物語というかたちをとるからだ。若い一般医であるポール・ベンヤミンはある美しい話を語ってくれた。

「まだ学生で、その時、病院の産院で当直をしていました。腕前はよくありませんでしたよ。それでも助産婦たちがいたおかげで何とかやっていけたんです。あれは夜起こったのです。一人の女性が出産寸前で、私に〝手を握っていいですか？〟って言うんですよ。私は手を差し出しました。私たちは魅せられたように目と目を見つめ合っていましたが、お互いの役割を忘れたわけではありません。

彼女の夫がやっと到着しました。まるで私たちに警告を与えに来たような感じでした。夫が妻の手を取って、私はベッドの反対側に行きました。すると彼女は私のほうを向いて、私の手も取ったんです。そんなときは抑えきれないような感情におそわれますよ。でも学生ですから、制度に守られているわけです。夫は帽子を被って、なんだかこっけいな様子でした。彼は胎児が出るときに外に出ていきました（それとも私が出ろと言ったのでしょうか？）。子供が生まれました。それから数時間後にこの女性を診に行ったんですよ。そしたらもう違った女性になっていました。あのことは本当にあったんだろうかと思いましたよ。これが私が学生だったときの一番奇妙な思い出です」

医師と患者は確かに《親密な関係》にある。そして身体と性的欲望の否認は完璧ではないけれども、最小限の防御の仕方の一つなのである。何人かの挑発者が規則を破り、タブーを犯す。すると彼らはすぐさま異端者としてクラス分けされる。産科医のベルナール・フォンティは同業者をからかうように語る。

「性器は避けるようにします。分娩前の女性は〝清潔にするために〟毛を剃られることが習慣になっていますが、それは剃ることによって、分娩する性器というものになって、女の性器ではなくなるんです。私は自分で患者の毛を剃りはしませんよ。そんなことをしたら気違いか、いやらしい奴ということになってしまうじゃないですか。

実際のところ、難しいのは、毛が生えている性器が性器でありつづけるということなんです。清潔ということは性器を〝外科的な見地から見る〟ための口実でしかないんですよ。生殖の勉強をするとき、性的欲望ということは忘れられているじゃないですか。あれと同じでね、どのくらいの頻度でセックスをするかなんて医者が聞くのはものすごく珍しいですよ。だから人工授精をするときでも、〝精子の採取をする〟のであって、マスターベーションをお願いするんじゃないんです」

それでは、医師たちはそんなにお上品ぶっているのだろうか？　現実はむしろ彼らは〝身動きがとれない〟、錠前がかけられている状態にあるといったほうが正しいだろう。私が話をした二〇〇人以上の医師たち（インタビューはときには何日間にもわたったが、当直のときや学会のときなどは、相手の都合に合わせて四、五〇分くらいのときもあった）のうち、三人が患者と性的交渉をもったことがあると答えた。また二人はためらいながら、医師になりたての頃、欲望をそそるような女性の患者に服を脱ぐようにと言うとき、歓びを感じたと告白した。そんなの普通じゃないか、と人は言うだろう。しかし、診察室は快楽の館ではない。きちんとした慎みが規則になっていることが正常な姿であり、当然である。

ところが問題なのは、医師に準備ができていないことだ。そしてそこから原因する逃げの態度である。さらに奇妙なことは、こういう設問がなされることがないことである。私の調査結果もたいしたことはなかったと思う。二〇〇人中の五人？　そんなことを信じられるわけがない。私が観察して気がついたことは、医師たちはヒポクラテスの誓詞［医師の倫理を規定している］に記されている基本的な禁止事項よりも、安楽死だとか、医療ミスだとか、お金の話をよくしたということである。つまり、人々が医者たちはその話はあまりしたがらないだろうと思っている問題についてむしろ雄弁であったということだ。

常識的な考え方に反抗する幾人かの医師が危険を冒し、その問題に触れた。ファブリス・ジュニエーズはそういう医師の一人で、博士論文でタブー視されているテーマを取り扱い、一九八七年には〝ジェネラリスト〟誌の協力のもとにアンケートを医師たちに送った。回答したのは四八二人だった（そのうち専門医は一三％）。その結果は驚くべきものだ。回答した医師の四三％が《患者と性的な問題に直面した》と答えている。そのうちの半分強が直接の性的関係をもち、二二％がペッティング、二〇％がキスをしている。性行為にいたった者の三分の一はその関係が長続きした。まとめると、四人に一人か、五人に一人の医師は、その生涯に少なくとも一度は〝考えられない出会い〟をしているのである。

この数字を毎年患者から医師倫理審議会に寄せられる十指にあまる苦情と比べてみると興味深い。またアメリカの調査結果と比べても興味深いものがある。アメリカではこうした問題は隠蔽されておらず、いくつかの州（フロリダ、マサチュセッツ、コロラド、ミネソタなど）ではこのような行為は犯罪と見なされている。そしてこのことに関する訴訟も多く、五％から七％の医師が有罪の判決を受けているのだ。そしてこの調査を担当した人たちの意見によれば、この割合は実際の数字よりもずっと低いのである。

一九九三年三月六日にブリュッセルで開かれた伝統的な学会に集まったヨーロッパのセックス専門医たちは〝患者とセックスをする〟という社会通念に反するテーマを掲げた。

この学会で発表された内容をコメントして、ピエール・トカヴァン医師は、現在私たちは〝見られなければ、つかまらない〟という偽善的な時代を生きていると言っている。偽善者たちが結託して医師という職業集団を隠し、私たちには見えないものにしているのだ。ピエール・トカヴァンが加えて言うには、すべての治療計画というものは、関係の停止をその目標としている。つまり患者と医師との別離がその中には含まれている。これは愛とは反対の動きである。《防止対策は治療者が自身を欲望する主体として認知することから始まる》。これこそまさしく医師集団が否認していることである。

消えた身体

身体に人の精神が宿っていると見なされる程度が最も低いのは、たぶん公立病院においてである。それも高級な新しい病院、《大》病院においてである。大学病院と一般の総合病院との差は歴然としている。建物の大きさは問題ではない(巨大であることは大学病院の独占ではない)。問題は最新技術による設備だ。その手の公立病院は身体であふれている工場である。

身体はセンサーで探られ、狙いを絞られ、建築資材のように切断される。身体は侵入されるけれども、それは迷路のようだ。身体は器械、カメラ、検査が介在することによって、直接触れられることはない。CTスキャンが登場するまでは、放射線医が「息を深くすってー!」(肝臓でも、脾臓でもよい)とマイクに向かって言うことは珍しくなかった。生検をするところを探して、病院の廊下をうろつく肝臓を描けるのはあのアニメ作家、テックス・アヴェリーくらいのものだろう。

治療を除いた宿泊施設としての病院は大きく改善された。かつてはエーテルとスープと磨り減ったリノリウムの混ざった臭いが病気の巣窟を告げたものだが、今やそれもだいぶ改善されつつある。大部屋は過去のものになった。今では最大でも一部屋三人から四人である(短期入院)。入口の受付の近くにはショッピング・ギャラリーもある。病室には注文に応じて一人ひとりに電話を接続することもできる。古い煉瓦製の建物の中でさえ(ピティエ・サルペットリエール病院を見たことのない人は、パリを見たことにならない)、部屋の中ではテレビのヴァラエティ番組が映り、疲れた心臓、怠け者の結腸、少ない血球数、めまぐるしく変わる血糖値に悩む人たちの気晴らしとなっている。

しかし病院の《豪華さ》を示すのはその医療機器の充実度である。最新式のMRI、ビデオ内視鏡、最新式超音波ドップラー、『海底二万マイル』のネモ艦長が指揮をとる潜水艦のような集中治療室、マルチ移植手術室、体外衝撃波結石破砕装置、SVGAモニター付きデジタル血管造影装置などがそうした器械である。腎臓の専門家であるパスカル・アルドゥアンはこうした進歩に魅せられている（血液透析は進歩だろうか？など と言っている）と同時に、批判的でもある。

「現在、われわれの病院の文化は死体を切り分けることではなくて、生きた身体を侵害したいという欲望になりました。身体のすみずみまで、骨の髄まで他者を壊滅したい、身体という容器を開きたいという欲望ですね。まあ、物の皮をむいて理解しようという考え方です。彼らの敵は、曖昧なことです（だから医者は哲学者が嫌いでしょ）。しかし現実はどこにあるんですかね？　医者は現実だけが重要なんだという幻想の中に生きているんです。国家元首たちを魅了するものに類似した子供だましの全能の神を、彼らは今までにもまして追い求めているのです」

一般医たちは、病院では初めに検査をして、その次に診察をするといって病院を非難する。これは嘘ではない。採血をするだけで、何と多くのデータを素早く得られることか！　比率、量、平均値、曲線、特質などについて議論の余地のない正確なデータが出る。

病院勤務医たちは自分たちの医師免状を冗談で《狩猟免許証》と呼んでいる。それはある面では真実で、医師たちは獲物の狩り出しと追い込みに興奮する。獲物の熱のほうがその肉の味よりも勝るのである。ソローニュ地方［パリの南西一五〇キロほどのところにある森と湖沼が多い地方で、狩猟と釣りに適している］のシャーロック・ホームズというわけだ。身体は謎である。身体はメッセージを読み解いて目標を探し出すゲームのようなものである。身体は洞窟のようなもので、そこに至る入口を探し出さなければならない。身体は挑戦であり、敵であり、冒険的なものだ。

病院勤務医たちの使う言葉がそのことを雄弁に表している。私は医師たちが失礼な言動であることに気がつかずに、「私は私の患者の服を脱がす」または「私は私の患者の服を脱がさない」という表現を使うのを何回も繰り返し聞いた。患者が服を脱ぐのではない、患者が専門家の手にその身体を託すのでもない。ここでは患者はそうした行為の主体ではない。そこでは、身体を所有している医師がどのような姿勢をとるかを決めるのである。交渉はできない。従って予知せぬ出来事も、混乱も起きない。

一つの言葉がやはり全員の口から出てきた。病院関係者であればとりたてて注意を払わずに口にしている言葉だ。この言葉が——この意味で——初めて耳に入ってきたのは、末期のエイズ患者の病室の扉の向こうだった。医療チームは部屋から廊下に出ていた。そこで教授がそのアシスタントに尋ねた。

「まだ探検を続けるかね？」

言い換えると、もうすぐ死ぬと分かっている男のために治療を続けてもしようがないのではないか、ということなのだった。

「彼には奇妙な症状が見られました。ですから、今のところまだ続けます」

私はこの《探検する》という言葉をあらゆるニュアンスのもとに聞いた。

申し訳ないというニュアンス。フランクさんは探検された。しかし彼女の結腸の黒色病変が良性かどうかは分からない。

怒りのニュアンス。今日はもう火曜じゃないか。それなのにまだフランクさんは探検されてないのか！三階の連中はいったい何をしてんだ？

喜びのニュアンス。フランクさん、ご心配なさらないでください。明日から探検を始めます。

安心させるニュアンス。いいえ、フランクさん。この探検は侵襲性のものではありません。

私は《探検》の後に《侵襲的》（または《侵略的》）という語句を発見した。CTスキャンは体内に入らない。CTスキャンーはソフトである。CTスキャンはあなたを薄い輪切りにするけれども、それは画面の上でなされる。MRIも不愉快ではあるが（あなたは寝台に固定され、時々墓の彼方から届く削岩機の音のような轟音が耳を聾する）、体内には侵入しない。超音波ドップラー法を利用する探査はもっと侵襲度が低い。しかし内視鏡検査や動脈造影は侵襲的である。

これらの検査を受けるとき、動脈や食道、気管、腸にチューブが入れられる。素晴らしい技術であり、一昔前には手術しないでは不可能な診断を二〇分でしてしまう。恥ずかしさを飛び越えてしまっている。これらの探査で映し出されるものは、あなたの身体を包んでいるものではない。それらは身体の裏、その内容物なのである。

ハンターたち、探査する者たちへの会見を申し入れたところ、みな私を手放しで歓迎してくれた。夢のように素晴らしい自分の器械、新型モデルを見せたくない人はいない。私はある日の午後いっぱいを費やして、操作室の中からCTスキャンがどのように機能するのかを見た。この器械はイスラエルのメーカーから買ったばかりだった（担当部長と院長は前もって日本でデモンストレーションを見ていた。パリからそれほど遠くないところに同じ器械があることを多分知らなかったのだろう）。その日、マリー＝ジャンヌという名前の甲状腺機能亢進症にかかっている女性技師が、お祭り騒ぎのような雰囲気の中で、興奮した面もちでこの器械の驚くべき性能について話してくれた。

一つの窓が検査室と操作室を隔てている。緑色の病衣を着た患者が一人ずつ入ってきた。彼らの病歴は分かっていない。分かっているのは狙うべき照準だけだった。マイクを通して、患者に横になって、身体のまわりをバンドで締めてくれるように頼む。巨大なリングが患者のまわりで回転し、停止すると、マリー＝ジャンヌがF9を押すのだった。

その日は部長のプライベート患者*の診察日だったためか、リネン類がきれいだった。一番目の患者は女性の県副知事［フランスの県知事および県副知事は、高級官僚養成校である国立行政学校を出た内務省の官僚］で、彼女の膵臓がズームアップされ、次に会社社長の副鼻腔の画像を三回撮った。マリー＝ジャンヌは副鼻腔が好きだった。その画像が、自分の息子が大好きな熱帯水族館にいる魚に似ているからだ。ガラス窓の後ろはお祭りだった。超音波でみる心臓や腎臓のぼんやりした灰色の画像より千倍も明瞭だった。自分たちのが一番なのだ。

私は侵襲性検査も見てみた。マグレブ人の女性のピンクの食道の中を降りていったのだ。上で、その唾液は、春分の日の波のように押し寄せていた。

「リラックスして！」とアラブ語しか話せない女性に看護婦が叫ぶ。私は内視鏡の先についた小さな鉗子が胃の内壁を切り取り、ごく小さな肉片をもってくるのを見た。それが生か死を決するのだ。私は麻酔で眠らされていたもう一人の女性の肛門の中にも入ってみた。嚢胞《のうほう》がまったくないことでほっとしたが、そのついでに青い結腸憩室《けいしつ》に見とれ、痔を通り越した。彼女が麻酔から覚めたとき——小太りで陽気な女性で、なにも悪性のものがなかったことで安心していた——私は自分はこの女性の中の中のほうまで知っていて、彼女のS状結腸の色を描写してやることもできると考えた。しかし、それは気違い沙汰であるように思えた。

侵襲性の検査をするものにとって、患者の身体は完全に消えている。医師と看護婦の目は横たわっている患者のシルエットを顧みず、モニター画面を凝視している。そこにこそ彼らにとっての本物の生命の画像が映し出されているからだ。腫瘍は腹腔の中にあるのではない。画面上にあるのである。画面だけがその存在の証拠を差し出しているのである。今や病院では（器械のそろっているところなら私立のクリニックでも、一般開業医の診察室でも同様だが）病気は、予算案への国会での投票やサッカー選手権の決勝、オリンピックと同じくらいにメディア化されているのである。病気は分析され、数量化され、ハードディスク上に記録される。

もちろん、病院はそれだけで成り立っているのではない。しかし純粋に臨床的な仕事だけをしている医師はもういない。その他の職員も全員が手術室、放射線科、薬局、生化学検査部門との間を行ったり来たりして働いているのである。医療器械は診断を下すに当たり素晴らしい手助けとなり、身体を治すために大変役に立っているのだ。しかし、医療器械が科や部署をこえた〝チーム医療〟に役立っているかというと、私は確信を持てない。

病気をしたことのある医師の意見を聞くことは興味深いことである。改心した人のように自分たちの経験を語ってくれるからだ。

「あんなの、前代未聞だよ。血管造影をする必要があって、友人のところに行ったんだがね、検査台の上に一時間素っ裸で放っぽりだされたんだ。部長から事務員まで、みんな行ったり来たりするんだが、誰も私にシーツを掛けてくれようとしない」と一人が抗議すると、もう一人がわめき始めた。

「ナンセンスだ！　友達のところに行って、腎結石を破砕して取ってもらおうとしたら結石破砕機に問題があった。そしたらぼくにほかの専門医を紹介するかわりに彼が何を提案したと思う？　カテーテルをつけて、五週間待てと言うんだ。ズボンに尿を入れる袋をぶら下げて五週間だぜ？　奴ときたら笑いもしないで、そんなこと大したことじゃないと言いやがった。逃げましたよ、私は」

三番目に語ったのは女性の集中治療医だった。

「私は自分が膠原病《こうげん》だということが分かったの。私が自分の所見を伝えると、内科の連中が熱中してね、も

＊訳者註：教授・勤務医は公立病院の施設を使って、週に合計一日分、自分のプライベートな患者を診ることができる。診察報酬は自分で決め、その一部を病院に供出することになっている。

う放さないんだわ。腎臓針生検が必要だっていうのよ。腎臓針生検というのは痛くて、だいいち危険なんですよ。それに、なんの役にも立たないんです。私のケースで完璧なデータを残すという、ただそれだけの目的だったわけ。私は断って、小さな目立たない病院に行って治療を受けたってわけ。私が医者じゃなかったら、生検から逃れられなかったでしょうね」

そして彼女は結論を言った。

「私は科学のために、献体はしないわ。絶対にしない。(沈黙の後で) 死んだからといって、身体はやはり誰かのものではあるわけでしょう……」

3章　迷惑な患者の群れ

一七八六年、善良なるルイ一六世は忠実な臣民の健康を気遣い、医学アカデミーに委員会をつくり、病院組織の改革を準備するよう命じた。外科医であったトゥノンの作成した報告書を読むと、この改革は緊急を要するものだったことが分かる。オテル・ディユ病院を訪問した後、トゥノンはその恐るべき情景を描写して、こう言っている。

「各病室には瀕死の者のために幾つかのわらベッドがある。オテル・ディユ病院では死にゆく者だけでなく、ベッドを壊すような厄介な患者をも瀕死者と呼んでいる。このわらベッドに時には五、六人が集められる。わらが寝台の上に敷いてあり、その上にシーツが広げてあるだけだ。言いづらいことだが、この瀕死者と嘆かわしい状態にいる者の中に、この汚れた病人がうごめいている真っ只中に、新たにやって来た病人と、どこに行かせるかまだ決まっていない患者が一時的に置かれるのである」（フランソワ・ルブランの素晴らしい著作『一七世紀と一八世紀における医師、聖人、魔法使い』から引用）

一九九二年一月二五日。サン・ルイ病院［パリの大きな公立病院で、ノーベル医学賞を受賞した教授たちを輩出した］の主だった責任者たちが週末にドーヴィル［英仏海峡沿いの昔からの贅沢なリゾート都市］の豪華なホテルに集まり、病院の経営戦略について話し合いをもった。この会議を提案したのは院長で、専門分野の違う人たちから意見を聞いて、何か新しいアイデアが引き出されるのではないかと期待したのである。このセミナーを企画したのは外国のコンサルタント会社だ。セミナーの第一段階でのテーマは、サン・ルイ病院をいかにしてアシスタンス・ピュブリック［パリの公立病院のすべてがこの組織に属している］の中で優良な病院と印象づけるかだった。特に重点がおかれたことは、消費者における高級《医療製品》の需要と医師たちにとって大切な問題である《患者の質》だった。こうして得られたコンセンサスは、ただ単なる地域の病院ということではなく、段階的に《複数の専門分野に強い病院》という顔を持つ病院にしていこうというものだった。

しかし問題はどんな専門分野を選ぶかということで、そこから次の議論が始まった。コンサルタントのアドヴァイスは次のようなものだった。《企業は製品の選択に基づいた明確な方針をもっていなければならない。サン・ルイ病院には四〇の専門科があるが、そのすべてを優れたものにすることはできない。そうしようとすると、企業イメージがぼやけるし、優れた分野が多すぎることになる。これらの製品の優先順位をつけることにより、七つか八つの製品に絞り込む必要がある》。そしてコンサルタントはこれらを三つのカテゴリーに分けることを提案する。まずトップが「看板製品」（上向きの市場、設備投資をしても最終的には採算に合う、イメージアップに役立つ）。次が「金づる製品」（《安定》し、減価償却の済んでいる製品。元《看板》製品で、収益性のよい製品）。三番目が「ジレンマ製品」（売れ行きが落ちていて、大規模な投資をしたにもかかわらず収益性がよくない。戦略的な利点に欠けるか、または競合製品に迫られている）である。

セミナー参加者は（その中には一七人の教授もいた）ＡＢＣの三つのグループに分かれた。これが第三段階である。こうして皆の意見を比べてみるとかなりの点で見解が一致していることが分かった。皮膚科は歴史的にはサン・ルイ病院の看板製品であったが、今ではむしろ金づる製品になっている。血液科では複数の製品を区別しておいたほうがよい。つまり白血病は看板製品であると同時に、金づる製品でもある。ところがリンパ腫〔特にリンパ節と脾臓にできるガン性腫瘍〕は看板製品ではなくなった。次の一連の製品群が金づる製品のラベルを貼られた。つまり、内分泌科、消化器内科、腎臓内科、感染症科、形成外科、消化器外科である。ガンも立派な金づる製品だ。しかし《乳ガンの分野》は看板製品になる可能性もなくはない。

免疫学科と臓器移植は文句なしに看板製品だが、エイズは議論の余地がある。Cグループはエイズを率直に金づる製品とし、Bグループはもっとニュアンスをもたせた。Bグループの報告者はエイズを看板製品とする論陣を張った。彼によると、患者数の増大と、サン・ルイ病院で行われている臨床研究の質が高いことが看板である根拠なのだった。従って、分類をさらに細かくした。つまり、臨床的にはエイズは金づる製品であり、研究面では看板だというのである。しかし、経済的にはコストが高い。

ジレンマ製品は一目瞭然である。一般救急部、人工妊娠中絶、呼吸器科、口腔外科……ここで注意しておくべきは、救急でも専門分野の救急は金づる製品になる可能性があるということである。

第四、五段階はこのように分類して得られた結果から何が見出されるのかが議論された。ジレンマ製品は《臨機応変に、徐々に対処される》ことは無論であるが、厳しく裁定されなければならないだろう。カスタマー・フォーカス〔顧客中心主義〕、つまりこのようにして引き出された優先順位をお客さんである患者がどのように評価するかが実は最も気になるところであった。病院の組織そのものも変えなければならないだろうし、すべての科〔製品〕を上手に統合しなければならない。そのために《プロダクト・マネージャー》を設置するアイデアも議論された。最終的な目標は明らかである。監督官庁から見て、《先頭に立つモデル病院》と映ることだ。

二世紀前の外科医トゥノンがこれを聞いたらさぞかし驚くことだろう。昔のあの汚い腐ったような病院が、ダイナミックで、非の打ち所のない、栄光に輝く、勝利する企業の母体だったのだ！ 贅沢な製品、クラシックな定番、シーズンが終わりに近づいて残り少なくなった製品ときたら、バーゲンセールがなければならない。眼底検査、八月は二〇％引き！ 最新モデルのペースメーカー、旧型の下取りをします！……

しかし私の皮肉は先回りのしすぎだ。このセミナーでは偽善（あの残酷な《ジレンマ製品》）が恐怖（《増大する》エイズ患者が《金づる製品》であるか、ほとんど《看板製品》であるという慰めを得ることができる）と競い合っている。

このセミナーに利益と名声の探求だけを見るのは誤りである。この《長期経済見通し》セミナーは悪魔祓いの呪文を唱える儀式でもあったのだ。七〇年代に誕生し、八〇年代の終わりまで大きくなり続けた夢を見させておく方法とでも言おうか。クリーンな医学の夢。常にトップレベルを走り、時代の移り変わりに左右されない医学という夢。科学・技術のトップに立ち、一般医と小規模な病院に社会的に面倒な些細な事柄をまかせるという夢。ルイ・ル・グランとかアンリ・キャトルとかの高等学校が優秀であるのが、サン・ドゥニとかクリシー・スー・ボワといったパリの北東に位置する都市の危険なクラスから地理的に離れていることによっているのと同じである。

患者を選択するということについて言えば、多くの医師、特に大学病院センターのハイレベルの医師は、供給の方向を変えることによって、需要を方向づけることを望んでいる。これは一般に名門校といわれているルイ・ル・グランとかアンリ・キャトルといった高等学校が書類選考で優秀な生徒だけを選んで、自分たちの学校は優れていると傲慢なのと変わりがない。国際的なコンサルタント会社の基準は、この幻想を乱暴なかたちで実現したものでしかない。

第一級の患者とは何を意味するのか。一般によく聞く言葉で言えば、それは《おいしい》患者ということになる。おいしい患者はおいしい必要はない。おいしい患者は治ればそれにこしたことはないけれど、最終的には治る必要さえもない。おいしい患者はおいしい病気にかかっている。つまり、その病気についてはよく知られていて、一応は治療もされているが、刷新的な療法が考案されるまでには至っていない程度に新しい疾患ということである。

おいしい患者はその疾患に特有な症候を見せるけれども、その数々の症候の表に幾つかの新しい要素、つまり好奇心をくすぐり、専門誌への論文発表を促すようなエレガンスをもっていなければならない。おいしい患者は医師の見通しが正しかったことが確認でき、誤った方向を無効とし、その死が説明できるのであれば、または有用であるなら、死ぬことを許可される。おいしい患者の反対は結核患者である。結核患者が何を持っているかは知られている。治療の方法も分かっている。患者は病院のベッドを一つ占有し、時間を費やす。なんの面白味もない。戦前は結核患者はおいしかった。結核患者の栄光の時代だった。今、結核患者は無料診療所の獲物だ。

次に理想的な患者は《良い》患者である。国境なき医師団*のノエル・ランヌは、ある対話の中で、その定義を皮肉たっぷりに、辛辣に述べている。

「《良い》患者っていうのは、社会保障制度への加入番号を記したカードを胸にピンで留めています。胸に痛みがあって、その痛みが左腕にまで広がってる。彼は救急センターに電話をする。彼の症状にあった設備、人員を備えた救急車［重症者を運ぶ救急車には医師と看護婦が乗っている］が出動して、病院に運ばれるでしょう。家族はいるが、面会時間以外には病院に来ることはない。患者はそれほど年輩ではない。病院に長く入院する可能性はあるが、症状そのものは医師の情熱を誘うといったものではない。アルコール中毒でもなく、

＊訳者註：フランスの人道活動集団。戦渦に巻き込まれた地域などにボランティアの医師、看護婦などの医療チームを送り込む。一九九九年度ノーベル平和賞受賞。

麻薬患者でもない。こういった連中はいろいろ騒ぎを起こしますからね。それからとりわけ、彼はホームレスではない」

《おいしい》患者は《良い》患者でなくてもかまわない。《良い》患者が《おいしい》患者でなくてもいいのと同じである。サン・ルイ病院の用語で、《おいしい》患者は《看板》患者であり、《良い》患者は《金づる》患者と書きたくなる。さらに、多くの医師はこの種の患者だけを担当することを好むだろうと書きたくもなる。

醜い患者

社会的な医療を追いやれば、大急ぎでその必要性が戻ってくる。九〇年代はエイズの年代であり、経済低迷の年代でもあるが、この年代は象牙の塔に閉じこもろうとする白衣の人間にとって情け容赦がない。大規模で、金持ちの幾つかの私立クリニックは社会的な医療をしなくても済むかも知れない。しかしその代償は型にはまったつまらない仕事をしなければならないことである。《良い》地域で開業する専門医の仕事が型にはまっているのと同じだ。おそらく、大病院や研究・教育センターは《醜い》または《悪い》患者から距離をおくことはできるかもしれない。それでも、《社会医療》を必要とする人たちは存在する。それは外科医トゥノンの時代の《わらベッド》ではない。しかし、それが各時代の悲惨を敏感に反映する医療であることには変わりがない。

保健省公立病院局が行った公立病院勤務医の《実際の現場経験》についての最近の調査は次の点を強調している。

「医師たちが問題にしていることは、患者を治療する理由と取り扱われる問題の性質が徐々に変化していっているということである。つまり、多くの医師が言うには、当初は急性疾患に向けられていた医療サービスが、社会医療のほうへ急激にシフトしてきているということだ」

この調査ではその証拠としてある大病院の消化器専門医の話を引用している。

「一〇年ほど前にここに来たとき、胃腸病中心の内科でした。八〇から九〇％の病気が実際に胃腸病でした。ところが今は、八〇％が他の専門分野にまたがる病気になっています。社会的な問題もますます多くなりました。いわゆる老人の社会的入院という問題があります。虐待されている女たちが家に帰れずに、街をさまよっていて、それで彼女らを病院に入れる。アルコールの問題もね……外来の診察はものすごく厳しいものがあります。あっちからも、こっちからも呼ばれる。何が起こるか分からない。例えば、ある一家族が突如乗り込んできて、医者をののしるとかですね……」

二種類の異なる医療が誕生したのだろうか？　さらに突っ込んだ報告がなされている。

「九〇年代の病院は、社会全体のイメージと同じく、二元化している。ソフィスティケイトされた医療機器を備えて他病院と競合している部分は、急性疾患を中心とした外科が支配的な専門医療をしている。もう一つは内科が中心で、他病院と競合する部門ではなく、病名をつけるのが困難な病気が増えてきつつある」

《醜い》患者への対応の悪さについては、私はある有名なパリの大学病院センターで目撃することになった。糖尿病科の責任者（私は慢性患者を継続的に診る方法について興味を持っていた）はなんでもあけすけに見せてくれることを約束してくれていた。関係者だけの会議も含めて、私は彼らの仕事にまつわる出来事のすべてに自由に立ち会うことが許されていた。こうして、私は六ヶ月の研修の後に他病院へ移るインターンの医師たちの《総括》と呼ばれる会議に出席した。この会議は彼らの後に研修に来るインターンの医師たちを迎える場ともなっている。そこで、特に一つのことが彼らを憤慨させた。足が壊疽《えそ》にかかっている患者に外科医が誰一人として関心を示さなかったのだ。

インターン「外科にメッセージを真面目に受けとってもらう手段がありません。緊急を要するメッセージがルーチンのメーッセージに混じってしまっています」
教授「うん、分かってる。われわれはヨーロッパでも一番設備の整った病院の一つだけど、足を切断してくれる医師が見つからない……」
インターン「ひどいですよ」
教授「もちろんひどいことだね。足が腐っても彼らは平気だ。無視してる」
インターン「足が月曜から膨れ上がっているというのに、外科医が土曜日にしか来ないというのはどういうことですか？　それも毎土曜じゃないんですよ！」
教授「血管外科の嘱託医に来てもらえるよう泣きつこうか」
インターン「でも来てはもらえないですよ」
教授「そうね、ダメだろうね。高すぎるんだよ」
（インターンたちが一斉に）「じゃ、どうするんです？」
教授「何とかやっていかなくちゃね。以前は地獄だったんだよ。足を赤十字に送ってたんだから。これからは私のインターン時代の友人を呼ぶことにしよう。彼は私立のクリニックで働いているんだが、少なくとも嫌悪で顔をそむけることはないだろう……」
まさしく、それから公立病院の醜悪な足を担当し始めたのは、部長との友情から来てくれることになった私立クリニックの外科医だった。
はっきりと《醜い》わけではないが、決定的に《悪い》患者を私は地方の大都市の周辺部に探しに行った。病院の建物は近くにある高速道路沿いに並ぶ横長で背の高い棒状の直方体の建物と外見上変わるところはなかった。私は巨大な新聞キオスク、カフェ、公衆電話の列があるタイル張りの広大な入口ホールを横切った。

上階の内科に上がると、ナースセンターのガラスの仕切の上に花輪飾りと数頭のトナカイが描かれていた。クリスマスが近づいていたのだ。

朝の手当てをする時間帯だった。廊下は車椅子であふれていた。押しているのは輝くような娘たちだった。ダンスをしに行くときのように化粧をしたフランス生まれのアラブ系の娘たちが、ベッドからベッドへ飛ぶように走りまわっていた。患者は一部屋に二人か三人だ。彼らは若く、痩せて、マグレブ人で、ヘロイン中毒者で、再犯者で、エイズにかかっている。ベッドサイドのテーブルにはラジカセが大きな音を立てている。この患者たちは、サン・ルイ病院の用語では、すぐさま《ジレンマ》製品と分類されることだろう。

「私の患者はヌイイー［パリの北西に隣接する高級住宅街］から来るわけじゃないから」と、金属製の机の向こう側に座った責任者がのっけから冗談を言った。その後は冗談を言わず、自分の病院の《お客》を熱弁を振るって弁護した。エイズ患者を初めて診たのは彼が臨床教育担当医の時だった。それ以来、彼は闘っている。ウイルスと闘っているだけでなく、制度がエイズ患者を受け入れないときは、その制度を相手に闘っている。

「私が前に働いていた大学病院センターでは、産婦人科がアフリカ人すべてに対して、告知せずにＨＩＶ抗体検査をしていました。その中の何人かはキャリアで、かつフランスでの滞在許可証がありませんでした。部長は論議を拒みましたが、私は院長と交渉しました。結局は、無料でＡＺＴ*の割当量をくれたんです（それ以来、私は使われずにその辺にあまっている薬をなんでもとっておくようになりましたがね）。

それでも、私は自分の患者を放射線科に送ることも、寄生虫検査の結果を得ることもできませんでした。この病院では、前より自由になったと感じています。周囲は私が面倒なケースを持ち込むのだと疑っていま

＊訳者註：この薬品はエイズの進行を緩め、Ｔリンパ球の産生を増やす。このことにより、ＨＩＶなどが人体の免疫機能を侵すことによって引き起こされ、患者に恐れられている日和見感染に罹りにくくさせる。

すが。でも彼らはちゃんとしたところにある病院からは追い出される運命にあるんです。つまりね、彼らはカッとなるように仕向けられてね、何かを壊したりするでしょう。そうすると、当病院では受け入れられませんと宣告されてしまうんです……そうなってんですよ」

いろいろな《病院のプロフィール》を見抜けるとしても、これにはニュアンスをつける必要がある。たとえば成果を出さなければいけないという強迫観念にとりつかれている最も優秀な大学病院センター、しかもそれが《ブルジョワ》地区にあって、教授をはじめとする勤務医が自分のプライベートな患者を診る部門が繁盛しているような病院であっても、医師たちはこの職業の歴史的な社会的伝統を保持しているのである。決して少なくはないこうした医師たちにとって、病院は《社会医療を学ぶ学校》であると同時に医学を学ぶ学校だった。クレール・マルソンは現在呼吸器科の部長をしているが、そのことを語っている。

「私はリヨン出身で、家は裕福でした。同じような階層の人たちのいる環境で、とても恵まれて育ちました。インターンに入って、いきなり、今までその存在は知っていましたけれど、関わったことはなかった何かの前に立たされたのです。アルコール中毒で、貧しい、もうまったく違う、恐ろしい世界でした。それは赤十字の病院でした。一日に五リットル以上もビールを飲むアル中の女性のことを覚えています。そして私はそのことも私の仕事を構成している一つの要素なのだと悟ったのです」

大部分の医師は社会医療の出現を無秩序と混乱の要素として受け入れている。病気自身が無秩序であるのに、なぜそこにもう一つが付け加わるのか、というわけである。しかし、ごく少数の医師はこの現象は一時的なものではなく、ひょっとしたらよい方向へ向かう変化のチャンスだと考える。パリのサン・タントワヌ病院［大きな公立病院で、大学病院センターにもなっている］の総合診療科医であるジャック・ルバは言う。

「二〇年前、私たちがこの仕事を選んだ当時、大学病院センターは医者を素晴らしく保護するところで、汚いものは取り除いていました。最新技術だということで、当時はすべての医者にCTスキャンを！とか言っていました。最悪の病気の終焉も約束していたんですよ。慈善のための病院がテクノロジーの病院になったのです。そして今はどうかというと、私たちはウイルスと闘っていて、その確実な治療法がまだ分かっていません。社会の変化に伴って、私たちのところに社会の除け者、苦しんでいる人たちが流れ込んできています。彼らがプログラムの中に入っていないからといって、門戸を閉ざすのですか？　これからはもっと人間的な病院を作りだす義務があるのです」

世界の医師団［医師のボランティア組織。世界の紛争地域に医療チームを派遣し、人道的救援活動を行う］の元会長であるジャック・ルバはチャド、ニカラグアからポーランド、レバノンに至るまで、世界各地に出かけていった人である。公共サービスという考えにこだわるジャック・ルバは、自分の組織がフランスの、しかも首都の一三区のジュラ街［パリ一三区はブルジョワ地区とは対極となす］に診療所を開かざるを得ない事態に我慢がならなかった。そこでは社会保障制度の恩恵にあずかる権利を失った（または失ったと思っている）人たちを診察しているのだ。

サン・タントワンヌ病院のアンベール教授のチーム内でも議論が進み、社会保険証を持っていても、いなくても、すべての人に開かれた《ボードレール診療所》の開設に至った。ジャック・ルバがコメントを加える。

「私たちがしていることは医療の主流じゃありません。医者が熱中するのはウイルスの培養とかですが、関心は高まっています。特に私たち四〇代の世代には、社会医療への関心*は潜在的にはあります」

＊訳者註：これらの動きは孤立したものではない。パリの五つの病院がこの動きにヒントを得た。この中に含まれるサン・ルイ病院は《ヴェルレーヌ診療所》を開いた。これは放棄された一般救急部の代わりとなるものである。

この診療所の婦長であるジョエル・ソニエールはこの試みで重要な役割を果たした人だが、以下のように語っている。

「私が分かったことは、社会保障制度でカバーされなくて、ここに外来で診察を受けに来る人たちは、事務的なメカニズムによってはじき出された人たちだということでした。ホームレスだけじゃありません。診察代や、レントゲン代、薬代を払えない人たちもそうなんです*。ですから、医師は結局のところこういう人たちを入院させるよりほかに方法がなかったんです。緊急ということで入院させれば、議論の余地がないからです。そして、矛盾するようですけど、それが入院の濫用ということになってしまうんです。

私は院長にこうした人たちをソーシャルワーカーの協力を得て援助するよう要請する書類を提出しました（そのうえ、もう権利がないと思い込んでいた人たちの多くが、実はそうではなくて、権利があるということが分かってきました）。診察は一九九二年一月に始まりました。予算は小規模、薬は無料。一個単位で配ったんです。浴室をつくってもらいました（ホームレスはシラミや寄生虫や掻きむしることによってできる患部をもっている人が多いですから）。全員が熱中しました。そして、とにかく入院させてしまうより、こっちのほうがずっと安くつくことを証明したのです。

最初の年は薬品代に六万フラン［一五〇万円。一フランおよそ二五円と仮定］を予定していましたが、これが実際には二万フラン［五〇万円］でした。それから、これは若いインターンの医師にとってとても教育的であることに気づきました。普通なら面白がって三ヶ所のX線検査を処方するところを、ターゲットを絞ることを学んだからです」

片一方に社会の底辺の人たちを対象とした社会医療から逃げ出そうとしている医師たちがおり、もう一方にはこうした医療がよい行為であるばかりでなく、適切な投資の仕方でもあることを証明している医師たちがいる。

冷ややかな関係

邪魔者のプロトタイプ（典型）、それは麻薬中毒者だ。ある場面を思い出すけれども、その時はそれが典型的な場面だとは分からなかった。

私は消化器専門医のチームについていた。回診が終わろうとしたときだった。最後の患者は若く、きれいな女性で、一人部屋にいた。これが消化器科に《変装》して紛れ込んだ麻薬中毒者だった（つまり、自分の本当の病因を言わなかったのだ。彼女はお腹に痛みがあると訴えたために、救急部のインターンがこの科へ送り込んだほうが無難だと判断したのだ）。

彼女は全く気おくれすることなく、「みなさん、おはようございます」と挨拶した。彼女は自分は二〇歳で、警官になりたかったのだけれども、退学処分にあったと言った。それ以来ヘロインをやっている。部長のダニエル・フロッケが私に目配せをした。彼にとって、彼女が物事の順序を逆にしているのは明らかだった。こうして、医師と患者の間に厳しいピンポンのようなやりとりが始まった。

医師「あなたのような場合、規則ではまず麻薬患者を援助する団体に行くんですよ。そこで病院に入る前に約束をすることになっています」

患者「私を外に出したら、売人を呼びます」

＊訳者註：外来の場合、フランスではこうした代金を患者がまず支払う。その後、必要書類を社会保険事務所に提出すると、所定の率で払い戻される。その最初の一次払い金を払えない人々のことを言っている。ところが入院をすると、病院がすべての手続きをするので、患者が支払う必要はなくなる。

医師「ここには規則があってね。部屋からは出られない。下に降りて、コーヒーを飲みには行けないことになっているんだ」
患者「まるで刑務所じゃないですか！」
医師「いや、それが決まりなんですよ。われわれは患者さんに自らの意志で治療にあたってもらいたいと考えています。それで一〇日間、自分で自分を外の世界から隔離してもらっている」
患者「両親が来てもいけないんですか？」
医師「ダメです。友だちもダメ」
患者「子供は？　まさか子供と会うことは邪魔しないでしょうね！」
医師「ＯＫ。でも、誰が連れて来るんですか？」
患者「夫です」
医師「彼も麻薬やるの？」
患者（質問に答えない）「タバコも禁止ですか？」
医師「いや、それは目をつむります」
患者「どうして夫も薬《やく》をするって分かるんですか？」
医師「そんなこと分かりませんよ。ただ、そうじゃないかなと思っただけ」
患者「友だちに電話してもいいですか？」
医師「いや、友だちとは連絡を絶ってもらいます。そうしないと、二重天上の裏かなんかから注射器が出てくることになるからね」
患者「せめて、お風呂には入れるんでしょうね」
医師「それはむしろ勧めます。でもシャワーをするときには許可がいる。夜、薬局に行って、薬を盗んじゃダメですよ」

患者「ええとですね。警告しときますけど、こう見えても、窓から飛び降りようとしたことがあるんですよ」

医師「私たちはあなたを助けるためにここにいるのを忘れないように」

翌日、彼女は書類にサインをし、病院から消えた。

これはフランスの病院で一日に百回も繰り返されるシーンを一部紹介したにすぎない。救急ではこのやりとりが比べものにならないほど険悪なものになる。この場合、医師たちはこの若い女性に救いの手を差し伸べたいと思うがゆえに、麻薬中毒対策センターの勧告に従ったのだ。しかし、たとえ誠意をもってしても、病院と麻薬というのは相性が悪いのである。

数が少なければ、これほどまでに社会問題化することはなかっただろう。確かに以前は数が少なかった。しかし、今はそうではない。ヘロイン患者は一五万人ほどいる。そのうちの五〇〇人が毎年麻薬の打ちすぎで死ぬ。そして特に強調しなければならないことは、不潔な注射器の使用が原因で、このうちの三〇%の人がエイズに感染し、七〇%がC型肝炎になることである*。

＊訳者註：この初期の破壊的な数字は少しずつ減少している。ボルドーで三一八の薬局を対象に行われた調査では、八〇%以上の薬局が注射器を売ることを了承していることが分かった（*Synaopsis*／一九九三年十一月号）。また、週刊誌 *Impact Médecin*（一九九三年十月二九日号）が調査のあとで明らかにしているところでは、質問を受けたほとんど全部の薬剤師が注射器を売ってもいいと答えたが、五四%は交換はしないといっている。一九九四年、保健大臣は二〇%の薬剤師が、売るのを拒否したり、一〇本とか五〇本まとめてでないと売らないとしながら、いやいやながら従っていると言明した。

保健大臣のミシェル・バルザックが一九八七年に注射器を処方箋なしで自由に買えることと、麻薬中毒者が薬局で使用済み注射器を新しい注射器と交換できることを決定したとき、薬局も警察も、このことの重要性に気づかなかった。その結果どのような事態に至ったかといえば、届け出のあったエイズ患者が七〇〇〇人、死の危険にさらされているものが三万から四万人である。これはあくまで初期の頃の数字であり、それ以降は地域的に広がりつつある。私たちはCTスキャンをもち、核医学をもち、膀胱鏡、断層撮影をもっている。しかし私たちの医学はこの病の広がりを予防することも、治療することもできない。

確かに麻薬患者は《おいしい》患者でも、《良い》患者でもない。オテル・ディユ病院で救急部長をしているピエール・エスピノザはそのことを語るのに適した人である。ごく若い時分、彼は特殊な仕事を引き受けた。フレンヌ刑務所［パリの南郊外にある］と刑務所付属病院の医長である。こうして麻薬の蔓延と、ヘロインとエイズという死に至る組合せを観察する絶好の桟敷席に座ったのだった。

「麻薬中毒というのは、複雑性を管理することなんです。これはアルコール中毒者と同じく、病人なわけですね。われわれの保健衛生制度もとても複雑にできています。率直に言って、問題の複雑性ということならば、麻薬中毒患者と保健衛生制度とどっちが複雑なのか分からないくらいですよ。

七〇年代には、精神科が麻薬問題について主導権をとっていました。その結果は色々でしたがね。しかし当時、病院の医師たちの関心の的は心臓とか脾臓であって、行動障害なんかではなかった。麻薬患者というのは、膿瘍《のうよう》があっても抗生物質を飲むのを拒む人たちです。ゲームのルールを守らない人たちなわけです。厄介者、軽犯罪者です。ホームレスのこともある。盗みをし、病院に現れるかと思うと、消えてしまう。麻薬患者相手では研究者が好む研究もできません。あの二重盲検法*による研究のことを言っているんですがね。

麻薬患者のなかには、麻薬を止めるものも、また始めるものも、死ぬものも、完璧にアナーキーな道筋をたどるものもいます。そして治療者は自分がしていることが何のためになるのか正確に分かっていません。

保健衛生制度自体が、都市から発生する問題については大した熱意をもっていません。国立衛生医学研究所がサポートしている精神科のチームがあって、入院用のベッドも持っているんですが、このチームはそれを使っていないのです」

私に静かな口調で話をしている人はペシミストだった。

「私の救急部には年間三万五〇〇〇人の患者が出入りします。開業医のところに行かないで、直接病院に来る人が増えています。小規模な手術をしなければならないときは、手術室の連中と交渉しなければならない。麻薬患者をどこに入れたらいいと思いますか？　病院ごとに三床ずつ麻薬患者用のベッドがあったら、これはもう文化革命が始まったようなものです。ヘロイン中毒者を襲っているエイズの衝撃が確実に私たちを取り囲む環境を掻き乱すことになるでしょう。それでも人は事態を先取りするかわりに、ただその後を追っかけているだけなんです」

この《悪い》患者たちは本当に見捨てられてしまったのかというと、全くそうだとも言えない。病院の不備な点を、一般開業医が補っている。彼らは少数派だが、悪条件をものともしない。一般開業医はもともと地域の住民と密接な繋がりをもっている。人々の生活、住居、習慣を知っている。家庭の秘密の中に入り込んでいる。病院で当直をするときなど、都市の危険性と立ち向かうのも彼らである。被害者の数は一九八二年から一九九二年の一〇年間で八倍になった。彼らは危険地帯の自治体の長から、最後の拠りどころと見なされている。麻薬患者の波が打ち寄せるのを、彼らは見ているのだ。熱意を感じずに。

＊訳者註：本物の薬品と偽薬を用いて薬品の効果を比較する方法。試験が終わるまで、患者も医師もどの薬品が使われているのか知らない。

最近の調査の結論によると、《多くの医師は、いつもやってくる患者と通りすがりの患者に対する最低限の診療は保証するものの、麻薬患者の面倒を熱心にみることは望んでいない》。できれば関わりたくないというのは本音であろうが、一方で大部分の医師たちはこれらの望ましくない病人たちを前にして、技術的になす術がないというのも事実である。社会医療の適切な教育を受けたと自らを評価している医師は一五％しかいない。

ジャン＝フランソワ・ブロック＝レネはパリの一四区で開業しているが、この麻薬患者に対処できるというほうのグループに属している医師である。とはいっても、彼は謙遜して自分は麻薬患者を治療できるとははっきりと言わないだろうけれども。この医師が自分の師であるポール・ミリエーズ教授から学んだことは（彼は教授とともに高血圧の研究をした）、治療をしないこと、治療の仕方を知らないことは非倫理的であるということだった。そして彼はこう続ける。

「冷ややかな技術者としての大学病院センターの医師と人のよい家庭医という対立項をつくっちゃいけないんですよ。どっちも何らかの欠陥をかかえているんですから。一般医と専門医の差は、患者一人当たりに十分な時間をとるか、とらないかということです」

一般には嫌われている《社会医療》的なことに熱意をもっている場合は別だが、この人が麻薬患者の治療をしなければならない理由は何もない。事実、この医師の経歴はあまり普通ではなかった。まずナンテール［パリ北西五キロほどのところにある町。ブルジョワ階級の人なら住みたくないと思う町］の心臓病を患う《子供の家》の医長。次いでモンフェルメイユ*の老人病センターの責任者を務めた（加えて、町に自分の医院も持っていた）。従って、麻薬中毒者とは時々出会っていたのである。

患者にはモルヒネを処方しながら、毎日会って禁断治療をしてきた。そして彼が確認したことは、禁断療法は九五％が失敗するということ、午後遅く公立病院の救急に現れる中毒者は昏睡状態になっていない限り追い出されるということ、結局、多くは町の開業医が治療をするか、まったく治療されないかであるということだった。

ここ数年、ブロック＝レネ医師が診る患者の中には普通の〝常連客〟のほかに、テレビのプロデューサーからエイズウイルスキャリアの売春婦までヘロイン中毒者が混じるようになった。すでに支援のネットワークをつくっている仲間と連絡をとりながら、彼はこれらの患者を投げ出さないことに決め、他の医師とともに代替療法をテストしている。モルヒネ系のモスコンタン、メサドンのような合成モルヒネ製剤、モルヒネ類似製剤（特にタンジェジック）が代替療法で使われる薬品である。こうした経口薬を使えばエイズや肝炎に感染する危険はなく、社会生活への復帰も容易になる。徐々に薬を止めていく条件もつくられるだろう。

しかしドラマなしに進むわけではない。麻薬は私たちが共通にもつ文化に反するからだ。フランスでは麻薬中毒者は軽犯罪者である。だから医師のとっさの反応も、中毒患者を取り扱う特殊施設の反応も、一般社会のそれと大した違いはない。つまり、患者が罪を償い、涎を流し、薬が切れた状態を患者が自ら引き受けることを望んでいるのである。ところがこれは病気を否定することと同じなのだ。ジャン＝フランソワ・ブロック＝レネは言う。

「私たちは売人扱いされています。麻薬中毒に関する公的機関の関係者は、私たちが市場に薬を供給しているとか、麻薬中毒の共犯者だとか、誤った方法で中毒者たちを罪悪感から解放しているとかいって責めます。これに対して私たちは、私たちの医療制度はほかに答えをもっていない、契約を結んでことを行うほうが、

＊訳者註：パリの東一〇キロほどのところにある町。低所得者用の社会住宅が集中し、必然的に所得レベルの低い人々（その中には多くの外国人労働者家庭が含まれる）がたくさん住むようになった。それに伴う社会的な問題が深刻に現れている町として知られている。

検閲官とか敵として振る舞うよりもよいと答えることにしています。アルコール中毒者はカフェのギャルソンが管理していますが、売人は麻薬中毒者を管理していません。代替薬品を使っている患者は症状が安定します。そういう彼らとは交渉も可能になります。そして彼らは死ななくて済むんですよ」

ここからは職業倫理的な問題がたくさん出てくるだろう。控えの残る手帳方式（このことについて抗議するものは誰もいない）で厳重に管理されている処方についてさえ賛否両論だ。一九九三年十二月、保健省公衆衛生局は一般開業医に対し、《正確に規定された枠内で》《専門の関係者と協力して》行動して欲しいと勧告している。これはジャン＝フランソワ・ブロック＝レネのような医師が実践していることを公式に認めることではなかっただろうか。ところがパリ大審院軽罪裁判所第二四法廷はメサドン保持者に禁固刑を科した。このメサドン保持者は、かかりつけの医師の処方箋に基づいてベルギーでこの薬品を買ったのだった。

また医師の守秘義務を保持していくのも容易ではない。患者によっては医師を渡り歩いて、それぞれの医師から法律で許されている薬をかすめ取るということもありえる。そのため、患者の匿名性を尊重しながらも、不正行為を行う者を見つけだすことのできるシステムを考案する必要があるからだ。

ジャン＝フランソワ・ブロック＝レネはこうした問題を論議するために医師倫理審議会に呼びかけた。彼は同審議会の県支部に迎えられ、自分の経験した様々な問題を話そうと思っていたところ、けんもほろろな対応だったのである。おまけに同業の委員の皆さんからありがたい説教まで受けてしまった。「あなたはそんなに多くの薬物依存症の患者を診るべきじゃないんですよ」「あなたは不法な薬品を市場に供給していますね」「ヘロインの代替薬品なんて、血迷っているんじゃありませんか？」「君ねぇー、麻薬中毒はしかるべき施設に収容すべきだと思うよ」「手帳の発行を増やすなんて論外だな」。この会議の議事録は当事者によって保健大臣と当時の全国医師倫理審議会会長であったグロリオン教授に送付された。

ここに問題の本質がうかがえる。県の医師倫理審議会がブロック＝レネ医師の軽率さに嫌疑をかけているとき、全国医師倫理審議会は、一九九三年七月、職業倫理法第三条および第四条に《すべての医師は薬物に依存するすべての者に対しいつでも対処でき、彼らの言うことを注意深く聞かなければならない》を根拠に、慎重ではあるけれども、理解のある態度を示していたことからもそれはうかがえる。

さらにこれと同時に、パリで一般医として開業しているジャン・カルパンティエ医師が県の医師倫理審議会に告発されていた。この人は保健省の麻薬・向精神薬委員会の委員で、パリ地方麻薬使用者治療専門家ネットワークの創立者である。告発されたのは一人の若い麻薬中毒患者の女性が死亡したときに、この人が処方したパルフィウム（モルフィン系の薬品）の記名がある処方箋を持っていたからである。結局のところ、《悪い》患者、つまり治りたくないという意志を持っている患者が、少し特別な医師に、少し主義をもっている医師に、あたかも特別な情熱の捌け口を麻薬患者の治療に求めていると考えられている医師に押し付けられているのである。妊娠中絶を拒否しない医師も長い間このように見られていたし、今でも時にはこのように見られている。

医学界の弁護のために断っておくべきことは、政治の頂点に立つ人たちが一貫性に欠け、意気地がないことである。保健大臣は特別委員会をつくり誠実に闘った。そのおかげで一九九四年には《メサドン計画》を適用される中毒者が一〇〇〇人になり、パリのジュラ街にある世界の医師団［医師のボランティア組織］の診療所に五〇床が与えられ、マルセイユとパリの診療所に加えて新たに四つの《命の診療所》をつくることができた。一九九四年二月には七七人の中毒患者がこうした合法的な施設を実際に使用していた。

参考までに挙げると、同様のシステムを利用している麻薬中毒者はスペインでは九五〇〇人、イギリスでは一万七〇〇〇人、イタリアでは一万五六〇〇人、スイスでは一万三〇〇〇人、オランダでは八三〇〇人（オランダでは最も重度な中毒者にはパルフィウムが支給されることが決定された）である。元保健大臣ミシェル・

バルザック［女性で、この人自身婦人科の医師である］は、リヴァプールでは一万人のヘロイン中毒者に対して一九人のエイズキャリアしかおらず、イギリス全体でも届け出のあったエイズ患者は三一七人だけだと手厳しく指摘している。

こうしたことが起こっているのと同じ時に、どこか遠いところで学者が集まるもろもろの学会では、まだ世界中で一三例しか見つかっていない合併症に人々の関心が集まるのだった。そしてこれと同じ時に、エルフ・サノフィ［フランスの大手製薬会社］の子会社であるフランコピアは一五キロのヘロインをスイスに送った。麻薬中毒者の社会復帰を目指す実験に使われるヘロインだった。

ジャン＝フランソワ・ブロック＝レネは医師倫理審議会のメンバーになるために立候補した。外部から働きかけるだけの立場に絶望したからだった。それが沈黙の壁を破る一つの方法だと考えたのである。

二つの社会

ヴィクトール・ユゴーは「下水道は都市の真実を語る」と書いている。これに対し、ピエール・エスピノザはパリのノートルダム大聖堂から数歩のところにあるオテル・ディユ病院の自分のオフィスの中で「救急部門は都市の鏡である」と答えている。しかし、医学界が記憶にとどめたのは真実でも鏡でもなく、下水道だった。

救急は消化器科とか、腎臓病科とか、眼科とかいった《科》ではなかった（今も完全にはそうではない）。それは手一杯になって熱に浮かされたようになったインターン［内部という意味］の指揮のもとに外部に、つまり外来に、《遠く》に放り捨てられる患者群のことだった。高貴な仕事ではなかったので、教授が責任者になるに値しないところだった。教員試験に受かった若い教師を――この若い人たちが示すヒロイズムに空涙を流しながら――社会的に難しい地域に赴任させるのと同じように「フランスの教員試験は国家試験。中学以上の教員はフランス全土を対象に国民教育省が赴任地を決める」、平然として患者を許し難い誤診にさらしていたのだった。そして誤診が実際にあり、下っ端が戒告処分を受けていたのである。

私は過去形を使った。それは事態が変わったからである。病院勤務医も、開業医も、病院の救急部門との緊密な協力関係に基づく（あの有名な開業医と病院との連係プレー）機能にますます関心を高めるようになっている。これは町の一般開業医にとって継続研修の機会であり、自分が学生のころに訓練を受けた病院との接触のチャンスでもある。さらにはっきり言うと、二〇時以降に電話をかけてくる患者を放棄することなく、留守電にしてしまうことができるということなのである。

それはまた病院勤務医にとっては、さまざまな科の部長職が頑健な四〇歳代の医師によって占められている時期にあって、最も輝かしいポストではないかもしれないけれども、部長になるチャンスでもある。さらに、ピエール・エスピノザのように社会派の医師にとって、それは大変厄介な仕事であると同時に素晴らしい訓練の場にもなるのだ。あなたが生きている社会がどんな社会か知りたいならば、ぜひ救急で一夜を過ごすことを勧めたい。料金はただだ。

私はまず手始めにある病院を選んだが、この病院の評判は〝五千万人の消費者〟［フランス消費者研究所が発行している定期刊行物］の調査では最低だった。《避けるべき、閉鎖されるべき》という等級にクラス分けされていた問題の救急部門は、パリから四〇キロほど離れたところに位置する急造都市の一画にある病院の付属部門だった。私は何回も院長との接触を試みたが、彼は居留守を使っていた。

私が院長には内緒で白衣を着て、この病院の夜勤のチームと行動をともにできたのは、私の取材に興味をもってくれた一人の医師のおかげだった。それでも、院長が私から逃げようとしたのは大きな誤りだった。この病院が危ない病院でないことは私が保証する。その夜、救急部門につめていた救急医のほかに二人の麻酔医と二人の外科医、二人の婦人科医がいて、この人たちの上に責任者の《シニア》として町で開業している若い一般医がいた。私は〝五千万人の消費者〟のすご腕探偵はこの病院に足を踏み入れなかったことを確認した。彼らはきっと競合病院が流した情報を信用してしまったのだ。

救急の入口は葬儀参列者控室の上にある。これは一つのユーモアだろう。勾配のついた長い道を行くと、救急車とストレッチャーと警察の車でいっぱいになった格納庫のような所に行き当たる。警官がトランシーバーでさかんに話している。家族の人たちが待合室のテレビの下で行ったり来たりしていた。その後ろ側に濃い緑色の扉があり、そこから病院が始まっていた。

その夜は自殺未遂の夜だった。最初の自殺未遂者はアナフラニルという抗鬱《うつ》剤を大量に飲んでいた。点滴が効きはじめて、すぐわきにある集中治療室に入れるまで、五人がかりで患者を押さえつけなければならなかった。そうした様子を私はそばで見ていた。当直集中治療医のマルク・アンジェルが私に言った。

「ほら、奴、もうろうとしているだろ。もうちょっと麻薬を打とう」

看護婦たちが若い男の服を脱がせ、医師が歯の間にピッケル状のものを差し込んだ。チューブを入れるためだ。センサーが胸の上に取り付けられ、患者は眠りに落ちた。心臓の鼓動の状態が左側の器械に見え、人工呼吸の空気圧が右側の器械に出ている。看護婦の一人が脈を探る。

看護助手が新式の胃洗浄器をもって現れた。チューリップ状のガラス容器とキャスター付きの台にのったチューブのたくさんついた装置だ。

「私、これと一晩中踊るわけじゃないわよ」と若い看護助手が冗談を言う（器械の形がこう言わせたのだろう。私はフレッド・アステアがコート掛けを相手に踊る姿を思い出した）。

マルクが何百メートルもあろうかと思われるチューブを自殺未遂者の喉に押し込み、胃のあたりを触診する。まだチューブが胃に届いていない。チューブの折れ曲がりができている。チューブを抜き、滑りがいいように油を塗り、また押し込む。今度はうまく入った。器械がうなり始める。しかし、マニュアルがなかったため、看護助手はチューブを取り違えていた。吸い出す代わりに押し戻している。器械が止められる前に、まわりの人たちにしぶきがかかる。

「クソ！　こいつ、ロゼワインを飲みやがったんだ！」

激しいやりとりが始まる（「ここを止めるぞ」「ダメ、ダメ、そいつは液体の取り入れ口だよ、こいつは胃液用だ」「止めろ！　止めろ！」）。器械のうなりが再開する。今度はロゼは出てこない。私は自殺未遂者の救急はチューブの使い方であるということを発見する。私たちはじっと動かないこの若い男のことを何も知りはしない。どんな経歴だか、何をしたのかも知らない。これからも何も知ることはないだろう。彼は看視されており、死ぬことはないだろう。彼はやがて目覚め、前と同じ生活に戻って行くだろう。

自殺未遂者は《おいしい》患者でも《良い》患者でもない。自殺未遂者は患者ですらない。それは病院に来て、吐き、げっぷを出し、病院での手当てのおかげで死を免れた人間だ。時々看護婦が「またあの男の人だわ！」または「また彼女よ！」と叫ぶ。しかしこの古い知り合いをよく知っているわけではなく、謎めいた人物のままなのだ。

マルクと私は当直医室に配られてきたウサギのもも肉料理を平らげることはできなかった。二人目の自殺未遂者が運ばれてきたからだ。今度は睡眠薬のノクトランを飲んでいる。

ノクトランは油断のならない薬品だという。この自殺未遂者は太っている。毛のないすべすべとした肌。豚のようだ。いびきをかき、死に向かって落ち込んでいっている。瞳孔はほとんど反応しない。耳もとで叫んでも、力一杯手首を握っても、もはや何の役にも立たない。そして例の作業が始まる。点滴、ピッケル、センサー、チューブ、ダンス・マシン。

隣の部屋で、六〇歳くらいの男の患者の具合が悪いという。彼は片肺しかないうえに、腎不全を患っており、咽頭から出血もある。この出血は「耳鼻咽喉科医が見た」という。彼は横になり、手足は動かないようにベルトで止められ、腕には針が何本か刺さっている。三、四台の器械が身体機能を補助している。しかし、彼の意識はしっかり保たれている。口にチューブが入っているためにしゃべることはできないが、血管が何本も見える灰色の目は恐怖でクルクルと回っている。口から血が流れ、頬、首をぬらし、顎の凹凸に沿って大きく開いた魚のえらのような形を描いている。マルクは喉にガーゼを詰め込むが、すぐ血を吸い込んで、患者はますます息苦しくなる。

その夜、ナースセンターではスパイスのきいたメキシコの肉料理、チリ・コン・カルネのにおいがした。ラテンアメリカの雰囲気だ。患者たちの脈拍が疲れを知ることなく一連のモニター画面に現れ、リズミカルなバックグラウンドミュージックの聞こえる中をスパイスのにおいが立ちのぼる。看護婦たちは楽しそうだ。薄緑色の看護衣の下にはち切れそうな体をもっている。死というのは他人の死のことだ。看護婦の一人が血を出している男のそばにいる。

「なんとかしないといけないんじゃない?」と彼女がマルクに言いに来る。マルクはため息をつき、受話器を握って私に言う。

「当直外科医を起こすってことがどんなことか、分かるだろうよ」

大統領を午前二時に起こす時、大統領府事務局長は十分に注意を払ってものを言うだろう。私はマルクがぶつくさと何かを言っているのを聞いている。

「そんな状態だから、もっと出血すると思うんだ。そしたら死ぬだろ。それはしたくないんだ」

マルクは自分の立場を説明し、機嫌をとる。しかし答えはノンだ。マルクはくどくならない程度に執拗に頼み込む。

「よし、分かった。それじゃ、ルムーを行かせる」

ルムーは麻酔医だ。この時になって、どこからともなく現れた。目は青緑色。手術室ではく白い靴を引きずり、乱れ放題の髪をして、寒そうにコートを肩に羽織っている。

血を流している男のそばに二人の医師が来ると、男は二人の医師がささやいている言葉を暗号を解くように、理解しようとしている。

「ほんとに、気管を切開しなきゃいけないのか?」とルムーが尋ねる。突き出た腹の上に腕を組み、そいつは疑問だという素振りを示している。

難しい交渉が小声で始まり、やっとのことで、手術をする前に血小板の量を増やしたらどうかということになった［血小板は血液に含まれる細胞の一つで、血液凝固に決定的な役割を果たす］。またナースセンターに逆戻りだ。

「血小板、ある?」

軽々とした身のこなしのブロンドの看護婦が飛び跳ねるように薬剤の保存してある廊下の奥の暗闇に向かう。

私は集中治療室を離れる。自動ドアが私の後ろで大きな音を立てる。救急の受付は落ち着きを取り戻している。アフリカ人の夫婦が赤ん坊の様子を聞くために待っているだけだ。父親は眠そうに電話ボックスに寄りかかっている。午前三時。ミリアム（二七歳）がその夜の《シニア》で、私をコーヒーに誘う。一晩でたった一〇〇〇フラン［一フランおよそ二五円と仮定］、二万五〇〇〇円。ミスが許されない仕事をしているにしては少なすぎると不平をいう。それに、彼女は麻薬中毒者やアルコール中毒者を怖がっている。暴れるからだ。極端に言えば、彼女は鬱病とか自殺未遂のほうがいいという。その日の午後も、一人の患者が彼女に平手打ちを食らわそうとしたが、寸前で止めたそうだ。タバコを挟んだ手でコーヒーを飲みながらミリアムは言う。

「女だということで、物事がやさしくなることもあれば、難しくなることもあるの。男より強くない。それでも攻撃してくるわ」

午前四時。私は車に乗り、右に葬儀参列者控室の表示を見て、高速道路のほうに向かう。満月だ。おかしなことに、今夜はお産が一度もなかった。私は先ほどの意識があるまま口にチューブを入れられた男がどうなったかを知りたかった。私はそのうちこの種の質問は病院に置き去りにして忘れてしまうほうがいいことを学ぶだろう。

救急のいいところは、社会の底辺を扱う医療がここでは疑問視されることがないことである。また、〝場合によってはします〟というような曖昧なこともなく、社会医療の真っ只中にいるということである。《一瞥がそこでは医学的に必要欠くべからざるものになる(産業医が患者を素早く見抜くように)。この一瞥は相手の魂と葛藤をすぐさま読みとるのだ。私はある朝、マルセイユで、当直医が一人のスペイン人の女性を相手にして見せた対処の仕方を見て感心した。この女性は仕事場で倒れたため、救急車で病院に運び込まれたのだった。倒れたことは彼女にとってショックだったが、彼女にはどこにも悪いところはなかった。診察でも、X線検査でも何も見つからない。診察室の間を飛び回っている医学部の学生が、「よかったですね。どこにも傷はありませんでしたよ。服を着てください。家に帰ってもいいですよ」と言ったとき、痛みが激しくて診察台から立ち上がれないと彼女は答えたのだ。

この時《シニア》が現れ、状況を観て取った。状況とは、牛に剣を刺す前の闘牛士のようにこわばったスペイン女性と唖然としている医学部の学生である。

「南ヨーロッパ症候群です」と賢明なるドクターが私にウインクしながら小声で診断を下した。

あなたのことを決して軽々しく取り扱っているわけではありませんという態度を装いながら、《シニア》はこの女性に近づき、触診をし、彼女が耐えねばならなかったショックの激しさに同情を示したのだった。

「ゆっくり服を着てくださいね。そうすれば、そのゆっくりとした動きが筋肉と腱をそーっと引っ張りましてね、まあまあ最低限動く状態になります」

この誠実な態度にいたく心を打たれた患者は、医師の言うことに従った。一〇分後、彼女は歩いて病院を去って行った。この奇跡を行った者は〝南ヨーロッパ症候群〟とは何かを私に説明した。

「それはですね、平凡なヒステリーの一つではありません。ドラマを作るセンスっていったらいいのかな。あの女の人は仕事場のみんなが見ている前で倒れたわけでしょう。消防署の救急車も来たし、今日彼女は働いていないわけですよ。だから、あなた、何もありませんでしたよ、大したことではなかったと言ったら、彼女の立場はどうなります？　顔をつぶさせることなく、もとの生活に戻してやらなければいけないじゃないですか。工場長に対して言い訳がきくために、やっぱりちょっと具合が悪くないといけないわけです。そしてその状態から無事回復して、明日また仕事につくためにもね」

公立病院の救急部門である種の社会的なノウハウをもった医師が相手をして、患者に対する対応がいい場合、その現場が緊急事態で右往左往しているにもかかわらず、上品な私立クリニックよりも患者が丁寧に診られているという印象を私はもった。

もちろん、こうしたエレガントな振る舞いはそれ以外のすべての振る舞いと同居している。十二月のある日、私はある病院の一つのチームの朝の申し送りミーティングで前夜の看護責任者の報告を聞いた。その週はひどく寒かった。外にはたくさんのホームレスがいた。彼らが願っていることはたった一つだった。暖かいところに入りたいということだ。部長と婦長はホームレスを受け入れる場所を作ることに反対する立場だった。言うのは簡単ですよ、と看護婦が言い返す。

「あの人たちは臭います。それは事実です。それでほかの患者が逃げ出しちゃうんですよね。あの人たちは救急が浮浪者のたまり場のような印象を与えています。時々喧嘩もするし、番犬を連れた警備員も騒ぎを予防するというより、逆に騒ぎの種をまいていると言ったほうがいいかもしれません。病院食の残りをあの人たちにとっておくんですが、それがすぐみんなに知れ渡って、もっとたくさんの人たちが集まってきます。あの人たち専用の場所を作るか、さもなければ慎重に構えなくてはいけないと思います。そうしないと、救急はそのうち食料と衣服を配るだけの場所になりますよ」

部長が決断を下す。

「ホームレスを差別してはいかん。ほかの患者と同じように扱ってくれ。だが、宿泊させるために病院で預かることはしない。救急は貧民救護組織ではない。一晩に一人くらいなら預かってもいいだろう。しかし三人はダメだ。いいね」

その晩、同じ救急で、血を吐いているホームレスが服を脱いでいるのを私は見た。長い痙攣《けいれん》が彼の動きを区切っていた。彼はまずポロシャツを脱いだ。次にまたポロシャツ、セーター、セーター、チョッキ、穴のあいたダマール［ダマールは特に老人用の衣類のメーカーおよび販売チェーン店の名で、雪の中に出てもこれ一枚着ていれば寒くないと宣伝文句にある保温用の下着が特に有名］、アンダーシャツの順で脱いでいった。男は一枚脱ぎ、その次を脱ぎにかかる前に血を吐くように、服が頭を通過する時間を正確に計っていたに違いなかった。彼に容器を差し出していた看護助手自身も、このリズムをつかんでいた。一枚、吐血、一枚、吐血。一連の動きが終わったとき、男はプラスティックの真珠でできたブルーの十字架しか身に着けていなかった。彼は淡々と自分のアルコール中毒について語り、ガンではなくて、消化器系からの出血だと思うと診断を下しさえした。男の友人が二人、様子を聞きに入口で待っていた。男は病衣を借りて、この二人に心配はいらないと言いに行った。それが済むと、それでは医学に身をゆだねますと宣言した。

推計によると、パリには一万四〇〇〇人から六万人のホームレスがおり、フランス全土では二〇万人から四〇万人いる。看護助手らがこうした浮浪者の男たち、女たちを洗い、シラミを退治し、潰瘍状にただれた肌の治療しているのを見たことがない人は、社会保護［〈社会保護〉のフランス語は protection sociale：これは一般的に社会保障を意味するが、本来は社会的な弱者を守るという意味］という言葉の意味が分からないだろう。

先ほどの男が内視鏡検査に行っている間に、三人の警官が無闇に大きな声をあげるアラブ人を引っぱってきた。この男は慣用句によると《圧力が下がりつつあった》。錯乱者の叫びがやや収まった途端に、茶番劇が起きた。その時、そこにはもう一人、小柄で威張りくさったような男がいた。《右のストレートを食らった》左目の下が紫色に膨れ上がっていた。そばにいたその男の《ダチ》が（これまた真っ黄色の服を着た娼婦を腕にぶら下げていたが）、この受難者を真っ先に治療しろと言っていた。赤い服を着てヘアネットを被った受難者のオンナは、自分のヒーローに熱烈にキスをするあまり、男は受付のカウンターに体をのけぞらせる。アラブ人は依然として叫んでいる。

そこへ内視鏡検査に行っていたホームレスが静かな面もちで戻ってきた。口のわきにある二筋の血の跡が人相を変えていた。黄色の女が、あの人をはやく治療しないんなら、あんたの目の前で私のオトコを犯すとガナっている。そう言われたインターンは動じる様子もなく、いつもの書類に必要事項を書き込んでいる。これも医学なのだ。

きみ、その日はチャンスがあったんだよ、と誰もが言う。運が良かったんだ、と。

パリのSAMU［七七頁〈註＊〉参照］の救急車に乗った最初の日のことだった。ネッケール病院［SAMUはこの病院から始まった制度で、ここにパリ本部がある］の裏手から入る。SAMUへ至る道は〝幼な子イエス通り〟と名づけられている。忘れがたい名だ。最初のシーンで私は戦争直後のアメリカ映画に出るエキストラになったような気分だった。カウンターの向こう側に屈強な男がいて、じろっと見ただけでユニフォームを投げてよこす。私が何も言わないうちに、エキスパートはサイズ44と決めたのだったが、それでピタリだった。私は白いズボンをはき、裾をエレガントに折り返し、白いセーターの袖もエレガントにまくり上げ、その上にマジックテープで閉まるポケットのいっぱいついたチョッキを着込み、そこに手帳と口述用録音機を突っ込んだ。背中には《パリのSAMU》とあった。これはちょっとやり過ぎだ。

四台の救急車と一台の軽装備車が駐車場に待機していた。車は《ネッケール01》《ネッケール02》というふうに番号がついている。運転手たちは車のまわりで次の出動を待つ間に充電中のバッテリーのコンセントをチェックしていた。各車両に配属されている看護婦は《大人》《子供》と分けられた薬品容器に不足のものを補充し、必要な場合は血中酸素濃度測定器のチューブを取り替え、モニター心電計のセンサーが十分にあることを確かめ、注射器とガーゼを補っていた。《私の》救急車の運転手が車に装備してある装置の説明をしてくれた。

運転席のところには無線と電話機がついている。後部は走る病院だ。オレンジ色の《柔らかい殻》のついたはめ込み式ストレッチャー。たくさんの引き出しに貼ってあるラベルの付け方には、長年の経験の成果が見て取れる。同乗スタッフには側面についたほんの小さな椅子しかない。彼らは天井および運転席と後部を分ける壁面についた手摺りにつかまって体を支える。吊り具の爪には点滴が下がる。ヨットをいつもの避難所としている私は、すぐさまこの内部の整理の仕方をじっくり味わった。私はまったく何も知らないが、それぞれの道具は私の小さなヨットの方向羅針儀の位置と同じくらいに計算された場所に配置されているのだろうと思った。

運転手の名前はティエリー。陽気な三〇歳くらいの男で、タバコを喫い、誰にでもなれなれしく話しかける。救急車は彼のマシンであり、まるで神のように運転をする。アメリカのテレビドラマに悪党と車で追いかけっこをする刑事がよく出てくるけれども、自分をそのように思っているわけではない。ただ速く行かなければならないときは、速く行くだけだ。急ぐ必要がないときは、ゆっくりと行く。注射器に注射液を入れることもできれば、必要な用具入れを選ぶこともできる。動きに無駄がなく、私は彼がどんな資格をもっているかはまったく知らないが、その日のリーダーである医師のベルナールとの完璧なれ合いで非合法に医療を実施している。ベルナールはというと、戦闘的であると同時に冷静なコルシカ出身者で、光を反射するテープのついた青い上着で身を包んでいる。看護婦のカトリーヌはもともとは麻酔科の看護婦だが、救急の患者をよりよく扱えるように研修中だ。子供が二人いる。かなりの遠距離通勤なため、時間通りに任務に就くためには朝五時に起きなければならない。そして医学部の学生が一人。自分をドクターだと思っているちょっと厄介な美人だ。これでチームが完成した。

私たちの番だ。飛行場のアナウンスのような調子でスピーカーが「ネッケール02、ネッケール02、出動してください」と言う。ベルナールが無線で私たちの出発を知らせる。出発の正確な時間が、私たちが出動している間に行う各作業の段階と同じように記録される。ティエリーがサイレンのスイッチを入れ、モンパルナス大通りの反対車線を突っ走る。サイレンの音は内部で聞くと、私が想像していたよりはるかにうるさくない（ＳＡＭＵの車が通るのを歩道から見るたびに、あれで運ばれている患者は心臓が止まるのでなかったら、あの音のために恐怖で死んでしまうのではないかと考えていた）。私が特に怖かったのは、反対側から危険がやって来るなどと想像もせずに道路を渡る歩行者だった。ＳＡＭＵは助けるよりも殺すほうが多い？　ティエリーは断固として言う。そんなことあるわけないじゃないか、と。

救急医療のネットワークでカバーされているパリは街の姿をすっかり変えてしまう。距離で計ることはせず、何分かかるかで計るからである。座標軸上のどこにいるのかということは問題ではなくなり、時間で位置を決める。警官が笛を吹き、道を開けてくれる。私はネッケールの古強者が感じている子供っぽい喜びを発見した。大統領や大使、大臣、心筋梗塞の収集家が知っているあの喜びである。

私が出動した現場は、首吊りだった。「一ヶ月ぶりだよ」とティエリーが言った（そのうち分かるようになったことは、このタイプのコメントは無関心を表しているのでも、惰性を表しているのでもなく、緊張した現場の空気をさりげなく鎮め、仕事ができる状態を保つ術であることだった）。ベルナールは目的があるときにしか私たちに情報を与えない。消防隊員がすでに現場にいた。SAMUに援助を求めてきたのは彼らだ。警官がすでに通りを通行止めにしていた。

モニター心電計を片手に、私は医師の後ろについて三階まで上っていく。このような状況の中で人の家に入り込むことは、暴行よりもひどい。いかなる無断侵入者も、破壊分子もこんなやり方はしない。彼らが何かをするときはドアも壁もなければ、住人もいないのである。同じ階の人たちがこっそりと顔を出して覗くが、私たちからはそれがどんな人たちなのかはっきりと見分けられない。彼らも私たちがはっきりと見えていないに違いない。ほんの僅かの人たちが騒いでいるだけだ。

問題のアパートは貧しく、慎ましい。親しい人たちはアパートの片隅にかたまっている。犠牲者は混血だ。カリブ海のアンティーユ諸島の出身者に違いない。六〇歳くらい。上半身裸で床に横たわっている。消防隊員がすでに心臓マッサージ器（一種の吸盤のようなもので、手による心臓マッサージに代わる）で心臓マッサージをしていた。一、二、三、四……「もっと！」。心臓マッサージをしている若い消防隊員は汗だくだ。その同僚が、リズムをとって、瀕死の人の気管に空気を送り込む黒い風船状のものをふくらませている。

血中酸素濃度測定器の数字が表示され、モニター心電計が作動し始め、そのカーブが見える。ベルナールは首吊り男の口にチューブを入れるが、あまりに急いでいるもので、一瞬チューブが口から先に入らない（カトリーヌがぞっとしたような目で私を見る）。「ちきしょう、浮腫のせいだ！」とベルナールが口走る。点滴をくれ、とベルナールが言うと、消防隊員の一人がチカチカと点滅するみすぼらしい電灯のところに透明な袋をつり下げ、ヒューズをとばしてしまう。一、二……男は息を吹き返さない。ベルナールは数字とカーブをじっと見る。様子を聞きにきた家族の一人を押し返す。司法警察の係官が来る。ひどくクールだ。シャツの前をはだけ、若い女の研修生を伴っている。

男の肌の色は灰色になっている。心臓マッサージ器のせいで、男の胸骨の上に赤く盛り上がった円盤ができている。巨大なキスマークのようだ。首のまわりの紐の跡はほんのかすかに見分けられるくらいだ。彼はドアのノブに紐を掛け、そして座ったのだった。これを《不完全》首吊りといい、これが首吊りの中で最悪なのである。カトリーヌとティエリーは動き続ける。その彼らを遮るようにしてベルナールが静かに言う。「さあ、終わりにしよう」。道具類の片付けが到着したときと同じくらいにあわただしく行われる。画面が消え、チューブ、コード、電気配線、すべてがコンサートの終わりに音響装置を取り払うように片付けられる。ベルナールが家族に知らせに行く。

私たちは救急車の中で彼を待った。その間、ティエリーがラジオの音楽をかけた。

私たちは昼食を食べそこなった。建築家はネッケール病院に円形で、丸天井をもった素晴らしい司令室を作ることを計画していた。都市の叫び声がぶちまけられる《司令室》について長い時間をかけて考え、情報を収集する円陣を組んだ医師たちを想像したに違いない。書類を渡しあったり、受話器を取り上げたり、007シリーズのドクター・ノオのようにマイクの下の赤いボタンを押したりする医師たちのことを思ったに違いない。そこが職員食堂になってしまった。かんかんに怒っているに違いない建築家とドクター・ノオにはおあいにくさまだが、司令室は下の階の長方形の部屋に追いやられた。

食事の時はいつも面白い話が飛び交う。その日は一人の運転手が、どのように彼のチームがある男に呼ばれて出動したかという話をしていた。その男は自分でドアを開けたけれども、もう顔がなかった、というよりも顔の体裁をなしていなかった。猟銃で撃ったけれども、銃身がずれてしまったのだ。こういう例は昔からあることらしい。一人の看護婦が、私、もう自殺未遂者はうんざりと言っている。彼女は失恋の悲しみの真っ只中にある。恋人が家を出ていったのだ。そういう自分が、どうして男に見捨てられた女たちの面倒をみなくてはならないの？　私は誰にも迷惑をかけたことがないのに。

　人参の千切りサラダの二口目を食べようとしていたとき、「ネッケール02、ネッケール02」というラウドスピーカーの声がした。私たちはナプキンを置き、パリ二〇区に出発した。妊婦が破水したが出産できない状態というのだ。

　それは汚い建物だった。支えがなくては立っていられないような建物。貸し主は内部を小さく分断し、その小さな空間に外国人労働者を住まわせ、家賃を搾り取っているのだ。こうした建物が火事になると、どういうわけか人々は驚くふりをするのである。私たちは静かなアフリカ人の家庭にいる。女は脚を開いて待っている。その夫は電話で友人たちに知らせている。すべてがきちんと配置されている。天井に固定されたテレビ、ベッドの下に滑り込ませてあるスーツケース、幾つかの衝い立て。ベルナールはこの出動を嫌がっていた。産科は得意ではないのだ。彼は妊婦を診察する。まだ子宮口が全然開いてない。

「よかったら、触診してみないか？」と医学部の学生に言う。学生は顔を赤くして、「痛くありませんか？」と何回も繰り返しながら触診する。女性が「全然！」と言って安心させるまで「痛くありませんか？」を繰り返した。私たちは女性をストレッチャーの《柔らかい殻》*に横たわらせ、手でもって下に降ろし、サン・ルイ病院の産婦人科に預けた。それは大した仕事ではなかった。

　どうやら私たちは昼食はとれないのだ。アスピリンによる自殺未遂者が出て、ビュット・ショーモン公園［パリ市内の東にある］のほうに呼ばれたからだ。ティエリーはすぐその家を見つけることができず、少し時間をくった。このあたりは庶民の住む煉瓦建てのアパートがある地域で、中庭は小さく、窓にはゼラニウムの赤い花が見える。門番が一種の憎しみをもって私たちを見る。私たちが騒ぎの種をまくというわけだ。どうも自殺騒ぎは初めてではないらしい。

ガタガタのエレベーターで最上階まで上ると、二人の太った老女が私たちを待ち構えていた。カナリア、ビニールのテーブルクロス、観葉植物、アンリ二世スタイルの食器棚。失われたフランス、ドワノーが写真に撮ったフランス、ストライキとダンスのパリを祝福するシャンソンに歌われたあのフランスがそこに残っていた。私たちの患者はポロシャツとジーパン姿だ。三一歳ということだが、一六歳くらいにしか見えない。テーブルの前に座り、身体を軽く揺すっていて、放心状態だ。

「麻薬をしますか?」とベルナールが尋ねる。

「まさか……」と義母が答える。――なぜなら、それが義母だからだ――そうじゃなくてもこんなんだのに、麻薬でもしたら最悪ですよ、という口調だ。ベルナールは大声で、だが礼儀正しく、男を《ムッシュー》と呼びながら目覚めさせようとする。男はどんよりした目を開いて、早口でもごもごと、アスピリンをたくさん飲んだと言った。どのくらい? たぶんその答えは得られないだろう。ティエリーと私は自殺未遂者をエレベーターのほうへ引っぱっていこうとする。男はワインと小便のにおいがする。おしゃべり女たちが、あれは二、三週間に一遍自殺するんですよと教えてくれる。

救急車の中で、看護婦は後ろに身をのけぞらせる。アルコールの臭いがそれほどひどいのだ。私たちはサン・タントワーヌ病院に向かう。そこでの迎えられ方は、お世辞にも熱烈にとは言えない。薬物中毒はいいプレゼントじゃないんだよ、とティエリーが告白する。そして、有罪を認めながらストレッチャーを押す。

午後四時を回っている。無線から興奮した面もちの声が聞こえる。いや、この言葉の選択はよくない。司

＊訳者註：これは柔らかいプラスティックのマットのようなもので、これで患者を包む。次にポンプで内部の空気を抜くと、患者の身体の線に沿って全体が堅くなって患者が固定され、運搬の時に落下することがない。

令室にいる調整役［医師］の興奮はわざとらしい平静さというかたちで表れるからだ。そういう例には何回も出会った。しかし今回は急いだほうがよさそうだ。SAMUでは誰も「あーっ！ これはひどい！」と言う者はいない。SAMUの人々のやりとりは以下のような戦争映画の中でのやりとりに似ている。

「中尉、そっちの損害はどのくらいだ？」

「七〇％であります」

「OK、中尉、続けてくれ」

「大佐、訂正します。損害は八〇％であります」

「了解。まだ続けられるか？」

「できます、大佐」

「よし、中尉。以上だ」

などなど。


ネッケール病院の男たちは軍隊式のやりとりにはっきり反対する態度をとるが（特に軍隊の規律に従うパートナーでありライヴァルでもあるパリの消防隊に対して［パリとマルセイユ、ル・アーヴルの消防隊員は職業軍人］）、戦闘を指揮するということに本質的に結びついている一種の自己暗示法（心理学者クエが編みだした）を実行している。この方法によると、ある状況があるとしたら、それはそういう状況だ、というただそれだけである。そして、状況が切迫していればいるほど、平静に話すことが要求される。

というわけで無線に戻ると、一言の無駄な言葉もなく、無線は興奮している。一人の建設労働者が、パリ第七区で、エレベーターに挟まれたというのである。彼は危険に気付き、抜け出たが遅すぎた。彼がどのくらい押しつぶされたのか分からない。いずれにしても重症である。おまけに、国鉄職員の大規模なデモ行進でサン・ジェルマン大通りは通行できない。従って、そのすぐそばにある私たちの目的地である中央官庁街は警官隊によって封鎖されている。「この男は運が悪いな」とベルナールが静かに言う。

それでも私たちはセーヌ川を渡ろうとしている。パリは渋滞だ。レ・アール地区［昔、中央市場があった地区。パリの真ん中にある］をくぐり抜ける地下道は車であふれかえっている。ティエリーは怒りもせず、悪態もつかずにハンドルを握っている。私たちは苛立ったデモ隊の真っ只中にいる。幾人かが車体をたたいたり、蹴飛ばすが、デモ隊側の秩序維持係が私たちを通してくれようとする。催涙弾とベンガル花火の煙の中で、今度は機動隊員の壁にぶち当たる。調整係があらかじめ無線で知らせておきはしたものの、それでも交渉しなければならない。

私たちがやっとのことで到着した建設中の建物が、どんな様子の建物だったかは思い出せない。ただ、酸素ボンベをかかえてコンクリートの階段を地下に駆け降りたことだけは覚えている。男はそこにいた。裸で腹這いになっている（切り裂かれた服がそのまわりに散らばっている）。軽量救急車［医療機器の装備は医師が同乗する救急車と同じだが、患者を運ぶ装置はない］で駆けつけたもう一つのＳＡＭＵのチームが心臓と呼吸、血中酸素濃度をチェックしている。

消防隊が《柔らかい殻》のついたストレッチャーを運んでくる。目を見張るようなものは何もない。出血もなければ、むきだしになった骨が見えているわけでもない。内部に損傷があるのだ。すべてが、下半身が麻痺していることを示していた。従って、即座に神経外科で治療を受けなければならない。消防士たちがそっと《柔らかい殻》を背中に近づけ、下から身体をバンドで固定し、《殻》の空気を抜き、掛け声とともに負傷者を裏返しにする。性器のわきの皮膚が引きちぎられている（ベルナールが私にこの《破損》を知らせた。《破損》という言葉はそれから何回も聞いたが、私はどうしてもこの使い方に慣れることができなかった）。胴が異常にふくらんでいる。「おなかに異常があるわね」と看護婦が医師に言う。

犠牲者が少し動く。点滴で苦痛を和らげる。仕事仲間の二人の黒人が、こちらの胸が痛むほど茫然自失している。少し引っ込んだところでは、現場監督と班長がこの事故についてどう言えば労働調査官への一番いい説明の仕方になるかをもう議論している。二人の黒人が上役に近づき、彼らの仲間がどの病院に運ばれるのかと尋ねる。

「今晩電話してくれ。その時知らせる」

関係者以外はどいてください……

私たちは負傷者をできるだけ揺らさないようにしながら、階段を上る。ネッケール病院から無線でピティエ病院が負傷者を待っているという連絡が入る。救急車のドアが閉まり、回転灯が回り始めたとき、犠牲者の黒人の友人の目がオレンジ色と青の縞模様の帽子の下で恐怖に怯えているのを私は見た。ピティエ病院までは私たちの貸し切り道路のようなものだった。サイレンを鳴らしながら、軽量救急車が先頭を切る。病院では受け入れスタッフが万全な態勢で私たちを待ち受けていた。そこにはある種の食欲も感じられた。私たちが運んできた患者は《おいしい》患者なのだ。

私たちは《基地》――これがSAMUで使われている言葉である――に戻る。やはり私はチャンスに恵まれていた。

〝幼な子イエス通り〟にいて、私に助言してくれる男はダニエル・ジャニエールという。契約職員にとっても常勤職員にとっても、彼はこの制度のパイオニア、先駆者だ。といっても、私と同じ年齢である。他所《よそ》では医師の年齢としてこれは平均年齢かもしれない。しかしSAMUでは、多くが若いときに少しだけSAMUで働き、あとはどこかへ行くというケースが多いのである。そのうちの何人かがジャニエールのように、灯台守の頑固さをもって救急医療を行い、そのあり方を考えているのだ。

ジャニエールは科学が好きだ。医学を選んだのは生物が好きだったからだ。そして蘇生という分野に自分の好みを満足させる急速な進展の可能性を見つけたのだった。しかし、看護士をしながら医学の勉強をしたこの植字工の息子は、社会医療への情熱を隠さない。救急医療、それは極端に言って、チューブのつなぎ方を間違えなかったとか、適切な薬品を与えたということによる満足感である。ジャニエールのいるネッケール病院の救急科は血栓溶解［心筋梗塞や塞栓を引き起こす可能性のある血塊を入院させる前に溶かす技術］の五〇〇例目を記録したばかりである。わずか一五年ほど前には、心筋梗塞の犠牲者には安静を処方していたのだ。そして回復した者が勝者だったのである。現在では、命をとりとめるチャンスは、多くの場合、発作が起きてから数時間以内に行われる手当てにあることが知られている。そして今ではこの致命的な猶予時間内に治療することができる。また救急部門は医師の心を捉えるというより苦しめる《社会医療》を観察するまたとない場所でもある。

ジャニエールは私に救急車のサイレンが素人に（玄人にも）及ぼす魅惑に注意しろと言った。救急車に乗る経験はしなくてはならない。なぜなら、それは社会生活の裏に隠れている顔を見る機会であり、突然の苦痛におそわれた人々とそのドラマ、危機的状況を目の当たりにする機会だからだ。しかし、いかにも絵になるような光景、作りものの感動（人道的活動を行っている人たちが知り尽くしている怪しげな興奮）には用心しなければならない。ダニエル・ジャニエールは司令室で仕事をしている人たちにも注意を払ってくれと言った。時代が求めるナマの医療の姿がそこにあるからだ。一年に電話がかかってくる回数が三五万回、司令室にいる調整役と呼ばれる医師による判断が六万回、救急車の出動が一万七〇〇〇回にのぼる。どの世論調査会社でも、これだけの情報源をもっているところはない。

彼は正しかった。私は数日、昼と夜、《司令室》で過ごした。この司令室という名は少し大げさだ。一見したところ、それは何の変哲もない役所の事務室に似ている。薄茶色の壁、大きな窓、青か緑の椅子、コンピュータ。《管制塔》という感じはその次にやってくる。二つの時計、ノートル・ダム大聖堂の前で救急活動中のヘリコプターの写真、巨大な病院リスト、マイク。片一方に《受付係》が並び、その反対側に医師（少なくとも二人、それにプラスして小児科医が一人）がいる。ここでは皆が（姓ではなく）名前で呼び合う。特に夜は当直者の暗黙の了解がフルに作用する。出来事への対処能力が、組織の中での上下関係に優先する。

受付係は（私たちが電話で15番を呼ぶと、それがすべてこの人たちのところに来る）、給料が彼らの能力水準よりずっと低いとはいえ、普通の交換手ではない。SAMUでは、ほとんど彼らに判断をまかせる。彼らは情報を正確につかむための手順をきちんと守り、可能な限り病人本人と話をしようとし、電話口で慌てふためいている人をなだめる（誰が、どこで死にそうになっているのかを知る前に、もう「救急車は出動しました」と言ってしまう。そして、これがうまくいくのである）。

ネッケール病院の医師たちは、医師ではない受付の人たちが間に入ることでかえって当事者とのコンタクトが容易になり、それによって時間的に能率が上がることを確認した。四回のうち二回か三回は〝SOSメドサン〟［「メドサンはフランス語で医師の意」に後を頼む。患者が高齢で、かかりつけの医師のない場合は（こういうケースは少ないけれども）、その患者の住んでいる近辺の一般開業医に連絡することがある。その後もその患者との関係が続けばいいと考えるからだ。受付係がこれは本当に急を要すると感じたり、疑いが生じたりするとき、調整役に電話をまわすのである。

初め、SAMUは医療関係者専用のサービスだった。SAMUを呼ぶためには医師でなければならなかったのである。現在の救急医療に関する政策はこれとまったく反対で、一般の人に公共サービスであるSAMUを直接使うように勧めている。一五年のうちに技術的には進歩した。しかし、救急医療に関する《革命》は技術的なものではない（私たちは従来の病院の正反対のところにいる）。本当の《革命》は増大する要請の受け入れとそれに応える手段についての考察である。ジャニエールとその仲間はSAMU

は住民の手の届くところにあるべきであり、休息は妨げられるためにあると考えている。普通の医師の世界とは逆だ。

以下は一晩にかかってきた電話の内容を記したメモを、ほとんど手を入れずに書き写したものである。

最初に気がついたことは、電話は二〇時のテレビのニュースが終わってからが多いということだ。

二〇時五四分。年輩の女性が、今日の午後、車にはねられて、コッシャン病院で治療を受けた。ところが、レントゲンで検査して異常が見つからなかったにもかかわらず、肋骨が折れていると言い張る。ジャニエールのコメント。「これは病院で適切に手当てされたかどうか不安を覚えている患者の典型的な例だ」。

二〇時五六分。五〇歳の男が友人宅のアパートの階段で転倒し、意識がなく、頭から出血している。酔っていた。消防隊の救急班が来ているが、SAMUの意見を聞きたい。

二〇時五九分。カナル・プリュス［有料テレビ局。加入者に配られるデコーダがないと画像にはスクランブルがかかっている］からの電話。ジャーナリストが気分が悪くなった。一連のやりとりの後、ジャニエールが「ばかばかしいことだ」と断定。SOSメドサンに連絡。

二一時〇分。血行のよくないおじいさん。足がひとりでに上にあがる。おじいさんの家の近所の医師に《軽い神経異常》として電話で知らせる。

二一時三分。四〇歳くらいの男で、血尿が出た。SOSメドサンに連絡。

二一時一四分。五一歳の女性の腹部が膨満している。下腹部に痛み。げっぷ。話し合いの後、軽量救急車が出動。

二一時二七分。また階段で転倒。四五歳の男が頭から転んだ。消防隊の救急班が現場に向かっている。待機。

二一時三四分。一歳の子供が母親のミスで浴室で感電した。ヘアドライヤーを使っていたのだ。小児科医との話し合い。救急車が出動。

二一時四四分。カナル・プリュスからまた電話。SOSメドサンは三〇分以内に医師を送ると言ったにもかかわらず、誰も来ない。ジャニエールが「そう、じゃ、軽量救急車を送ろう」と言う。そして私に向かって「これ、やっちゃいけないことなんだ。この男の症状は全然重くない。カナル・プリュスで仕事をしている最中だからということしか緊急だという理由がないんだからね」と言った。

緊急を定義するためにジャニエールのチームが考え出した公式を教えてくれた。それは緊急＝（重症度）×（可能な手当ての量）×（推定到着時間）×（社会的価値）というものだ。カナル・プリュスの場合、重症度は低いけれども、社会的価値はきわめて高い。SAMUが対応しなければ、テレビ局が反応するだろう。それで、意には添わないけれども、車を送ることにした。車を送りたくなかった理由はもう一つあって、保健大臣のシモーヌ・ヴェイユがEU加盟国の保健大臣と会談をしているホテルのそばにSAMUの救急車が一台配置されているために、救急車が足りない状態だったからだ。保健大臣のうちの四人がさまざまな理由で死の強迫を受けていた。それに、その日はサッカーの試合がある日で、いつにもまして危険性をはらむ夜だった。

二一時五〇分。シャン・ド・マルス［パリの公園で、その中にエッフェル塔が立っている］のベンチのそばに大腿骨頸部を骨折した女性が地面に倒れている。消防隊員がすでにいる。女性のかかっている医師も連絡を受けてスクーターで駆けつけ、自分のクリニックに連れていこうと提案している。「分かりました。それじゃちょっとよくできた救急車を送りましょう」とジャニエールが答える。それから、まわりの人たちに「皆さん、今われわれは外科医がシャン・ド・マルスでたかりをしている現場に立ち会っています」と皮肉る。

二一時五八分。誤り。派遣した医師の話によると、コッシャン病院できちんと治療されなかったのではないかと思ったおばあさんには、〝何かすっきりしないものがある〟とのこと。コッシャン病院に連絡し、再度検査をするようにする。

二二時三分。当たり。カナル・プリュスで《死にそう》だった男は自分で家に帰った。

二二時一三分。シリーズもののテレビドラマのよう。階段で転んだ酔っぱらい男はTF1〔民放テレビ局。視聴率が一番高い〕で司会者をしている男のアパートから出てきたのだった。そしてこの男が消防隊の救急班を信用していない。SAMUの援軍を要求している。「さもなければ、このことをテレビでしゃべってやる、一波乱あるぞ、公共サービスの嫌がらせはみんなが知ってるんだ」と高びしゃな口ぶり。ジャニエールは消防の救急班は救命士だけか、それとも医師もいるのかと尋ねる。医師が一人いる。医師は状況を掌握しているか？「問題ない」と医師が電話口で言う。「車は派遣しません」とジャニエールが司会者に言う。司会者は叫び、わめき、名前を言え！と要求する。ジャニエールは自分の名の綴りを言い、主任教授の名と住所を伝える。そして、笑いながら受話器を置く。

二二時三二分。五九歳の男が意識を失った。何か飲みましたか？　ワインを二杯。横向けに、安静な姿勢で寝かせておくよう家族に指示。救急車出動。

二二時四一分。女性が第六区で軽い心筋梗塞の発作。彼女のかかりつけの医師がそばにいる。彼女はステッグ教授（彼自身救急医療の優れた専門家）をよく知っているという。司令室の一同、渋面。「彼女が教授を知ってるんなら、きっとうまくいかないぞ」とジャニエールの同僚が予言する。この医師が受け入れ病院を見つけるために電話する。コッシャン病院はノーだ。ビシャ病院は？「心筋梗塞ですけど、ベッドあいてますか？」ノー。「今夜、戦争はないのにな」とジャニエールがぶつぶつ文句をいう。アンブロワーズ・パレ病院？　ダメ。ラリボワジエール病院？　やっと見つかる。

二二時五五分。二七歳の青年が激烈な頻拍におそわれた。ヴォルフ＝パーキンソン症候群［心房と心室間の伝導異常に特徴づけられる心調律異常］に苦しんでいるという。脈拍数一七〇。彼の家にはよく効く薬がない。静かな話しぶり。自分の病気を知っている。すぐに、医師に連絡。

二三時二分。女性の外科医が市役所のそばの電話ボックスから連絡。セーヌ河岸通りで瀕死の男に出くわした。パニックに陥っているため、話は支離滅裂。彼女が電話で話している最中に、消防の救急班が無線で連絡してきた。ジャニエールのコメント。「分かるだろ。これは医者だよ。でも感情が高ぶると滅茶苦茶になっちゃうんだ」

突然、電話の鳴る間隔が空くようになる。私たちは順番で冷凍ハンバーグステーキを食べることさえできた（読者は分かると思うが、旅行中に食べるものの中で、病院という場所を旅行している時に食べるものが一番おいしくない。少なくとも仕事をしている最中は）。

二三時四四分。精神異常者が自殺を図る。十二人目。トゥノン病院は受け入れない。ジャニエールは次々と病院を当たる。どこもOKしてくれない。それで巧妙な手を使うことにする。彼はこの手を最後の手段にとってある。「ちょっとした中毒状態なんだけど、空いてるかい？」これでOK。

司令室の職員のテーブルには、《正規の》無線のわきに警察の会話を（不法に）キャッチする《スキャナー》のスイッチが常時入れられている。これは先手を打つときにはとても便利な装置だ。その時、パトロールがニューヨーク大通りに刃物をもった負傷者を発見と言っていた。「これはこっちに回ってくるな」と小児科医が言う。ところがそうではなかった。ちょっとした怪我だけだった。

そして夜。本当に長い夜が始まる。電話がかかってこない手持ち無沙汰な時間があり、それを冗談や思い出話で埋める。「二重盲検法とは何か。それは心電図を読んでいる二人の整形外科医である……」。三〇分に一度ほどの割合で電話が鳴る。四七歳の心筋梗塞。子供の窒息。メキシコ人の女性がホテルの中で気分が悪くなるが、医師の往診を依頼する前に賢明にも値段の交渉をする。高級住宅街に住む若い女性のテタニー「反復痙攣」。そして、自殺。滑稽な自殺騒動。

はじめ、それはまったく滑稽ではなかった。心配そうな声をした女性が一番仲のよい友だちが自殺をはかったと電話をしてきた。何という人ですか？　どこでですか？　こうした質問をしているうちに、当の友人そのものが電話口に出た。あの薬、この薬と、彼女は自分が飲んだ薬を、非常に正確な情報を付け加えながら列挙していった。彼女はもちろん死にたくはない。彼女は人が彼女の話に耳を傾け、救急車が出動し、パリ中の救急車のサイレンが彼女の悲しみを、彼女の怒りを宣伝して回ることを願っているのだ。なんだ、これは取るに足らぬことだという空気が司令室に流れ始めた。スピーカーから聞こえる声は舌がもつれたような声になってきた。女性の受付係が、「あっ！　そうか！」という感じで尋ねた。

「あなたのアパートのドアには鍵がかかっている？」

「ウウン……」

「ドアは開けられる状態になっている？」

「わからない」

（大きな声で）「ドアまで這って行って！　いいですか！　そして鍵がかかっているかどうか確かめて！　それから、私に知らせて！」

沈黙。

「開いてる……」

彼女はそのまま眠りに落ちた。救急車が彼女の家に向かっているところだ。

ほかの三台が基地に戻ってきた。サッカー場では何ごとも起きなかった。保健大臣のシモーヌ・ヴェイユは無事に会談を終え、首脳一同とのディナーをすませた。

ダニエル・ジャニエールがオフィスとして使っている小さな部屋にはコンピュータや当直着や携帯無線がつまっていた。着替えながら、彼は次のように結論した。

「ぼくが印象深く思うのはだね、住民には二種類あるということだ。活動的で、若い住民。これがぼくらに連絡してくるときは本当に緊急を要する事故なんだ。階段から落ちたとか、職場で心筋梗塞の発作に見舞われたとかね。ぼくらと同じような人たちだけど、違う分野で仕事をしている。この人たちは良い通報者だ。だって彼らは電話文化の中に生まれて、受話器を取り上げて、1と5を押す。ごく自然なことなんだ。

もう一種類の住民は、これよりも年をとっているか、社会からはみ出ているというかな。若い失業者とか年寄りの年金生活者ね。これはぼくらには同じに見えるんだ。年寄りの年金生活者はぼくらのところに電話ができないんだよ。だからいつも消防署経由ってわけ。二つの社会がある。ぼくが不安に思うのは、フランス人でうまく対応できない奴らさ。ラリボワジエールとかサン・タントワーヌ［いずれもパリ市内北部と東部にある病院名］のほうは移民とか、なんとかかんとか手段をこうじて切り抜けられる連中がいる世界だけどね」

二つの社会。午前三時に電話をしてきた高級住宅街に住む若い女性は、自分のテタニーの発作をすぐ治療することを要求した。ベルヴィル［パリ市内東部の外国人が多い地域。往年の歌手、エディット・ピアフはここで生まれ、育った］の移民労働者は、今電話したら悪いのではないか、複雑なことになりはしまいかと思いあぐねて、自分の心筋梗塞を知らせるまでに七時間待った。

二つの社会。少なくとも二つの社会がある。そして、幾つの医療があるだろうか？　何人の医師がそうした異なる社会で生きる用意ができているだろうか？

4章　尋問と告白

六〇年代に労働運動が盛んだった頃、その中心地のルノーの本社工場にいたプロレタリアの典型のような姿、太く短い首の上にのった強そうで感じの良い丸い顔、赤ら顔にたくわえたブラシのようにこわい毛の口髭、八月のヴァカンスの時、シトローエンのBXディーゼルでキャンピングカーを引っぱり、キャンピングカー専用のキャンプ場ですれ違うような本物のフランス人［シトローエンはフランスの車メーカー。BXは高級車ではない。従って、キャンピングカーを使ってヴァカンスをする種族は庶民階級ということになる］。彼は憤りで息もできない様子だ。妻と六歳の娘を証人にしている！　彼は怒り狂った雄牛のように診察室に入ってきて、白衣を着た私の前で止まり、吐き出すように言った。

「教授！　早すぎないですよね！」

私は彼に自分は教授ではなく、ただ病院の人たちがどのように仕事をするのかを見学に来たものだと説明した。

「そうですか。そうだったら、病院について言うことがある」

午後六時近くになっていた。だが、病院はこの男に二時半に来いと言っていたのだった。そして、その間イライラしながら、一緒にいた妻と子供とともにずっと待ち続けていたのである。彼と一緒にいたのは妻と子供だけではない。甲状腺に発見された低集積結節と、それが発見されて以来頭の中で思いを巡らしていたすべてのことと一緒にいたのである。

私は彼の言い分を聞き、怒るのももっともだと思い、リナルディ教授はまさしくこの患者がどうしてこんなに待たされなければならなかったのか、その理由を調べに行ったのだと保証した。子供が意地悪そうに口を挟んだ。

「頭を切られるよ、パパ、喉を切られるよ!」

母親は、そんなことはないよと低い声で言いながら、娘を胸に引き寄せた。父親はその外見通りだった。一一〇キロの不安。本物の教授、アラン・リナルディが帰ってきた。患者と同じように、受付がした説明に対して怒っている。看護婦が——そこは救急部だったから——午後の初めの時間帯をこの患者のために空けておいたのだが、肝腎のトマという名前をリストの一番最後に書いたのだった。何も知らなかった受付係はトマ氏の名前をずっと呼ばなかったのである。

トマ氏は大きく息を吸い、心を鎮めようとする。医師たちを自分の敵にまわす時じゃないと考えている。それで、心の底ではそんなことは断じて許せないと思っていても、教授の弁解を受け入れる振りをする。アラン・リナルディは、手術をしなければいけない、それも早くと告げる。

「かなり悪いんでしょうか?」

「その可能性はありますがね、でも嚢腫《のうしゅ》は小さいですよ」

「その可能性はあります、というのはどういうことですか?」

「良性腫瘍の可能性が九五％、ガンの可能性が五％ということです」

リナルディはその言葉をはっきりと言った。目の前にいる男が九五％のほうにしがみつくと計算してのことである。そして、そのようになったように見えた。医師は患者の目の前で外科医に宛てた手紙（親愛なる友よ、君にトマ氏を預ける。トマ氏は低集積結節があり……）を書き、病院内の道を教える。

「この手紙をもってですね、そこの道を渡って、あそこにある建物の受付でラピエール教授をお願いしますと言ってください……」

「私の病気の専門家ですか？」

「心配はいりませんよ。今までに何千という低集積結節の患者さんを手術していますから。きちんと組織された、とても優秀な外科チームです」

「先生のところよりもよかったらいいんですがね」と陰険な感じでトマ氏は言った。ポケットにしまい込んだ手紙と九五％が彼をおしゃべりにさせていた。

トマ氏は家族と一緒に出て行った。

次の患者は大変な年寄りで、その妻は夫のことを《お爺ちゃん》と呼んでいる。《お爺ちゃん》の服を脱がせながら、よくしゃべる。

「歩かせなくちゃいけませんから、私が《お爺ちゃん》を庭に出します。髭も私が剃りますし、服も私が着せます。夜はテメスタ［鎮静剤の一つ］をあてがっておきます。あれは危なくありませんから……」

「トマの病気が、どんな病気か何か分かりますか？」と教授が私にそっと言う。

「静かにしといて」と老女は夫の服を脱がせながら続けている。

「私の妻は素晴らしい」と《お爺ちゃん》が震えた声で機械的に言う。

診察室のドアが舞台の上のドアのようにバタンと開き、トマ氏が私たちの前に立っていた。手に紙を一枚もっているが、それが何なのか分からない。震えているからだ。先ほどの赤茶けた顔色が、今では紫色っぽくなっている。リナルディの前に来たが、喘いでいるために言葉が出てこない。だが、ようやく次のようなことを途切れ途切れ話し始めた。トマ氏は向かいの建物の係員に散歩に行ってこいと言われたのだった。《有色人》〔黒人と言わないためにこういう言い方をすることがある〕があまり注意を払うこともなく喉の手術を依頼している手紙を見ると、それを書類が山になっているところに置いて、呼ばれるまで待っているようにと言ったのだった。これは急ぎなんですとトマ氏が抗議すると、《有色人》が肩をすくめて、「全部、いつも緊急なんですよ」と言った。

トマ氏は息を詰まらせる。教授は抗しがたい喜びを感じて、ここぞとばかりに仕返しにでる。

「トマさん、それを聞いて安心しましたよ。あの科も私の科よりうまく機能しているわけではないようですね」

しかし、患者への同情のほうが勝った。大男はあまりにも哀れな状態だったため、リナルディは何か励ますことをしようとし、ためらい、結局はぎこちなく患者の手を取って、そのまま放さずに言った。

「トマさん、私が何とかします。今は家に帰ってください。今夜、電話をしますから。電話番号は何番ですか」

ど忘れ。口頭試問の時のように。クイズ番組に出演した時のように。トマ氏は自分の電話番号を思い出せない。幾つかの番号の組合せを試してみるが、うまくいかない。取り乱し、ポケットを探り、小さな手帳を取り出し、そこに書いてあった番号を読み、回れ右をする。疲れ切り、打ちのめされて。

「さあ、お爺ちゃん、裸になるのよ」と《素晴らしい》妻が続ける。

私はこの話を軽い調子で語っている。しかし、実は、このシーンは私が証人になったシーンの中でも一番辛いもののうちの一つだった。テーブルの上に広げられた内臓や集中治療室にいる生きた屍を見るよりも辛かった。シトローエンBXディーゼル車を除けば、私はトマ氏である。彼のパニックは、私にもいつ何時襲ってくるかしれない。そして彼の立場にいるとしたら、看護婦や事務員、教授の首を絞めないともかぎらない。私は人種差別には反対だが、あの《有色人種の女性》の首だって絞めるかもしれない。

言葉のまやかしのすべてが一五分以内に集中した。緊急に与えられながら守られなかった診察予約についての言葉、言い訳にならない言い訳の言葉、病状のすべてを言っていない診断の言葉、いかなる扉も開けることのない教授が書いた「開けゴマ」、遅すぎたために何の励ましにもならない親切な配慮の言葉。結局、トマ氏は声を出すことができず、自分の電話番号を言うことさえできなかった。気持ちの乱れと怒りのせいだと人は言うだろう。そうに違いない。しかし私はこの場面を説明するのにもっと一貫性のある解釈を行いたい。トマ氏が話せなくなったのは、医師たちの世界では言葉がいかに危険であり、かつ無益であるかを身をもって体験したからである。

ここで付け加えておくべきは、リナルディ教授がこのエピソードに無関心ではなかったということである。患者を丁寧に、注意深く迎えるように努力し、自分の名において患者をさまざまな専門科へ振り分け、その結果をフォローしている教授自身、このような状況をコントロールのできない災難として生きている。この場合、死刑執行人と犠牲者がいたわけではない。そうではなく、犠牲者と、（教授の言葉を借りるなら）死刑執行人がその役割によって《病気にしてしまった》正直な男がいたのである。

大まかに言いますと……

医療機関の《消費者》の書いたものを読んだり、聞いたりする限り、おおむね医師たちは沈黙という陰謀の加担者として有罪判決を受けている。その理由は、本当のことは医師同士でしか話さない、素人には難しいという口実のもとに病状を詳しく説明しない、医師は忙しくて時間がない、十分な手段がない、藪から棒に本当のことを言ってしまったら治療の面で差し障りがあると考えている、といったようなことだ。私はこうした意見がかなり支配的であることを確かめるために、かなりの時間を待合室で過ごした（待合室で聞こえてくるのは女性の声である。最初は囁き声だが、同調者を得ると、周囲のものがよく聞こえるような小声になる）。

医師のうちのごく少数派（例外的な人たちだ）がこうした意見を聴き、それを問題にする。しかし大部分の医師は、ルイ一四世が自分の王国を通り過ぎて行くように、もしくは国立統計経済研究所の統計専門官が集合を決定するように、患者の集団を横切っていく。つまり言葉を発する権利、話を聴いてもらう権利は権利ではなくて、かすかな希望、または寛大な人が下賜するお情けなのである。

好意あふれる医師たちにとっても、事は単純ではない。そのことを証明するために、私がついてまわった二人の総合診療医*の例を引いてみよう。一人は地方の大学病院センターで主任教授として君臨している。もう一人は主任教授よりも十二歳年少の教授だ。しかるべき時が来れば、後継者として主任教授になるだろう。この二人は友達同士のように口をきき、お互いを評価しあっていると同時に、ライヴァルでもある。二人とも優秀で、人間的な温かみがあり、医師の排他的な同業組合主義に反対を唱え、批判し、自己批判をする。

教授の回診の前にはインターンの医師を交えてのカンファレンスがある。私がこの白衣の集団に紛れ込んだとき、主任教授と教授は後輩たちに一つの謎めいた症例に関するデータを示して質問していた。和やかな同業者の集まりといった雰囲気が漂っていたが、若い医師たちの戸惑いがその場の雰囲気とは矛盾しているようだった。状況をひっくり返すのが好きな教授がヒントを出す。

「それじゃ、データが正しくないとしたら？　設備はすごく新しいんだが、検査結果がでたらめというラボを私は知っているけどね」

「いや、そうじゃないと思います。この人の検査はきちんとされました」と一人の女性インターンが言う。

「もう一つ可能性がある。患者がアルコールの分量について、まったくでたらめを言っているということもあるんじゃないかね？　それに、原発性の肝炎がなかったとしたら、どうなる？」と主任教授が言う。

「でも、一日にワインを五リットル飲んでると白状してますよ」と若い医師ががんばる《白状する》からには、患者は尋問を受けるのである。患者が言うことは従って《自白》ということになる。これは特にアルコール中毒患者について言える）。

ピンポンゲームが熱気を帯びてくる。もう一つのデータ表が示される。主任教授がデータを一列に並べる。

「これを見ただけで、推定できるのは……」

「肝ガンじゃないでしょうか」とモロッコ人の医師カメルが言う。

「その通り。九八％の確率で肝ガンだ」

「九八％だけど、一〇〇％ではない。だからＣＴスキャンが必要なんだ」と教授が強調すると、主任教授がまた質問をする。

「治療法は？　手術かね？」

（一同そろって）「いいえ」

「化学療法？」

＊公立病院における《総合診療科》は高く評価されている新しい診療科で、他のすべての専門科を取り入れながら、それらの専門科に限られることがない。基本的な考え方は患者を広く総合的に診ることによって、臨床的な一貫性を求めるということである。

（一同そろって）「いいえ」

「アルコール注入法？」

（一同そろって）「いいえ」

「それじゃ、何かね？」

「……」

「ノヴァルデックス［肝臓ガンと乳ガンによく使われるホルモン療法］と神父！」

皆が爆笑する。タバコを喫っていたものはそれを灰皿に押し付ける。若い医師の一人がカルテがたくさん載った手押し車を押しはじめる。回診の始まりだ。

それは幕が上がって、舞台に登場するような印象だった。私はイヴ・モンタンがステージに出る直前に楽屋でシャツの襟の具合をチェックしていたのを思い出した。ここでは廊下が楽屋になる。出演者の準備はできている。一行は病室に入る前に危険な対話に備えるように一呼吸おく。

偉大な役者は奇跡的な外科医よりも普通の医師、友好的な田舎の医師を演ずることを好んできた。逆に言うと、医師たちは芝居が好きなのだ。ある医師はユーモアをもって産科医の仕事が好きだと私に言った。

「私の兄は役者でね、私も役者になりたかった。病院は素晴らしい劇場です。あなたは白衣という衣装を着て、共演者がいて、役があって、観客もいる。心筋梗塞を演じることもあれば、帝王切開を演じることもあるというわけです。ある産科病院に就職したとき、こう考えました。ついに自分用に作られた劇場に来た！看護婦、看護助手、助産婦。女しかいない！　ライヴァルはいないし、なんという観客だろう！　ここにはもうあの古めかしい、こっちが故障するかと思えば、あっちからは液体が漏れていて、動きのとれなくなったメカニズムはない。産院にはハッピーエンドがある。衣装があって、愛があって、血もセックスもある。私はすぐ劇団員になってしまいました」

ハッピーエンドが禁止されている悲劇で、私は胸を突かれるような《練習》に何回も立ち会った。例えばパリの大病院のあるカンファレンスでのことだった（あまり頻繁に持たれることではないが、これには医療チームの全員が参加していた）。インターンの医師が復活祭の休日中にやってきた一人の患者のことを話し始めた。この患者の足は壊疽《えそ》に侵されていて、それが広がっていっていた。

「患部の治療はしましたが、悪くなっていってます。切断しなければならないと思います」と若い医師がいう。

「患者に切断のことを話さなければいけないな。家族にもね」と主任教授がコメントする。「でも、そんな場合じゃありません。状態はずっと悪いんです。患部は腿まで広がっています。病室の屑篭には睡眠薬の箱が捨ててありました。自殺するつもりです」と看護婦が言うと、主任教授がすぐさま答えた。

「それはいかん。作戦を変えよう。この患者については《外科医が必要な処置をする》の線でいって、あとははっきりさせないことにしよう。担当医と奥さんにはすべてを説明する。じゃあ、行こう」

患者の病室の前に皆が集まる。主任教授は人差し指を立てて、静かにするようにと指示する。一時おいて、呼吸を整え、顔を歪め、ノックして、入る。

「モレルさん、ちょっと面倒なことになってきたようですね」

相手はだまされるような人ではないが、主任教授のこの言い方に好感をもったようだ。患者は自分の役割、悪い役回りを勇敢に演じる。

「こんなのを六〇歳になってからもらうとはね。年金生活を無事に終えることができるかどうか……」

名演技だ。この芝居にタイトルをつけるとしたら、〝偽りの打明け話〟などというのはどうだろう。

総合診療の話に戻ろう。彼らも自分たちの演出を工夫し、その通りに演じる。医師たちは主人公となる患者を中心に対角線を描くように立つ。患者を担当している医学生はベッドの足もとのところに位置し、他の人たちは一歩後退して、合唱隊のようなかたちを作る。婦長は一階席、看護助手は天井桟敷だ。全員の「おはようございます」の声が芝居の開幕を告げる。インターンが語り手として芝居のテーマを告げる。

「デュクロさんは腸閉塞になりかかっています。腫瘍形成もありまして、転移しているかどうか精密検査をしました」

臨床教育担当医の一人が、この人は私の患者ですと言う（私はある私立クリニックで各病室のドアの外側に部長の名前が書かれているのを見たことがある。縄張りをはっきりと区切るため、これは私のものだと言うためだ）。

というわけで臨床教育担当医の一人がインターンに話しかける。インターンがしっかりと問診し、診断し、処方したかを確認するためだ。そして、これは暗にデュクロ氏を元気づけるメッセージを送るためでもある。いいですか、デュクロさん、私の代理としてあなたを担当している医師は将来、主任教授の地位にまで到達する可能性のある優れた医師なんですよ。それでも、いいですか、デュクロさん、彼が優れているとしたら、その背後にあなたの目の前にいる先輩たちがいて、指導鞭撻しているからです。

四問か五問の鋭い質問を受けた若い医師は、その返答によって自分が優れた医師ではあるが、インターンにしかすぎないことを証明する。ここで採られている調子は口頭試問のそれではなく、仲間同士でのレベルの高い議論といった調子だ。私の取材に応じてくれた人たちは、特権的知識階級の断定的な調子とか、過ちを犯した新米を辱めることとかには反対の人たちである（現在ではそれがますます一般的になってきている）。ここでの目的は現場で後輩を教育することだ。それと、後輩の存在を認め、仲間に迎え入れるということも目的になっている（学生は臨床教育に強い興味を示すが、それはおそらくこの職人的な教育方法と無関係ではない。弟子がこのように師匠に身近に接して手ほどきを受ける現象は、他の学問分野ではまずないだろう)。

芝居の第一幕が始まる。臨床教育担当医がもう一人の臨床教育担当医に質問をするのだ。抜かりのない人ならば――そして実際抜かりのない人だった――直接に問いかけることはしない。インターンが、先輩である自分が示唆した治療法について話すように仕向けるのだ。そしてその時に初めて、この若い医師の言葉に反応するように見せかけて、臨床教育担当医がもう一人の臨床教育担当医に礼儀正しくも激しい決闘を挑むのである。この決闘では勝者も敗者も出ない(それは臨床教育担当医がライヴァルの医師の死を望まないからだ)。だが、この決闘の中で言われた言葉とその影響は患者にとっては良いほうに働く。このようなやりとりの水面下で問題になっていることは、医師間の序列なのである。

この段階では、患者は存在していない。第一幕では患者はインターンを見ている。第二幕では、インターンに質問をする臨床教育担当医を見ている。第三幕で患者が見るのはインターンだ。第四幕で彼の視線はインターンから二人の臨床教育担当医に移る。第五幕で患者の視線は二人の臨床教育担当医の間を忙しく動き回る。第一幕で彼の目に表れていた好奇心は、第二幕では失われる。第三幕では無力感を、第四幕では疑いを、第五幕ではパニックを表す。というのも、自分が生きているとしたら、それは信じがたいような延命策の結果であり、果てしなく意見を対立させているこのまばゆいような医療チームが、今までまったく症例の記録がない、極めてまれな病気にぶち当たってしまったと思い込むからだ。

そして終幕が来る。主任教授がデュクロ氏に身をかがめて、まとめを言う。

「大まかに言いますと……」と始める。

その声は三、四段階も高い。病人は耳が遠いのだろうか(一般的に、病院では老人はみな耳が遠いと考えられている)。昏睡に陥っているのか、やや痴呆か、方言を使う人か、上の空か、無関心なのか。いずれにしても、主任教授は病人の脳に言葉が到達するように、まるで闘い、強調し、城壁を無理やりに壊すかのように、デュクロ氏に向かって叫ぶ。患者への説明が難しく、なおさら声が高くなっているような感じだ。
私の経験では、気管切開を受けた患者を相手にしているときが声が一番高かった。相手は声が出ないけれども、耳は聞こえるのにである。耳は聞こえるのに、すべての医療関係者が彼らに対して声を張り上げるのである。患者たちは気管カニューレを一瞬止めて、分かりました、ありがとうございます、怒鳴らないでくださぃ、と囁く。一種のメガホン、アンプが、立っている医師と横になっている患者の間を隔てている。〝十戒〟の中で、神が哀れな人民に話しかけるように。
もし私が私の白衣をデュクロ氏のパジャマと交換するとしたら、こんなことを聞く羽目になるのだろう。
カメル「これは中間基質のあるトリ・マクロテイック病です。VQは113なので、二分クロミュルを頼みました。写真は悪くないんですが、コール・ポイントが二ヶ所しかありません。クレアズかミュディアンです。でもHNが93、TRHが11ですから、クレアズはちょっと考えにくいです。ですから私はむしろマイナス・カッパーだと思います」
教授「メオはしたのかね？」
婦長（ノートを広げて）「デュクロさんは月曜にメオをしました」
カメル「八三％です」
主任教授「そんなパーセントということは、君はついてないな」
カメル「それでもNEELはマイナスです。移動性なんです」
教授「ダブルGのことは考えたのかね？」
カメル「もちろんです。コスペクトを頼んでおきました。結節がありますが、けっこう柔らかいです」
教授「それで、結論は？」
カメル「メオは何の証拠にもならないということです」

主任教授「便はどのくらい出ているかね？　（デュクロ氏に向かって、大声で）デュクロさん、便はどうですか？」

デュクロ氏「変わりはありません。いつもと同じですけど、少し硬いかな」

看護助手「いいえ、そんなことありません！　柔らかいです！」

デュクロ氏「でもちょっと……」

カメル（優越感をもって）「ペースト状です」

主任教授（教授に向かって）「下痢は無視していいと思うんだが、君はどう考える？」

教授（主任教授に向かって）「君が何を考えているか分かってるよ」

主任教授（教授に向かって）「ぼくも君が何を考えているかよく分かる。それでも、便通が雄弁に語っているじゃないか」

教授（主任教授に向かって）「レデール病かい？　そうじゃないだろ。ピネロー症候群だよ」

主任教授（微笑んで）「ドクター、君がそう言うんだからね……ピネロー症候群はたちが悪いように見えるけれども、そのうち治る。（デュクロ氏に向かって、先ほどよりもっと大きな声で）大まかに言って、あなたのは小腸の病気です。いま病気の正確な原因を調べている最中です。二週間ほど入院してもらいますよ。点滴をするだけです。二週間後に病因が分かるでしょう。いいですか？」

デュクロ氏（確信のない様子で）「分かりました」

医師たちは患者に挨拶をし、病室から出ていく。カーテンコールはないだろう。

幕間狂言は過度なものになった。その日、二人の医師は次々と左に挙げる患者を診た。
- 失業中の女性管理職。アルコール中毒の禁断療法に入っている

- アセトアミノフェンで自殺を図った女性
- 麻薬中毒の息子に殴打された男の年金生活者
- 食道を破壊しそうになった配管工。工事で使う強い化学薬品をサイホンで吸い上げようとして起こった事故。保険に入っていないために、入院費として毎日一三〇〇フラン〔三万二五〇〇円。一フランおよそ二五円と仮定〕払わなければならない。はやく退院させるために、医師たちは全力を挙げている
- 疲労感の激しい老女。入れ歯を返してから食欲を取り戻した
- 悪性の下痢の犠牲者である五〇歳代の男。いろいろな検査結果はすべてマイナス
- 完全に痴呆のおばあさん。自分がなぜ救急病棟にいるか分からない
- 二七歳の男。（伝染症）単核球症のすべての兆候を示しているが、はっきり断定できない。患者の不安感が高まっているため、患者には告げずにエイズ検査を再度（一回目はプラス反応が出なかった）行う
- 腸がクローン病〔慢性の炎症性疾患〕にかかっている若い女性。手術を繰り返している
- 末期段階のエイズ患者。もう邪魔をしてもらいたくないと言う。もう何もしてほしくないと言う
- セクシーなブロンド女性。へそを出している。キラキラしたパジャマとビュスティエを着ている。自分はもう治ったと思うわ、と言った途端に泣き崩れる
- 五〇歳の男。不思議な神経系の事故の犠牲者
- ガン患者五人。今のところ、そのうち二人が絶望的

二階の病室で、教授が儀式的な芝居を中断して言った。

「それじゃ、ＣＴスキャンを見に行こうか」

廊下に出てから、この表現は「部屋を出よう。患者の耳の届かないところで話をしよう」ということを意

味していることを学ぶ。従って、CTスキャンは見ない。見通しは暗い。

「急性肝腫瘍で急激に悪化していますね。ここには一〇日はいてもらいますけど、それ以上いても無駄でしょう。大げさにしたいわけじゃありませんが、もうすぐ死にますね」

「私はもうちょっと慎重だな」と主任教授が口を挟む。

「じきに分かるでしょう。一〇日後にまだ生きていたら、君が正しかったというわけで……それならそれでよかったね、ということですよ」

もう一人の《肝腫瘍》はすごかった。男は触れれば粉みじんに崩れそうな感じで、極端に痩せている。しかし生きているのだ。それも、立派に。男は故郷のブルターニュのこと、最近の事件について、天気のことを話す。彼はたった一つのことについてしか文句を言わない。点滴用のチューブが短すぎて、窓のところまで歩いて行けないというのだ（主任教授は婦長を恐ろしい目つきでにらむ。誰が、何の名目のもとに、この男にとっての生涯最後の自由を拒否したのか？）。すぐさま命令が遂行され、チューブは二倍の長さになる。不機嫌な顔つきの婦長が次のように考えていることは明らかだ。

「患者の気まぐれは看護婦にとっては余計な仕事になる。そして、その仕事は気だての優しい医師たちがするわけではない」


午後一時を過ぎている。二人の医師は面倒な問題がある患者の枕元にいる。原因不明の血液の異常を除いて、しつこく続く不調を説明するものは何もない。それは良性のものかもしれないし、極めて重大なことかもしれない。患者はエンジニアで、医師たちと話ができる教養を備えている。しかし、日に日に大きくなる不安がその能力を弱めている。

「心配しないでください。ここ一週間で見つかるでしょう」

と病室を出る前に主任教授が親しげに言う。部屋を出たのは私が最後だった。そして私は患者が、

「ええ、でも何が？」

と言うのを聞き逃さなかった。

食事の席で、二人は私がどういう印象をもったかを聞きたがり、率直に言ってほしいと言った。私は後ろめたい感じがあったが、その通りにした。私はこの二人が第一級の専門家であることを知っている。彼らの医学に関する能力だけでなく、社会医療に関心をもっていることも知っている。彼らが外国の文献を読み、彼ら自身も数々の論文を発表し、質の高い学会に参加していることも承知している。彼らが良心的であり、医師の倫理を規定したヒポクラテスの誓詞に忠実であり、金銭には関心がないことも知っている。こうしたことをすべて知った上で、彼らに言った。舞台裏を知らないとしたら、ピネロー症候群に冒され、TRHが11で病院のベッドに寝ているとしたら、カメルが私をじろじろ見ながら、NEELはマイナスですなどと言うとしたら、私は震え上がり、自分は危機に瀕している、もうすぐ死ぬのだと思い、確実に鬱状態になるだろう、と。

主任教授は控え目な態度で衝撃に耐えた。彼はあの回診のほかに個別の診察もあって、その場合には専門的な言葉を使わずに、患者との対話はもっと婉曲な表現になると言った。哲学者の著作を読む教授が弁護する。

「難しいです。それは病気そのものが難しいからです。私は患者に自分の病気を知ってもらい、病気を生きてもらいたいと思ってます。患者の重荷を取り除いてあげますといったタイプの父親のような医者、人気取りの医者にはなりたくないですね。私は医者ですが、医者でしかない。それで、今朝の回診ですけれども、あれが私が医者であるということを明確に位置づけるのに役立っているものなんです」

少し後になってから、主任教授は私に自分は声の調子をコントロールしている、「大まかに言って」とい

う表現は使わないようにしていると言った。また、私たちが出会ってから一週間経った後も、エンジニアの病気の原因を見つけることができなかったと語った。しかしその日から二日後に見つかったのだ。二人の医師にとって耐え難い二日間だったたし、特にエンジニアにとっては耐え難い二日間だった。反省の意味を込めて、二人の教授は次のように言った。

「いついつまでに分かるという日付を言ってはいけませんね。私たちにとっての一週間といったら、〝大まかに言って〟五日間から九日間くらいなんですが、患者にとっては七日目の夜中の十二時までなんですね。郵便局の消印を有効とする、なんですよ」

CUREとCARE

専制的な医師と偏執的な患者を選んで、治療する側と治療される側との間で言葉が容易に伝わらないということを描写することは、私にとってさほど難しいことではなかったろう。そういう人はそんなに長い間探さなくても見つかる人たちだ。だが、私は《親切な》人たちに範囲を限定することにした。そのほうが、敢えて言えば、問題がよく見えると考えたからである。

確かなことは、コミュニケーションの質は序列の隔たりに反比例するということである。こうして、私は二人の消化器の専門家と出会った。一人は部長で、もう一人は副部長である。二人はベッド数を半分ずつに分けて担当しているが、もっと面白いのは、毎週木曜に、相手が担当している患者を自分のチームのインターンを連れてお互いに回診しあっていることである。それぞれが相手の患者を診察し直すのだ。この目的は謙譲な精神を分かち合うこと、相互的に患者を注意深く見ること、自分の見解を断じて変えないというのとは反対に、哲学者たちが《発見に役立つ》方法と名づけていることの教育である。それはまた医師たちが常に問題を提起し合い、お互いの見解を訂正し合い、閉まい込まれてあるデータをまた引っぱり出し、共同で診断と治療法をより正確なものにするよう患者に示すことにもなる。《普通》の診療科の医師にとっても、また患者にとっても信じがたいことだ。普通は、副部長といえば、どこかに入り込む隙間はないか、いつ部長の跡を継ぐことができるかを虎視眈々と窺いながら、上司に対しては卑屈であり、待ち伏せをし、ボスの過ちをいちいち入念に記録しているものだ。

しばし論議の的となるのはその治療法だけではない。治療のプランニングの仕方とどのように治療が施されたかといった点を巡っても意見が交わされる。患者により、要求する治療もさまざまである。小児科医にして精神分析家のヴィニコットが現在では基本的文献と見なされている労作の中で、英語のCURE（取扱い、治癒）はもともとCARE（手当て、気づかい）と混同して使われていたと指摘している。この二つの言葉はひとたび分離すると、CUREは治療に使う道具と治療の結果を意味し、CAREは患者に対する手当てを意味するようになった。CUREの場合では「医師は技術者であり」、CAREの場合は「医師はいわば神父や牧師と同じ立場で仕事をしている人である」。現代の病人は医療陣が彼らに従属することと、医療陣が彼らに信頼性を保証し、治癒に導くことを要求している。フランス語の“soigner”はこの二つの意味をカバーしており、シャトルのように一方からもう一方の意味へ行ったり来たりすることが可能だ。

ここで、病院はCUREに片寄っており、開業医はCAREに近いと言ってみたくもなる。これは共通した意見であって、一般の人と一部の医療関係者の認識である。

多くの病院勤務医が《技術的》な専門を選んだ理由は、突然降って湧いてくる患者の告白だとか、家族問題だとか、沈黙だとかから逃れるためだったということはあながち誤りではない。パリ近郊の病院で放射線科医をしているジャン＝クロード・ビゾンは、そのことが自分の選択基準の一要素だったと言明している。「医学部四年になると、性器に触ったり、指を入れたりし始めます。その時、その感触に耐えられるかどうかですね。それから、今まで知りもしなかった人が、自分の夫婦生活やおじいさんのケチさ加減、成績が悪い子供の話なんかを始めるんです。こんな親密な関係に耐えられるかどうか、四年生になると考えるわけですよ。社会的に人々を助けたり、精神的な支えになったり、そういうのには私には適していない。そういうことができる人はすごいです。それで私は技術のほうを選びました。いろいろな器械で視ていきましてね、血管を内固定したりするんです」

これとは逆に、シモン・レミーのようなケースもある。この人は長い間大学病院センターでもあるパリの公立病院に勤務する心臓専門医だったが、慣用句を使うと《看板を出して》*独自に開業したのである。「公立病院というのは研究とか調査が好きじゃなければ、別にいいところはありません。私の場合、治療はしているんですが、患者と接触しているという感じを持てませんでした。治療をしているという感じではなくて、サービスを提供しているっていうかな、組織の中の一つのコマみたいな感じがしていた。医者たちは〝これは腫瘍か？〟とか〝あの論文読んだ？〟という観点からか、それとも病院経営のための観点からしか患者の話をしない。私たちが共感を覚えるのは、重い病気にかかった同世代の患者に自分の姿を重ね合わせるときだけなのです。医師と患者の境界は閉ざされていて、治療の責任感は薄められています。

学部の最終学年で、病院で研修をしていたとき、この仕事があまりにも暴力的なので驚きました。そして

＊訳者註：フランスでは医師は広告を出すことが禁止されているから、診療室が（日本流には「……医院」）の看板は、診療室が入る建物の一階に出す真鍮色の小さなプレートだけである。そこに医師の名、専門、電話番号が記されている。診察は予約制なので、この電話番号を控え、電話で予約を取る。

慣れていきました。下手でしたがね。何事も見過ごさないという口実のもとに、患者にひどいことをしていました。同情ということを知らない医学でした。外科医は〝全部取らないといけない〟と言っていました。そして全部取っていたのです。私はそういったものよりも暴力性が弱くて、先端を行っている専門を選んで、自分を守ったのです。それで、開業したことは私にとって解放という感じでしたね。今では、患者たちは私のことを配管工か何かと間違えることはありません。

彼らの話はしばしば科学を覆します。私としては感情的要素が入り込んでくることは構いません。もう統計的データを盾に取ることはしなくなりました。こういうことを病院で話したら、あいつおかしくなったなんて言われるでしょうがね」

言葉と沈黙、技術と人間的関係の間で、一つの世代がさまざまな専門の出現と細分化によって激しく翻弄された。特権的階級の権威の残滓が公立病院の患者を黙らせるのではない。それはむしろ逆で、ここ二〇年のうちに多くの権力と管轄が新たに出現し、分配されたのだ。

集中治療医のドミニック・バローが苦い思いでこの現象を説明してくれた。この人は病院勤務医の地位を捨て、ヒューーレット・パッカードの研修担当顧問になった。医師たちに最先端の器機の使い方を教え、それと並行して私立のクリニックで非常勤の仕事をしている。人道的な救援活動をしたこともあるこの医師は、病院にいかなるノスタルジーも感じていない。そしてそれには理由がある。欺された、欲求が満たされないという感覚があるのだ。

「ぼくらの世代の人間は職権乱用の犠牲者だったんです。ぼくらは六〇年代の終わりに教育を受けたんですけど、その当時はまだ医師としての魂といったものを感じることができていました。だけどその後に、すべてがひっくり返ってしまった。テクノロジーがやって来たからです。選択の道は、一般医のほうに方向転換するか、最初に持っていた医者としての倫理的な価値なんか忘れて、テクノロジーに熱を上げるかのどっちかになってしまったんですよ。金のもうかる医学をやって逃避するか、MRIを使って恍惚状態になるか、どっちかだった。もう患者に質問する必要なんかないんです。患者が話しても、話さなくても、同じこと。病気には器械があるってわけです」

医療の世界を旅しているものは、病院の中にも人間喜劇に興味をもっている人たちと（CUREの高まりがそうした存在をめぐるロマンを奪っている）、ますます大きくなるCAREへの要求をとんでもないこと、消耗だと考える人たちとの間にはっきりとした境界線があるという印象をもつ。

これはただ単に気質の問題ではない。医師として仕事をしていくうちに、彼らは変わっていく。クロード・ベロー教授は患者に好奇心を持ち始めたのはかなり時間がたってからだと言っている。

「私は長い間、人を〝尋問〟してきました。それは人格をもった主体を対象にしていたのではなくて、胃の具合がよくない人を対象にしていたんです。これは昔の教育の名残だと思いますね。昔は主任教授が教授に《おいしい病人》を捜してきてくれないかと命じていました（これは権力の必然的な帰結ですがね）。そして教授に服を全部脱いで少し歩けと命令し、コメントを加えました。〝諸君、今諸君の前には末期肝臓ガンの典型的な例があります。痩せ細り、消耗の激しい状態の患者には肝臓はありますが、歩く死骸でしかありません〟。ずっと後になって、胃の調子の悪い人の一〇人のうち九人までが何らかの理由で難しい生活を送っていることを発見しました。また過敏性大腸症［結腸の病気で、心身的な要素が大きく働いていると考えられている］は実際には個人差があることを学んだのです。だから、私には何もできません、と言うのが一向に気にならなくなりました。患者に、その病気と一緒に生活をしなさいと、薬を飲み続けたり、いろいろな検査をしても何にもなりませんよと言うようになったのです」

年をとるに従って、距離をおくようになる人たちもいる。公立病院で婦人科医をしているアラン・フィリップは打ち明け話の聞き手役にはもううんざりしたという。

「本当に病気にかかっている病人を一人診るのに、その前に次々と現れるたくさんの女性を診なくちゃならんのですよ。なんでそんなにたくさんの女性がやって来るかというと、彼女らの生き様が複雑だからです。〃おなかが痛い〃と言ったら、それは生活が苦しいとか、夫との仲がうまくいっていないといったことなんですね。私は都市の患者のあるタイプにはもう耐えられないようになりました。テレビで〃サンタ・バーバラ〃なんかを見ている人たちですがね、この人たちは不平不満を言うためだけに医者に会いに来るんですよ。それを前にして私は無力です。私は人生の諸々のことは変えることができないと悟る年齢に達しています。

その点、田舎の人たちのほうが好きです。彼女らは持って回った言い方をしない。それに、器官が下垂してしまっているお年寄りなんかも好きです。この場合、私は何かをしてあげられる。お年寄りが寄せる信頼の念を自分で正当化できるからです。その他については、もううんざりです。もう話すのもうんざりです。外科を始めようかななんて考えますよ。患者は眠っている。素晴らしいじゃないですか」


若かろうと、年配であろうと、開業医は、特に一般医は選択の余地がない。競争がかなり激しいから、特定の患者を嫌がるなどという贅沢は許されない。診察の前に待合室にやってきて、「本当の病人は残れ。あとは出て行ってくれ！」と怒鳴って、そこにいた三分の一くらいの患者を追い出してしまった医師がいたということを聞いたことがあるが——この話が本当であることは、農村部で医師をしている人が私に保証してくれた——今はそんな時代ではなくなった。

マルセル・ルムーは農村の出身で、今は中都市の周辺部で仲間の医師とグループを組んで仕事をしている。この医師によれば、明らかに器質的な疾患のある患者は全体の四〇％であるという。この推定は自分の担当している患者に当てはまるだけでなく、近辺で開業している医師たちの意見でもあるという。

「製薬会社に招かれての食事会などの時、私たちはよくこのことを話題にします。それでも少しニュアンスをつけなくてはいけませんね。六〇％が機能性疾患ということになりますが、これはもうとても広い範囲をカバーしているのです。気分がふさいでいる偏頭痛持ち、これは器質的でしょうか、機能的でしょうか？

確かなことは、打ち明け話を聞いてくれる友だちとか、教区の神父とかいった伝統的な相談役がいなくなってしまったことです。人々は昔よりも孤立しています。都市は大型化して、ストレスがたまるようになりました。「話ができる最後の人」として医者が残っているというわけです。でも、患者も相手を選ぶのか、セックスのこととか、不倫、異常などという問題があるとき、患者は私ではなくて、同僚のところに話をしに行くんですよ。私はこの人の生活をよく知っているもので、私のところには来にくいんでしょうね（私たちは三人で診療所をしているのですが、こういう話を種に内輪で冗談を言います）。

この仕事にはこうした心理カウンセラーみたいな面がありますが、私はこれは嫌いじゃありません。最初はものすごく困りましたけど、解決策を見つけ出せるかどうかは確かじゃないという謙虚な気持ちをもっていれば、とても面白いということが分かりました。一人の患者がお腹が痛いとか、頭が痛いとかいっているのですが、半年ぐらい経った後で、実は妻とセックスができなくなったとか、ある女性との関係が壊れたとか打ち明けるわけです。医師はその話を聴き、助ける。しかし患者に代わって問題を解決できるわけじゃありません。そのことを納得してもらえれば、医師は役に立つ存在なのです」

マルセル・ルムーは、仕事としてはきついけれども、往診を好む少数派の一般医に属している。都市で開業する一般医の大部分が、彼らが受ける往診依頼の実に四分の三は往診するまでもなく、患者は医院まで自分で来られるケースだとしている。電話機を取り上げて、二〇フラン［七五〇円。一フランおよそ二五円と仮定］の割増し料金（鍵の修理屋の出張料よりもずっと安い）を払いさえすれば、医師が自分の仕事の予定をすべて変えて、車に乗って、家に駆けつけてくれると考えているこれらの患者に、多くの医師が苛立ちを覚えていることは容易に想像ができる。本当の緊急事態は少ない。

その場合、一般的傾向としてはSAMUやSOSメドサンのような組織にまかせるわけである。同じように、現代の一般医は夜間の呼び出しを嫌う。留守番電話に夜間連絡先として公立病院の電話番号を録音し、夜間は病院に面倒を見てもらおうとする。その癖、病院の横柄さとか医療の質について悪口を言ったりするのである。

多分これは田舎の医師の特徴なのだろうが、マルセル・ルムーは医療的見地からも、家具や写真や、思い出のものに囲まれた生活空間の中で患者に会うのは悪くないと考えている。確かに、田舎の人たちは医師にわざわざ来てもらうのにためらいを感じている。都会の医師を苛立たせる無遠慮さは農村の病人にはまれだ。いずれにせよ田舎でも都会でも、生活状況からうかがえるものが、患者の話を聴くうえで参考になり、ヒントを与えてくれることに変わりはない。

患者によっては気持ちを打ち明けるのに診察室という中立的空間を好む人もいる。それでも手懸かりはそこにはないのだ。手懸かりは打ち明け話をする人が呼吸をし、食事をし、愛し、憎むその場所にあるのである。家を見せてごらん、君がどんな人間か言ってあげよう、というわけである。警察、社会学者はこの明白な事実を何千回となく確認している。病院は患者の衣服を引き剝がすように、患者をその生活環境から引き剝がす。マルセル・ルムーが反論する。

「往診はフランス医学界の特産品です。私たちにとっては消耗ですが、それをなくしてしまうのは誤りでしょう。私の一日の仕事は往診が一五人、診療所での診察が二〇人から二五人です。診療所での診察を増やすほうが〝合理化〟という面ではいいでしょうし、採算も上がるでしょう。でもそうなったらちょっと後悔が残るでしょうね」

パリの一三区*で開業しているミシェル・デュポンはこの点に関していささか見解を異にしている。首都の渋滞の中にどうにかこうにか滑り込み、駐車違反の罰金を最小限にくい止めるために医師の標識［これをフロントグラスの内側につけておくと、道路上のパーキングエリアに駐車するとき、料金を払う必要がない］を大いに利用しているものの、この人は往診に熱中することはない。彼の一日、一週間のスケジュールを見ると息が切れそうだ。スタートは八時。一〇時半まで往診、午後一時半まで診察室での診察。食事をとってから（とれないこともある）午後八時まで往診と診察。その後、午後九時に仕事を終える前に特別に緊急を要するか、または複雑な症状の患者を一人か二人往診する。彼は最近になって土曜の午後は休みにした。これは彼にとっては大きな勝利なのである。

五年前にこの地域に開業してから、彼の患者構成は完璧に変わった。初めは年老いていく職人、定年間近のプロレタリア、この地域の昔の姿を記憶している本物のパリジャンたちの世界だった。今では《一人親》家庭（これは国立経済統計研究所の用語）、子供一人の管理職、環境の良い郊外に一軒家を買うまでここに住んでいるというコンピュータ技術者、エイズの犠牲となった同性愛者とヘロイン中毒者といった人たちが多数派を占めるようになった。ミシェル・デュポンは言う。

「診断に関してはストレスはまったく感じません。大きな病院が五分のところにありますし、孤立している感じはありません。ストレスはむしろ違った方面からやって来るんです。痛みをくどくどと言われることとか。このくどくど言われること自体、私が共感することで誘発されているのかもしれないんですがね。というのは私は対話を拒否しないのです。私は高血圧とか、糖尿病とかに関することだけでなくて、全部を聴きたいと思っています。私がいやになるのはルーチンです。子宮筋腫《しきゅうきんしゅ》のある母親だとか、扁桃腺が腫れた

＊訳者註：庶民の住む区。特にこの区の南部は中国系、東南アジア系の人たちが集中して住んでおり、パリの〝チャイナタウン〟を形成している。

乳幼児だとか、まあ店の看板を維持していくための基本になるものなんですが。

私は両親が離婚した中学生くらいの年齢の子供の話、子供たちがまったく音沙汰を寄せなくなった老夫婦の話、失業者の話を聴きます。私はどうも打ち明け話を助長するような傾向があるようでしてね、心理カウンセラーに変身したような感じがしています。

今の人たちは本当に病気にかかったら、診断とか処方箋だけでは満足しなくなってきています。あなたは糖尿病です、腎不全ですというだけでは十分じゃありません。彼らは〝どうして自分が、今になって〟ということを理解したいと望んでいます。ですから器質的な病気であっても、意味の探求といいますか、対話の要求というのがあるんですね」


CAREとCUREの考え方は、多くの医師たちに影響を与えているようだが、ここで落ち着いて考えなければならないのは、まず開業医だからといって、無許可で心理カウンセラーの資格が与えられることはないということだ。また、医療行為によって報酬が支払われる医師が患者の望みどおりに、先回りをしてその期待に応えてやるということでもない。

病院から《逃げ出した》心臓専門医シモン・レミーのように、マルセル・ルムーとミシェル・デュポンは《言葉の仲介》をすることの中から喜びを汲み上げているのである。彼らの同業者が同じような喜びを共有しているとは限らない。とかくルーチンになりがちな仕事の中に自分を閉じ込めている開業専門医も――ニキビの治療や眼鏡を取り替える際の検眼*――患者とソクラテス流の対話をするとは限らないのである。

これと並行して、病院勤務医も自分たちの慣習を打ち破ろうとしている。それは時には単純な仕種だ。ベッドに横になっている人には座って話しかける。それも、患者の目の高さにまで身体の位置を下げる。これだけですぐに両者の関係が、声の調子と大きさが変わるのである。私はたくさんの《尋問》を観察した。その結論を言うと、立ったままでいる医師は横になった患者から何も引き出せないということである。経験から、私は座っている医師は《ひと味違う》医師だということを知っている。彼らは患者の話を聴こうとし、自分の話も聴いてもらおうとしている。こうした医師たちは気軽に握手をしたり、腕を取ったりすることも私は知っている。まるでガン患者の不安など顧みないかのように、「ほら、ほら、心配なんかいりませんよ」と言いながら、肩をたたく押しつけがましくも父親ぶった医師とは正反対だ。

これらのひと味違う医師たちは、カンファレンスの時でも看護婦だけでなく、看護助手の意見も聴くことを私は知っている。垂れ流し老人のおしめを取り替えるとき、身体不随の人の体を洗うとき［これらは看護助手の仕事である］、そこにはたくさんの参考になる情報がある。そこから治療法を方針転換することもあるだろうし、変化を、回復を、悪化を見て取ることもできるだろう。コミュニケーションをしない診療科は、それは聴かない（内）科なのである。

聖なるもの、触れてはならないものに正面切って挑んだ教授が幾人かいる。クロード・ベローはボルドーの病院で一九七五年から回診をやめてしまった。回診は教育・訓練の一環として行われていたわけだから、回診をやめても教育は保証しなければならない。しかしこの困難は科の中の情報の質を高めることで回避できた。臨床教育担当医とインターン、嘱託医［週に何時間かの診察をする開業医］、医学部学生が患者の状態を詳細に知っていれば、仕事を分けることが可能になる。学生がインターンと病室に行く。インターンが臨床教育担当医と病室に行く。臨床教育担当医が主任教授と病室に行く。主任教授がインターンと病室に行く。目的は二つの事態を避けるためだ。一つは白衣の集団が大挙して病室に現れること。もう一つは病人の前で

＊訳者註：フランスでは眼鏡店での検眼は禁止されているから、レンズの度を変えるときには、眼科の専門医のところに行って検眼をし、処方箋を書いてもらう。

の情報の伝達である。

クロード・ベローは次のように語っている。

「看護婦が提出する記録を検討した後、一人ひとりの患者のデータのすべてがカンファレンスに集められます。私は横たわった患者を前にしてインターンに、この人のプロトロンビン時間［血漿凝固時間］は？　などと尋ねることはありません。患者はきっと〝それはないでしょう、教授はそんなこと知ってなくちゃ〟と考えるに決まっているからです。主任教授がインターンを通じて患者のことを知るようだったら、患者にとってそれはひどいことです。患者の前で自分たちが確信を持てないことを議論してはいけません。回診の唯一の利点は技術的なことではなくて、良い人間関係をつくるという点です。私が臨床教育担当医と一緒に患者に会いに行くのは、そのことによって何らかの決定をするためではなくて、その決定についてのコメントをするためです。

人との関係は三通りあります。脇にいる、対立している、共にいる。大事なのは、患者の手助けをするということであり、それはつまり物事の判断がつく状態に患者を置くということです。ＭＲＩを検討して、話し合いをして、その後に病室に入ります。ベッドの上にいる者（それが医者であることもあります。病気ならね）は、物事を理性的にとらえたり、自分を客観的に見ることができなくなっています。それを彼に要求するのは酷ですよ」

ある種の言葉は告白でもある。このオリジナルなアプローチの仕方のパイオニアたちは、それを特徴づけるために恐ろしい言葉を使う。医療を《人間的にする》、病院を《人間的にする》がその言葉だ。ところがこの目的自体から手厳しい疑問が引き出される。つまり、それではあらゆる仕事の中で最も人間的な仕事に《人間味》が欠けているのか、という疑問である。

経営者たちが白ら有罪を認めている。パリの公立病院組織であるアシスタンス・ピュブリックは社会学者グループの批判的レポートにかなり手痛いダメージを受けた後、一つのチームをつくった。このチームの名前自体（《関係、コミュニケーション、サービス、患者》）がプログラムの特徴を表しているのだが、アシスタンス・ピュブリックは四〇〇〇万フラン［一〇億円。一フランおよそ二五円と仮定］の予算で病院内の案内表示板や電話を改善し、患者新聞を発行したのである。各病院は受付の善し悪しを病院のサービスの質を判断する指標の中に含めるように勧められた。幾つかの病院は利用者に一種の控訴権を与えた。クラマール［パリの南郊外の町］の〝クレール病院の小児科は《不平ノート》制度をつくり、各人が自由に書き込むようにした。とは言っても、病院文化がこれらの意図について来なければならない。しかし、現実には改革の道のりは遠く、この意図を達成するためには大学教育から始めなければならない。こうした中で、トゥールではバグロ教授の責任のもとに、選抜試験問題に今まではなかった人文科学が加えられた。これは未来の医師たちの選考規準が、ただ単に医師倫理審議会元会長のルイ・ルネ博士が名づけるところの《ロケットが月に到達するために必要な推力を計算する能力》だけではないことを狙っている。

トゥール大学の医学部では受験者に対してこの試験を正当化する文書まで作成したほどだ。そこには次のような微妙な自己批判が読みとれる。

「患者の話を聴き、診察をする間、すべてが医療用大型コンピュータに入力されるコードを見つけようとするかのように進行します。このコンピュータとは、あなたの科学的な知識とあなたの医学書です。しかし、コードがいつも見つかるとは限りません。医学がなす術を知らない苦痛があります。コンピュータには〝シンタックス・エラー〟と表示されるでしょう。患者は多かれ少なかれ、あなたが仲介となって科学に送りこまれるメッセージの中に自分を認めるものです。患者が言い表したかったことをあなたがねじ曲げなかったかどうかをチェックするのはコンピュータの役目ではありません。

あなたは科学の託宣を告げ、プリンターがあなたの処方箋を乾いた音を立てて印字します。この時点で、患者は少し疑問を抱きます。患者は医師に会い、医師に話を聴いてもらったことで気持ちが楽になっていますが、自分はコンピュータのなかにあるケースとは少し違うのではないかと考えているのです。患者はあなたの知識には疑いを差しはさまないにしても、自分の特殊性が理解されたかどうかについては確信をもてないでいます」

ここにすべてが言いつくされている。広い範囲から出題される問題について受験者が書く文章は二人の採点者によって読まれる。一人は大学病院センターの医師、もう一人は文学か哲学の教授だ。このやり方は伝統的にまったくなかったことである。最近、国民教育省は文学系を履修した高校修了者にも医学部に進めるようにする試験を提案した。これには《質》を理由に、医学部長たちの大半が反対した。彼らが好んだのはエンジニアを養成するグランド・エコール*の受験に失敗した数学と物理を徹底的に勉強した学生である。これらの学生にとって医学部は第三か第四志望だったのだが、医学部長たちは強い使命感に突き動かされている文学志望の学生よりもましだと考えたわけだ。

患者が話をするのは邪魔だ。しかしまず初めに迷惑なのは、あまりはっきりとは口に出されないとしても、苦痛の叫びである。治療をするものと治療を受けるものとの間にある大きな壁は、後者の痛みである。痛みは医学では新しい分野だ。ヒポクラテスもガリエヌスも、ルネサンス時代の創造的な精神も生理学者も、痛みをその他の感覚から分けることがなかった。温かさと冷たさと同じように、痛みは触覚の変種でしかなかったのだ。

一九世紀前半を通して、医師、特に外科医は自分たちの仕事の権威を失わせる新しい専門分野である麻酔について一切何も知ろうとしなかった。ところが笑気ガスやエーテル、モルヒネは知られていたのである。しかし痛みは貴重な信号だ。学生には痛みが引き起こす場面に対してびくともしないように教えられるが、痛みをコントロールすることはまったく教えられない。むしろその逆で、兆候として有用だと教えられる。犠牲者にはお気の毒さまというわけだ。

痛みが科学的な研究の対象になったのは五〇年前のことに過ぎない。研究はゆっくりと進んだ。痛みの治療を専門とするセンターのパイオニアであるジョン・ボニカは、七〇年代の初めに、年間予算が二〇億ドルを超えるアメリカ国立公衆衛生研究所からやっとその〇・〇一四％に当たる研究費をもぎ取ることができた程度だった。それから長い道のりを経て、一九九三年にパリで行われた国際学会には四〇〇〇人の専門家が集まるまでになったのである。しかし、こうした関心の高まりが現場での進歩に結びついているのだろうか。医師たちは患者の痛みの訴えを聞いているだろうか。聞いていないのであれば、彼らの耳は塞がれているのであり、聞いているのであれば、彼らはサディストか、無能かのどちらかである。

フランスでは一九九二年に〝痛みのための行動〟という名の協会が一般医とガン専門医を対象に調査を行

＊訳者註：日本語に翻訳すると文字通り大きな学校、〝大学〟となる高等教育機関の一つ。フランスの一般の大学（ユニヴェルシテ）には、高等学校が終わるときに全国一律に行われる国家試験であるバカロレアに受かれば、自分が高校で選択した系統（現在文学系、社会科学・経済系、理数系にわかれる）の学部に入学できるが、グランド・エコールにはバカロレア合格後、主だった高等学校に設けてある準備クラスで二年間勉強した後、各グランド・エコールが実施する入学試験に受からなければならない。伝統的にフランスの大学には工学部がなかったため、エンジニアになるためには専門が様々に分かれるグランド・エコールに入らなければならないのである。また、フランスではこの種のグランド・エコールを終了したものだけが〝エンジニア〟と呼ばれる。グランド・エコールには工学系だけでなく文化系の学校もあるが、医学系のグランド・エコールは存在しないので、医師になりたいものは大学の医学部に入らざるを得ない。

った。調査の結果は予想以上にひどいものだった。ガン患者の七〇％が痛みを和らげる治療が不十分であると答え、四人に一人の医師がモルヒネの投与に関する知識に欠けていると認めている。ガン患者の痛みを和らげるために世界保健機構が定めたプロトコルは専門医では二人に一人、一般医では一〇人に四人しか使っていない。ガン患者の九〇％は治療で痛みが和らげられるにもかかわらず、その治療を受けているものは三〇％だ。すでに一九七五年から抗議をし、適切な教育を要求し続けてきた世界保健機構はこう結論づけていた。

「私たちは有効な治療をするための科学的な基礎をもっているにもかかわらず、何百万人もの人々がその利益に与れずに苦しんでいる」

痛みに関する教育も養成もフランスではまだ本格的に行われていない。このことは医学関係の専門誌が勇敢にも明らかにしていることである。一九九三年の大規模な学会のおりに、週間医学専門誌 *Impact Médecine* はフィンランドとノルウェー、デンマーク、フランスで行われた調査の結果を報告した。調査に際しては、乳ガンと悪性黒色腫、直腸ガンの三つのケースをもとに医師グループ（一般医が九〇％、専門医が一〇％で構成されていた）から意見を聴取している。世界保健機構の基準に従うとすれば、この三つのケースでの正しい処置がされた割合は順番に一四、一一、二四％になる。フランスで骨の痛みに最もよく使われているパラセタモールとコデインの配合薬について専門家は、「フランスの医師は患者の苦痛の程度を重いと評価しているにもかかわらず、それを和らげるための十分な処方をしていない」と言い切る。

ここには麻薬患者へのメサドン療法の管理に対するのと同じ文化的タブーが認められるのだ。つまり、モルヒネを使うことには《抵抗》があるのである。デンマークではモルヒネがフランスの五〇倍使われている。イギリスでは一八倍、アメリカでも一〇倍使われているのだ。フランスはこの点では世界第四〇位である。これは麻薬常習者に麻薬代替物質を処方するときに医師倫理審議会にお伺いを立てなければならないからだろうか。病人を麻薬中毒者にしてしまうかもしれないという恐怖感からだろうか。しかしまたしても麻薬のタブーが語られるのであれば、これもまた無知のなせる技である。スウェーデンでは、一九七五年から一九八二年の間に医療で使用されるモルヒネの量が一七倍になった。しかしその間、モルヒネの使用量の不正な増大はなかった。

国立衛生医学研究所と国立科学研究センターの研究者であるジャン＝マリー・ベッソンはこの問題についての第一人者だが、この人は経口服用は問題がないことを明らかにし、アメリカでの大規模な調査結果を引用している。それによると、一万人の患者のうち麻薬中毒者は四人であり、そのうちの一人が重症になったが、これは元麻薬中毒者だった。そして、ガン患者については、痛みを治療するよりも便秘の治療のほうが難しいというのである。

ジャン＝マリー・ベッソンは多くの教科書がこの問題について半ページしか割いていないといって憤慨する。八つの医学部が痛みに関する教科内容を統一したに過ぎない。認められた免状もそれで一つの専門を認定するわけではなく、大学資格*に過ぎない。ところが痛みは今では受け身の兆候ではなく、攻撃的で危険な疾病と見なされるようになってきた。この病気が多くの患者を苦しめているにもかかわらず、その苦痛はあまりにも過小評価されている（エイズ患者、子供における痛みがその例）。習慣と片意地と、大学における専門別の区分、病院での縄張り意識が痛みを《付録》として、余分なものとして片付けてしまっているのである。

＊訳者註：フランスの大学で得る資格は各大学が出すのではなく、国民教育省が一括して出すから、大学間格差はない。誇張すれば、制度上はフランスにはただ一つの大学があるだけだといってもいい。従って、大学が出す各専門分野の免状は自動的に国家資格になるのが普通である。ここでは、痛みに関する単位を履修しても、それが国家資格ではなく、幾つかの大学の医学部が認める資格に過ぎないということを言っている。

る。選択科目というわけだ。

各地の病院の中に痛みを治療するペイン・センターができてきている。しかし、このセンターは簡単に見つからない。オフィスも、診察室も、自立も、予算もなければ、事務員もいない。大体が麻酔科や、神経内科、腫瘍科に付属している。つまり、《高貴》な正規の診療科の中に設けられているのである。病院には診察の予約を取るために何百回という電話がかかってくる。需要は猛烈な勢いで増えているが、供給が追いつかない。よい病院を知っているかどうかで、あなたが最悪の拷問のあげくに死ぬか、まずまず平穏に死ねるかが決まってくる。人は不公平がはなはだしいと言うが、痛みに関してはこの決まり文句が字義通りに機能している。

ステファンヌ・ドナディユは叫ばない。性に合わないからだ。彼に会いにラエネック病院［パリの公立病院。耳鼻咽喉科で扱うガン患者の治療で名高い］に行ったとき、ペイン・センターは暫定的なプレハブのバラックの中にあった。そこに配属されていた医師たちは、事務員がいないために、留守電を利用して診察のスケジュールをなんとか管理していた。

ステファンヌ・ドナディユは初めSAMUにいて、続く十二年間は耳鼻咽喉科のガン疾患を専門に扱う部門で集中治療の責任者をしていた。この人は従って痛みのために身を捧げようと決める前からそのエキスパートになっていたのだが、ちょっとした欲求不満をこめながらこう言った。

「患者は麻酔されようと思って病院に来るわけじゃなくて、手術を受けに来るわけです。麻酔はそれに付随することだと思っているし、麻酔については、麻酔が原因で何か起こらなければいいなと考えてるだけです。こういう患者と個人的な関係を持つことによって、もっとよく知りたいと思うときがありました。痛みに取り組もうと思ったのはこの時からです。

アングロ・サクソン系の国々では、痛みは呼吸器科とかと同じくらいに普通の診療科になっています。ところがフランスの医療文化は、痛みの中にただ単なる兆しを見るに過ぎないのです。インターンに進むための講義では、神経内科の授業で痛みの筋道が少し言及されるだけです。一九八三年か八四年くらいから、痛みはそれだけで一つの病気であり、公衆衛生の問題だという考えが広まってきたように思えます。骨折した部分を固定して、動かなくするように、痛みも同じように扱わなければなりません」

ステファンヌ・ドナディユは彼が毎日相手にしている代表的な患者の例を幾つか教えてくれた。オートバイに乗っていた男の腕がもぎれ、引っぱられた神経が恐ろしいほど剝き出しになっていた。糖尿病患者が足が燃えているように感じる。胸の手術をした患者の鋸で切られた肋骨が胸を傷つけている……それから、レポートやCTスキャン、MRIの画像を鞄にいっぱい詰めてやってくる患者。彼らは従来から存在するあらゆる治療法を試したが効果はなく、疲れ果てた挙げ句に骨接ぎ師や催眠治療師などの代替療法に助けを求めたけれども、やはりまだ痛いという人たちだ。彼らはあまりにも大きな期待をもってやってくるために、現実を分かってもらわざるを得ない。痛みには個人差のあること、痛みの評価、定量化が困難であることを説明し、分かってもらわざるを得ないのである。痛みの中で最も一般的なのは手術後の痛みである。ここで欠陥があるのは科学ではなく、病院の組織のほうだ。再びステファンヌ・ドナディユに説明してもらう。

「看護婦は入院患者が簡単に解決できる問題の犠牲にならないようにします。例えば尿閉とかですね。その次に彼女は医師の処方を見ます。モルヒネ系の薬品だったら、麻薬がしまってある棚の鍵を取りに行くんですが、鍵をもっている人が見つからなかったりします。そうすると、必要な鎮痛薬の血中濃度が十分な状態になるまでに一時間くらい簡単に経ってしまいます。患者はその間、納得できる理由のないまま、苦しみながら待たなければなりません。

痛みは本来、初期のうちに処置をしておけば治りがいいのです。そして、幾つかの（危険と過量投与を防ぐ装置を備えた）仕組みを使って、患者が自分で鎮痛剤を打つことができることも知っています。それでも、いったい幾つの科がこういう手法を使っているでしょうか」

パリでは三つの病院（コッシャン、ラリボワジエール、サン・タントワーヌ）が実験をし、良い結果を得たが、難しいところはいろいろある。特に、痛みには複数の専門分野の人が一緒に対処しなければならないにもかかわらず、病院というのが各専門別に細かく分断され、お互いがライヴァルである点だ。

「絶対に私たちに援助を求めて来ない科も幾つかあります」とステファンヌ・ドナディユは残念そうに言う。

「看護婦は私たちに連絡したくてたまらないんです。病人のそばにいて、どのくらい痛むのかちゃんと分かるのは彼女たちですから。それでも医師は自分たちのテリトリーに他の科の医師が来ることに我慢できません。私の場合は友だち関係なんかを使って、なんとかうまくやるようにしていますがね」

神経が原因の痛みは医学的に認められ、リストアップされている。しかし痛みを訴える人は千差万別だ。例えば、検査をしても何の異常も見つからない頭痛。背中の痛みでX線検査をするが、写真には椎間板《ついかんばん》ヘルニアは見つからない。精神科の領域に属する痛みもあるが、痛いことにはかわりがない……

「先入観にとらわれないで、私たちはいつも患者の言うことを信用します」とステファンヌ・ドナディユは言う。《尋問》と《自白》の王国でこのような前提を立てること自体が、いかにまれなことであるか分かるだろう。

ひどい痛みに苦しむ患者を相手に毎日を過ごす彼の働きぶりに、思わず「一日中こういう患者を診ていて、自分自身も痛みに襲われることはありませんか？」と質問をせずにはいられなかった。

「話を聴いて診察するのが嫌いだったり、患者を少しでも楽にしてあげたいと思わないなら、それは医者じゃないでしょう？」

ステファンヌ・ドナディユは微笑んだ。

「もちろんです。私には胃潰瘍があって、それがときどき目覚めるんですよ」

5章　だます患者　だまされる医者

医師は時として人の話を聴かないことがある。患者はそれを非難するけれども、医師たちが我慢をして聴いていることは何なのだろうか。治療者と患者の使う言葉が同じでないとしても、前者を一律に悪者にするのは単純に過ぎる。医師の仕事には恐ろしく多くのことが要求される。まず患者の苦情を聴かなければならない。患者が黙って言わないことも、嘘も聴き取らなければならないのである。精神分析家はこうした患者の心理には慣れている。分析家は彼らの存在理由であるこの明暗の中に入り込むのだ。原則として器質的疾患を取り扱う医師は、経験を通してこうした患者の微妙な心理に慣れていく。

医師による治療が必要な人々で、病気である自分と向き合うまでに非常に長い時間を要することがあるが、多くの医師はそのことに我慢がならない。「患者に説明しているのに、何も分かっちゃいない」という言葉を何度聞いたことか。しかし問題なのは《理解》とか、知性とか、教養なのだろうか。医師自身も、いざ自分が病気になったとき、病気を否定したり、いや自分はそんなものにかかってはいないと考える衝動に駆られないだろうか。自分の腫瘍を認めることができないガン専門医はざらにいるのである。

私は何人ものガン患者の診察に付き合った長い一日の出来事を思い出す。全員ガンにかかってから一八ヶ月以上経っていた。全員に転移が認められ、全員が配偶者か、近親者に付き添われていた。その日の午後を通じて、《ガン》という言葉が発せられたのは一度だけだった。それでも、私が見たのはガンにその存在をむさぼり食われている人たちばかりだったのである。治療と、検査と、定期的な入院と、消えることのない痛みと、不眠と、恐怖が生活のリズムをなしている存在。各人は少なくとも転移する前のガンのことは知っていた。患者が服を着るために更衣室に入ると、配偶者はすぐに小声で医師に質問をしたり、新しく気がついたことなどを話した。その時はタブーが崩れ、生き残るものの間で急いで本当のことが話し合われた。私はこの心理的な障壁の厚さに、この執拗な否認に強い印象を受けた。騙されやすい人だけがいたわけではない。しかし、医師も患者の態度と言葉遣いにならい、患者の思いに合わせる以外の選択肢を持ち合わせてはいなかった。

《合理的》な精神の持ち主は、勇気とは物事をその名で呼ぶことであると言うだろう。しかしこのような経験の後では、私は自分が同行した医師たちと同じように、はっきりこう断言することはできなくなってしまった。遠回しの言い方はある人たちにとっては身をかわす方法であったり、降参をしない手段になったりする。一つだけ私が確信をもてることは、私が治療者の立場にいたら、私も目の前にいる人の要望と禁止事項に妥協しながら、できる限り波風をたてることを避けるだろうということである。沈黙、言わないことによる嘘、嘘そのもの、半分だけ嘘、控え目な表現、妄想的作り話。診察の現場で使われる方法の種類にはきりがなく、めまいがするほどである。

ある糖尿病科で私は午前中に三人の患者を見ていて、《尋問》が大変危険であることが分かった。最初に見たのはティーンエージャーの女の子で、涙を流している。この子は原因不明の高血糖症の犠牲者で、医師に観察ノート（彼女はこれに一日に数回血糖値を記録しなければならない）を見せていた。記録はきちんとしていて、申し分がない。しかし後になって医師が私に説明したことによると、ノートは完璧すぎたのだった。彼女はインチキをして、安心させるような数字を並べていたのだ。インシュリンの注射をしなくてはいけないところを、太るのを心配して、していなかったのである。

これとは逆に、印刷工をしている二人目の患者は几帳面で、注意深く、理想的な患者だった。それではなぜこの人は具合が悪く、不安になっているのだろうか。彼は自分の身の上を苦々しげに話し始めた。妻が《普通でない》夫を恥じているというのである。彼女は親族に夫の糖尿病を隠し、夫にもそのことを言ってはいけないと申し渡してある。その結果はというと、義父は娘婿をお菓子責め、シードル責めにする。日曜ごとに義父の家に行く習慣があるが、この宴会の帰り道、ハンドルを握る手が震える。

三番目はもう少し年輩の患者のケース。ためらい、言いよどんだ末、ついに身を躍らせる。彼は不能なのだった。この不能が《頭の中にあるのか》、情けない血液の状態の結果としてあるのかを知りたいというのである。医師はそれは分からないけれども、病気が原因だというほうに賭けると言う。泌尿器科の医師に見てもらってはどうでしょう。すると男は、こんな恥ずかしいことを思い切って白状したからには、すぐ知りたいと言い張る。頭の中か、病気か！　何か隠しているんでしょう。先生、全部言ってください！

こういう興味深い見方もある。呼吸器科の医師が次のような話をしてくれた。

「女性の患者のほうが気が楽ですね。人の言うことをわざとねじ曲げて解釈する度合いが少ないし、医者をだまそうとしないからです。それに引き替え、男は嘘をつきます。話したくないことがいろいろあるからです。男は服を脱ぐのは問題ありませんけど、物理的には脱ぎますが、心理的には脱がないですね。男たちは具体的な解答を求めます。咳をなんとかしてください。はい、さようなら。これで終わり。女性はこれとは反対です。服を脱ぐのは嫌がりますが、よく話をしてくれます。これこれはどうして起こったのでしょうというようなことをよく尋ねてきます」

これは一般論化できることだろうか。形成外科医のカトリーヌ・フェラーリもほとんど同意見だ。

「普通、女性は四〇歳代から私のところに来ます。リフティングなしのまぶたの手術なんかは勧めますが、雑誌の写真に出ている通りの鼻にしてくれなんていうのは断ります。ひねくれた人もいますよ（豊胸手術で素晴らしい胸をしているのに、それを取ってくれなんて！）。それでも、仕事をばりばりしている女性がやってくるケースが多いですね。私からすれば、彼女らは頭が少しおかしくなっているんです。それでも、自分たちをバービー人形だと思っているわけではありません。

男たちはもう少し年齢がいってから来ますね。お腹と鼻が多いですけど、時々はリフティングもします。笑っちゃうのは、男たちの言い訳の見つけかたです。〝ここんところが、爺さんっぽくはありませんか〟とは絶対言わないですね。ある会社の社長がまぶたが厚ぼったくはれあがっていましてね、私に向かってこう言うんです。〝小切手にサインするとき、陰になっちゃうんですよ〟。笑いませんでしたよ、私は。それで、その種の悲劇には外科的な救済手段があると思いますと言っておきました」

病人の中で一番の嘘つきは自分自身に対して嘘をつく人たちだろう。ある日の午後、SAMUで私が乗っていた救急車が地下鉄のサン・スュルピス駅で起こった心臓発作のために出動を要請された。五分以内に現場に到着すると、駅員に囲まれて男が倒れている。彼を温かい救急車の車内に運んだ。強いイタリア訛りがある。ピザ職人だった。心電図、最近した血管造影の痕跡がある。苦しそうな様子だ。医師がぶつぶつ言っている。「やっこさんが心筋梗塞なら、おれは明日出産してみせるよ」。医師は無線で「心臓発作患者」の記録を書き直す。ロベルト・マンゾーニはパリじゅうの病院に知られている有名人だった。彼は二回心臓バイパス手術を受けたと言い、涙を流し、左足が痛むと訴えた。コッシャン病院の救急に運んでいる間、医師は物静かに対処し、精神科に行くようにうながしている。《話をする医師》のところに行ったほうがいいのではないか、と。

「わしゃ、恥ずかしい！　恥ずかしい！」とロベルトそればかりを口にしている。自分の正体がばれたのが分かったのだ。五〇歳で嘘をついても、何にもならない。

私たちはロベルトを《心臓病シミュレーター》と命名しようとしたけれども、救急車に乗っている医師の話によると、彼は本当に病気なのだそうだ（アンブロワーズ・パレ病院の医師たちは一杯食わされた。というのも、ロベルトは血管造影検査まで受けてしまったからだ）。私たちの目の前にいたのは本物の偽病人で、医学部ではミュンヒハウゼン症候群として知られている（医学書には一九五一年に初めて記述された）。それは心ならずも病院から病院へ渡り歩き、手術、検査を繰り返す人たちである。医学をよく知り、インターンくらいなら簡単に欺かれてしまう（時にはそれよりも経験を積んだ医師も）。

コッシャン病院で冷ややかに迎えられたロベルト・マンゾーニはストレッチャーの上に横になっている。二時間後には病院の外にいることだろう。そして、翌日にはまた新たな運試しをすることだろう。かくして、ロベルト・マンゾーニの名前はSAMUの大きなノートの要注意人物の項目に記入されるだろう。しかし、カバノンとかいう女性の名前よりずっと後のほうだ。この女性は教師だというが、実に想像力豊かで優れており、この人にかかるといつでも救急車がサイレンを鳴らして出ていくことになるという……。

勇気ある嘘（告知の仕方）

医師にとって極めて難しいことは――これについては誰も軽々しくは言及しないし、誰も自分のやり方に満足していない――ここに早急に死ぬかもしれない病人がいる、または病人自身が自分はもう長いことないのではないかと疑っている、そして医師がそのことについて話し合わなければならない時の、その病人へのアプローチの仕方である。どの《真実》が本当なのか。どの真実が有効なのか。

アルザス地方の農村部で医師をしているロベール・カスパールは自分の迷いと動揺を隠さない。

「いちばん嫌なのは、患者にほとんど死刑を宣告するような診断が出る時と、治るチャンスがほとんどないことが分かる時です。それでも、ほんの僅かでもチャンスが残っているなら、自分がいかに重大な状態にあるのかを認識しなければいけないと思います。

決まったやり方はありません。フィーリングでやるよりほかありません。時間がたっぷりあるなら、忍耐という手を使うこともできます。病人がこっちの話を聴けるなと感じるときが来ますからね。人によってはすぐ事態をのみこめます。そうじゃない人たちとは三回も、四回も話をしなければならないことがあります。それぞれの人の気質とか、教養の程度、年齢、医師との関係によって変わってきます。私はいつも最大限のことを、つまり患者が知りたいことのすべてを言わなければと考えていました。家族にもそのことを知ってもらわなければとね。

とは言いましてもね、子供の両親に、おたくのお子さんはとても珍しい白血病にかかっていますから、パリの病院に連れていかなければなりませんと言わなければならない時、そして、ひょっとしたらダメかもしれませんと言わなければならないとしたら、そう告げるのを遅らせようとしたり、避けようとしたりするでしょう」

一人ひとりなんとか切り抜けているのが実状である。職業倫理法第四二条は、医師は病人に診断または重症度を知らせないと決定してもよいとしている。

リールで呼吸器専門医をしているロベール・ドゥモーは、患者の希望を聞いて解決をはかるということにかけては、多くの医師の態度を代表しているように思える。

「私の診察室では机は壁にくっつくように置いてあります。患者は机の向こう側、私はこっち側というような、警察の取調室とか法廷のようなかたちをとりたくありませんから。私は患者のそばに座って、質問してくるのを待ちます。ちょっと予告をしたうえで、本当のことを知りたいなら話しますよ、という雰囲気をつくっておくんですね。

質問のされかたも考慮に入れます。〝私の病気は何でしょうか？〟というのは〝ガンですか？〟という質問とは違います。食道ガンの患者がいました。質問をしてきたので答えたわけです。それ以降、食道という言葉はまったく口にしなくなりました。転移していたんですが、ある時こう尋ねてきたのです。〝これは私の病気のせいでしょうか？〟話題が核心をついてくるときは、しゃべる速度を下げます。あまり楽観できないことを言うときは、口述筆記をさせるときのようにゆっくりしゃべります。呼吸器内科ではそれはとても難しいことです。肺ガンは助かる率がすごく少ないですから」

専門によって、この差は大きく開いている。呼吸器科と肝臓科の医師たちは、原発性ガンはロベール・カスパールが言うように医師たちを《嫌な》状況に陥れることを知っている。大体において、肺ガンと肝臓ガンは助かる見込みがないからだ。しかし、だからといって病状を説明する義務から逃げられるわけではない。パリ郊外の公立病院で呼吸器内科部長をしているジュリエット・モンザは一般的な行動指針を作った。

「人の考え方は変わります。今の患者は診断を告げられる時、できるだけ多くの情報を要求するようになってきました。それでも自分の病状を知った時に、パニックに陥らないというわけではありません。

医学的に確信をもてるようになった時、私は患者を病室に訪ねます。回診の時とは別に、インターンもその他大勢も連れずに行くんですけどね。病室に入って、座って、始めるわけです。最初に話す時は、相手の反応を観察しながら、あまり長くならないように気をつけます。患者が受けるショックが大きいですから。そして、看護婦たちに誰々さんは打ちのめされていると警告しておきます。翌日と翌々日には、患者が望めば、もう少し長い時間病室にとどまって、これからすることを話すようにしています。いついつにまた診てみましょう。その後しばらくしてから、総合検査をしましょう。その結果を見て、化学療法を続けるかどうか決めましょう、という具合にです。

病人にとって、このような治療スケジュールに組み込まれることは大切で、気が休まることなのです。一番難しいのは、患者が自分の病状を知りながら、何も知りたがらないときですね」

傾向は真実を告知する方向にある。しかし医師たちはその際同時に細かい配慮を施すのを忘れてはいけない。私が会った人たちは、ほとんど全員がレオン・シュワルツェンベルクほど断定的ではない。この高名な教授は一九九〇年に「病人に嘘をつくとき、人は実は病人を社会から抹殺しているのである。同情から出ているにしても、その時、病人は社会的に安楽死させられるのだ」と言ったのだ。*Le Journal international de médecine* はガンに関して一般医を対象に調査をした。その結果は以下のように割れていた。告知派が多数(四六・四%)を占めたものの、病名を言わずに病気を説明するという者もかなりの率(三七・五%)を示した。別の診断を言ったり、問題を避ける医師は九・四%にすぎず、四分の三の医師が病人には知らせないとしても、近親者には知らせている。残りの四分の一は患者の許可を得ないうちは黙っているという。

私には告知組の医師が増えているように思える。五年前から、特にエイズの影響で、死が社会的な話題になり、医学が以前ほど《頼りにならなくなった》からである。フランスではアングロ・サクソン系の乱暴な告知の仕方は採用していない(これは特にアメリカで後々になって誤診を告訴されることに対し、自らを守る方法の一つとして使われている)。しかし人々は人間はいつか死ぬことを知っているし、医学界も自らの限界を隠さないようになってきた。私たちは危機の時代にいるのである。そして危機の時代には、人々は直接的な言い方をするものなのだ。

現在まだ不明確なのは、当然ながら予後についてである。前記の調査での四六・四%の告知派も、正確な見通しを教える医師となると一四・二%に減る。多くの医師は過酷な診断に対して多少なりとも希望をもっているからだ。科学的な良心がこの態度とは無関係ではない。死ぬか、回復するかは確実ではない。これは統計的な事実だ。そしてこの統計的事実を各個人の運命に適用するわけにはいかないのである。

ブルターニュ地方の肝臓専門医、パトリック・トゥリユーがこのジレンマをうまく要約してくれた。

「白血病という言葉を言うか、言わないかは今の私にとってはほとんど二次的な議論です。いずれにしても、私が処方する治療は長期におよぶ複雑なもので、事情を知らされた患者と家族の積極的な参加が必要です。発熱と消化器系の副作用、髪の毛の抜けぐあいを観察しなければなりません。患者が自己管理することは、病気がもし治るとしたら、その治癒の大切な要素なのです。私が嘘をつくとしたら、それは予後についてです。私は治療は身体にとって辛いということを予告しておきます。そしてそのすぐ後に、その治療がもたらす明るい見通しを言っておきます。家族にも同じことを言います」

私が会った医師のほとんど全員がこれとほぼ同じ意見だった。エイズを治療する医師も同じだ。ここでも、予後に関する真実は明かさないようだ。治療者と患者が開始する長い歩みの中で、手を打つ余地はかなり大きく残されているのである。暫定的であれ、実験段階であれ、新発見や新しい薬を期待できるからだ。エイズ患者を診る内科医の多くは、患者が新しい治療法に懐疑的だったり、落胆したりしても、その療法を自らストップしたり、あやしい民間療法師のもとへ走らないかぎり、新しいことはすべて試みると私に言った。

私が気がついたことは、出会った医師たちが経験をつむにしたがって主張を和らげるようになったと言ったことだった。若いときは真実への好みと患者への敬意という理由から、とことん告知派だった。ところが年齢を重ねるにしたがって、原則への厳格さが弱まり、よりプラグマティックになり、勇気はいろいろなかたちをとったり、揺れ動くものだと考えて、譲歩するようになる。病気の初期には素晴らしいエネルギーで病気と闘う患者がいる。この人が打ちのめされる。次には、また闘いを再開する。また打ちのめされる。

これは経験の産物だろうか。それとも医師自身の死への恐怖からだろうか。または自分が治療している人たちに段々と一体化していくようになるからだろうか。四五歳くらいの年齢層の医師（最も鍛えられている年齢）から一種の《そうです、けれども》という声を私は聞いたような気がする。そうです、人々は自分の病気について、自分の運命について情報を得る権利があります。けれども、人々は恐怖する権利も、たとえそれが最適な治療であったとしても治療を行わない権利もあるのです、というわけである。看護婦たちのこの点についての考えはもっとはっきりしている。四〇歳を過ぎると、彼女らの確信は和らぎ、個々の患者をよく見るように勧め、大原則に対して警戒するようになる。

私が少しの時間一緒に過ごした医師たちのうち、この問題についてはほんの僅かの人たちしか《決して》とか《常に》という言葉を使わなかった。医師たちは、いつもに似合わぬ謙虚さをもって矛盾する話をしてくれた。消化器専門医のダニエル・フロケはこう言っている。

「私は人に向かって、もはや希望はありませんとはもう言いたくありません。これは臆病からではなくて、その結果を見てのことです。最後にそう言ったのは、ある神父にでした。この神父は真実を言ってほしい、すべての真実を教えてほしいと要求していたのです。病人は、私に質問をしている時、とてもしっかりして、毅然とした様子でした。私は従わなければならないだろうと考えました。その結果、神父は完全に無気力になり、恐怖と苦しみの中で死んでいったのです」

クロード・ベローはこれとはまったく反対の経験をもっている。ある男の患者は今後の見通しと、手術についてとても詳細に尋ねた後、教授に感謝した。そして自宅に帰ることに決め、三週間後に家族に看取られながら死んだのだ。別の人は死の宣告を受けていることを知ると、残された時間を妻と子供たちとの和解に捧げ、そして世を去っていったのだった。また別の男性は、ガンという言葉を発せず、その言葉を聞くことも要求しなかったが、ある週末、外泊したいと許可を求めてきた。月曜日に病院に戻ってきたこの人は、ニワトリとウサギを放してきた。おそらく自分は戻れないのに、閉じこめたままにしておくのは忍びないと語ったのだった。……

言葉のゲームでは勝者は生き残るものである。従ってそれは医師だ。敗者が怒り、悪口を言い、疑い、要求するとしても驚くには当たらない。しかし、《勝者》は敗因を命名する言葉を見つけることができるという優位な立場にある。敗者は手探りし、恐怖の中にある。孤独で、危なっかしいこともあれば、悠然としていることもある。それは尊敬に値する。敗者の真実の時なのだ。

感情の罠

これほどうらぶれた建物に入っているのは警察か、公証人事務所か、出版社くらいしかないだろう（出版社と公証人事務所で、外観を取り繕うためにわざとそうしているところは別として）。ベルナール・ルーヴレーの診察室は、ゾラの小説に出てくる貧民を映画に撮るために慧眼な製作者がスタジオにするならまだしも、歴史的建築物に指定されるような建物の中にある。あせたピンクの壁、古いタイル張りの床、どぎついネオン、洗面台、ゴミ入れ、金属製の机の上には開発途上国の税関事務所でしか見られないような大きなスタンプ、シーツのかかっていない裸の診察台、鵞鳥の糞の色をした合成皮革の椅子、X線写真を見るための照明。〝国境なき医師団〟とナイル川への旅行を誘うポスターが装飾のように貼ってある。

ベルナール・ルーヴレーはその分野では手本になるような人である。彼のいる建物から数歩離れたところで、腎臓移植と人工透析をしているが、この地方でいち早くそれらを採り入れたのがベルナール・ルーヴレーだった。かくのごとくに、サラリーマン医師は装飾とか見てくれのよさには一切関心を寄せない。町で開業している医師は一応満足のできる程度にお客を迎え入れる気遣いはする。しかしそれ以上にはしない。個人で開業して、はやっている専門医はそのことを示すしるしを外にひけらかすことがある。自尊心を満足させる高名さを表す証である（私は派手好きな婦人科医のところで、まあまあ悪くない絵と本物の日本の屏風を見たことがある）。私立クリニックは、金庫にお金があまりないときは、偽の大理石の上に何かを置いてみたりする。病院勤務医はアングロサクソン系の雑誌で大きく取り扱われたり、特別委員会や国際会議で重要な役割を果たすけれども、自分の身を飾ることはしない。

私の観察によると、あまり高い肩書きをもたない部長たちが一番装飾に腐心するようだ。ここに熱帯魚を飼う水槽を置くかと思えば、あそこにはタペストリーを下げるといった具合だ。主任教授になれないかわりに、それを演じているようである。

ベルナール・ルーヴレーはかなり前から主任教授ごっこをする興味を失ってしまった。彼は教授兼部長であり、医師としての経歴の頂点にあるけれども、もう何年も前から本当に価値の高い論文は発表していないと自分で思っている。病院組織の運営に関する問題で忙しいのと、実際のところは研究者タイプではないのだ。彼のすぐ下にいる医師は優秀で、苛立って足踏みをしているような男で、現在では学問的レベルでは彼よりも上にいる。首の後ろにこの二番手の熱い息が吹きかかってくることにうんざりした教授は、その座を譲る提案をした。しかし、助教授はこの平和的退位に戸惑ってしまい、譲位を辞退した。皇太子が玉座に座るためには、君主が死ななければならないというのである。

まだ当分やって来ないであろう死を待ちながら、ベルナール・ルーヴレーは、患者との接触の仕方、医師自らの感情のセーブの仕方、きちんと対話が行われた場合の治療的効果等々の、医師たちの目からすれば全然重要でないと思われることに情熱を注ぎ始めたのである。ルーヴレー教授はバリント・グループ*の常連であり、研究者としてトップになることに喜びを求めなくなった。現在彼は患者が実際に経験し、自分に打ち明けてくれる物語の中に喜びを見出している。

誘いのままに診察を見に行った私は、白衣を着ていながら覗き見の感覚から逃れることができた。教授の診察室に来る者はすべて、私が何者で、何をしようとしているかをきちんと知らされた。嫌であれば、そう言ってください、この人に出て行ってもらいますからとも言った（しかし、そう要望した人は誰もいなかった。それが私にはすっきり納得できないことだった。つまり、教授の気に入らないことはしたくないという心理がここでは無関係ではない）。そしてこの日は午前中いっぱい、私は人間的であるということはどういうことかというレッスンを受けたのだった。その中で、二人の人の顔が私には強烈に残っている。

一人は五〇歳の女性の顔である。豊かな農家の女主人で、美しく、濃いグリーンの目をし、がっしりとしていた。彼女の尿酸値は上昇を続け、腎機能がそこなわれていた。

「嚢胞というのは水か、またはすごく薄められた尿の球でしてね、ツタが壁を覆うように、腎臓を覆うのです」とベルナール・ルーヴレーは喩えを使って状況を要約する。

彼は病気について「大したことはない」などという言い方はしない。

「今の状態が続けば、透析は避けられないでしょう」

「腎臓移植はどうでしょう」と患者は尋ねる。

「初めのうちは内科的な治療です。腎臓は少しずつ弱まって行って、ずっと後になってから移植という手段を考えます」

会話はさらに続く。医師は言葉を選びながら、しかし率直な話し方を続ける。

「命については恐れることはありませんが、生活のリズムは複雑になります。腎臓を失うということは、絶

＊治療者が、特に精神分析の手法を使って、患者に対する振る舞いがどのような意味をもっているか、また転移と逆転移のコントロールを学ぶ勉強会。

えず危険が迫っていることなんです。透析は単調で時間もかかります。喩えれば役所で六年間掃除をするようなものです」

「でも、畑に出るのは私です。夫は一四歳年上で……」

「手助けが必要になりますね」

教授はX線写真を見ながら、辛抱強く、ゆっくりとコメントを加える。女性が自分の心を打ちひしいでいることについて語ったのはこの時だった。

「息子が去年交通事故で死にました。二三歳でした」

彼女は泣く。ベルナール・ルーヴレーは彼女をそのまま泣かせておく。女性は謝る。教授は逆に、悲しいことはできるだけ出すようにしなさいと勇気づける。だが、自分自身も同情にかられるのは避ける。医学の技術者として、教授はいろいろな値を並べ、警戒値を知らせ、グラフを描き、患者がきちんと理解したかどうかを確かめる。女性は自制し、素早く平常に戻る。自己と闘う術を身につけているのだ。その時だった。その前でも、その後でもなく、まさしくその時、医師は女性への同情を示した。

「疲れたような目をしていますね……」

「眠れなかったものですから」

「まだこれからの人生があります」

「いえ、もう何もありません」

静かな口調だった。腎臓を失う、これに対しては彼女は闘うことができるだろう。だが、息子を亡くしたことについては……。

医師は医学に戻り、塩分、高血圧による脳溢血の可能性、血管、瘻孔《ろうこう》、薬、定期検査の話をする。患者の持つプラス面、切り札を強調しながら、医師は患者を診察する。

「時間はあなたに追いついていませんよ」

彼女は微笑んだ。その言葉を彼女は好意的に受け取る。それが腎臓専門医の意見であり、年の懸け離れた夫とたった二人で暮らす美しい女性が好意的に受け取ることを知っている一人の男の眼差しでもあった。

「あなたは私たちの透析センターの未来の患者で、その次に移植対象者になります。あなたは故障した飛行機のようなものでしてね、それを私たちが柔らかい草の生えている原っぱらに軟着陸させる手伝いをするわけです……」

今度は半分だけ微笑し、つらい思いが唇のすみに現れている。ベルナール・ルーヴレーは口述用録音機を取り出し、患者の目の前で彼女が普段診てもらう一般医への手紙の内容を録音する。教授と女性は頻繁に会うことになるだろう。

ノートにぎっしりメモを取りながら、私は内心で医師の技に脱帽した。ルーヴレー教授は患者に情報を与え、患者から情報を得、するべき話はするが、少しでもプラスに評価できることはすべてを利用する。私が特に感心したのは、患者の感情を誠実に受けとめ共感するそのやり方だった。感情を抑えつけることはしないけれども、患者を動揺から解放する代わりに、動揺を増幅することになる感情の渦巻きに巻き込まれることは避ける。過剰な制約をせずに、彼は対話をリードする（常にリードする側であることに留意しながら）。対話の目的は補助的な心理療法（この場合、医師は患者の要求と観念連合に共鳴することになる）ではなく、疾病を正確に名づけ、その治療を決めることである。

私はこうしたノウハウ、医学生の鞄の中にはどこを探しても入っていないこの技術を見て、これは教師の世界で教授法と呼ばれるものに比べることができると考えた。つまり、教師という役割の中にいながら生徒の身近にいる技術、絶えず聴き取りながら伝達すること。私は医師の中には、本能からか、それともそれを学習したからか、《適切な距離》を保つセンスを所有している人がいることを思い出す。治療者と被治療者との間の融合もなければ、薄ら寒くもない《妥当な》距離である。私の考えでは、多くの医師が言葉を尽くして説明しないのは、知識を有するものの神秘と権力を保全するためでも、官僚的な怠惰のせいでもない。それはまさしくこの《適切な距離》の取り方を知らないからであるし、患者の苦しみ、要求から生み出される感情、動揺を恐れてのことなのだ。

ルーヴレー教授がそのうらぶれた診察室ですることを私が賞賛する理由は、こうしたことである。彼が一つの例をもって私に見せたのは、患者とその治療者を結びつける繋がり、ある医師が《私のお医者さん》になる繋がりが何でできているのかということだった。この技は、幾つかの巧妙なトリックを含んでいる。患者の目の前で一般医へ宛てる手紙を口述することは、医師は舞台上でも、舞台裏でも言うことは同じだという確信をもたせ、いかなる《陰謀》の画策もないということを示している。同じく、患者をきちんとフォローしていることを示すことは、患者の士気を高めもする。高齢の男性で、種々の検査値がほぼ変わらない人に対しては、ベルナール・ルーヴレーは抗議する。

「ギランさん、毎月こんなに検査をしているんですか！　三ヶ月に一回で十分でしょう……」

ギラン氏の検査結果の変化の差は非常に小さい。腎臓専門医は無謀なことは一切しないから、こう言われたことによって、患者は病気に締めつけられている感覚が和らげられる印象をもつ。ギラン氏の病気との同居は中断し、朝となく夜となく病気を気にしなくてもよくなる。老年は必ずしも危険、執行猶予を意味しはしないという印象をもつことができる。この危険と執行猶予を一般医と生化学検査ラボは、それほどの良心の呵責もなく収入の源泉にしているのである。用心と予防が、どんなにストレスと不眠、高血圧と不調の原因となることか。その反対に、教授とか部長が三ヶ月に一回の検査で十分ですと言ってくれたら、身体はまだうまく機能していることになるのである。まだ当分は生きていけるのだ。

私はこの日の診察リストの一番最後の順番になっていた人のことを忘れることはないだろう。この人が診察室に入ってきたとき、笑ってしまいそうになった。ところが一〇分後には、憐憫の情に駆られて、感無量だった。この人も田舎の人だった。しかし金持ちではない。それは服装から、顔色、手つき、おずおずとした態度で見て取れた。赤ら顔で太っており、首が肩にめり込んだようになった様子は、《ヌーヴェル・ヴァーグ》の出現前にゴーモン［映画製作・配給会社］が作っていたコミック映画に出てきた陽気な農民のようだった。

「グリモーさん、いい日に来ましたね。今朝は皆さん調子がいいんですよ」

患者は微笑んだときと同じような率直さでしかめ面をする。

「ちょっと落ち込んでいるんですか？」

いや、それは落ち込みではない。運命のいたずらに対するある種の怒りだった。グリモー氏は五〇歳くらいで、一七歳の時に高血圧症に見舞われた。それ以来ずっと人工透析をしている。何もできない、とりわけ農家では。彼は家族から家の一隅をあてがわれ、そこでひっそりと暮らしている。役立たず、役に立たないことで気が狂いそうだ。気が咎める。グリモー氏は叫びはしなかったが、それは叫ぶよりももっとひどかった。内にこもり、締めつけられている。

「先生、私は落ち込んじゃいません。イラついてるんです。もうイライラしてね。全部が無駄。取り返せないんです」

ベルナール・ルーヴレーは患者のデータを見、良好な数字を挙げ、あまりよくない数字はそっと言うが、それを言わないことはしない。グリモー氏はこうした数字が挙げられている最中に、再び表情が明るくなる。彼はある集まりで女友達に会い、清純な恋をしたのだった。相手は事故に遭った人だという。彼は《私も男だ》という顔をして私たちを交互に見比べる。次いで彼の顔に大きな微笑みが広がった。だが、その女友達はもう遠いところに行ってしまったのである。

「グリモーさん、体重は？」

「一〇〇キロです。（そして小太りのヤギかキャベツのような私に向かって）豚は脂身を作りますから」と言った。

これを言う時、彼は笑わなかった。この言い回しは何回も聴いていたに違いない。

ダイエットをしなければいけない。だが、この役立たずのグリモー氏は農家で《かまど》の前に立つという役割を見つけた。彼が作る料理と自分の菜園から採れるキウイは彼の最後の誇りであり、喜びだった。医師は一歩後退したかたちで応対し、簡潔に命令的な助言を与える。その他については、医師は患者のするがままに任せている。

「ダイエットといっても、奇跡的な結果が出るわけではないから、我慢しなくてもいいです。それより、あと二人ばかりガールフレンドを見つけてはどうでしょう」

「そんなことじゃないんです。怒りです。怒りが私を蝕んでいるんです」

教授は処方を書き、そのこまかい説明をする。グリモー氏は飛行機から降りたばかりの国家元首のように、教授と長い握手をする。診察室を去るとき、私たちに微笑みかけ、同時にこぶしで目を拭った。

テレビで見る限り、人工透析は清潔な治療であり、良い治療だ。苦しみもなく、傷もない。静かに音もなく動く機械が昔だったら確実に死んでいった病人を救う。患者は血液中の老廃物と身体の余分な水分が取り除かれている間、美容院や理髪店でするように雑誌を読んでいる。こうしたイメージは偽りではない。この技術の信頼性は高く、大変な進歩だ。ただ、ここには言葉が欠けている。かくも大きな束縛を語る言葉が欠けているのだ。ベルナール・ルーヴレーはだまされやすい人間ではない。魔法のような器械の出現を興奮して迎えたけれども、この器械のおかげで命を失わずに済んでいる人たちの精神的なケアをしなくてもよいとは考えない。

しかし、感情の罠には気をつけなくてはならない。医師の中には患者から逃げることによって患者との距離を保つ医師がいる。このような医師は情報を自分で取っておくが、この情報の与え方が不安やいさかいの源となる。しかしこのことは《親切な》医師が感傷的なおしゃべりであるということをまったく意味しない。《人間的》であるということは、ルーヴレー教授がそうであるように、時には完璧な装置とか、申し分なく調整された技術といったような幻想の枠外に出ることを意味する。それは各人の隠された物語を受け入れることだ。《人間的》であるということは、《厳しい》態度をとれるということでもある。無感動でも、びくびくしているのでもなく、建材や柱を形容するときに使われる《頑丈な》という言葉が当てはまる態度のことなのだ。

ベルク・プラージュ［フランス北部、英仏海峡沿いのリゾート］でのことだった。夏のシーズンはとうに終わっていた。ブルドーザーが灰青色の空の下で砂浜を梳き、ゴミを集めていた。波打ち際では、車椅子に乗った人たちが散歩していた。

奇妙な町だ。この町にはあちこちからあらゆる種類の障害者が集まってくる。道の角をまわるごとに公立病院、私立病院の区別なく、医療施設が現れる。《太陽と海の家》と称される施設には三〇床の入院病棟が二つあり、そこは植物人間となった生きた屍であふれている（社会事業監察総局*は数年前、この施設に家族の

＊訳者註：社会事業省は日本の厚生省に当たるが、社会事業監察総局は社会事業省が行う業務に疑いが生じた場合、その疑いを晴らすべく調査をする独立した内部組織。各省庁に同様の部局があり、そのうちフランス人が最もよく知っているのは、警察の中の警察といわれている国家警察監察総局だろう。これは、警察職員が何らかの不法行為を行ったと疑われるときに調査をし、処罰を与える。

承認を得ずに実験用の人間を調達しにきたかどで、一人の教授を捕まえた)。ホテルでさえ社会保健庁から助成を受けているような感じだ。

「ようこそいらっしゃいました!」と迎えてくれたのは、エレーヌ・ロヴェールだった。

彼女は私立クリニックの一部門の責任者で、そこには最悪の事故の犠牲者たちが寝たきりになっている。この人は率直な語り口と温かい心の持ち主だ。

翌朝、私は彼女の回診についていった。その前に彼女は患者を見るのは《つらいですよ》と私に釘を差していた。私はいまだにその辛さを形容する言葉をもたない。

腹壁ヘルニアにかかった女性がいる。そして感染が治らない。車にひかれて麻痺した若い女性がいる。おまけに多発性硬化症にかかってしまった。彼女の背と尻はうまく繕えたが、その手術の出来映えを鏡で見ることを拒否している。

「お尻を見ないのですか?」とエレーヌ・ロヴェールがやや厳しい口調で言う。

「見たくありません。私、感じやすいんです」

「それでも、見なくてはいけません。きれいですよ。信じてください」

廊下でエレーヌ・ロヴェールは自分の厳しさを正当化する。

「私が真剣にならなくて、彼女も自分の身体を認めなかったら、そのままダメになって、自分を引き受けられず、床ずれに蝕まれてしまうでしょう。私は毎日鏡で見なさいと言ってるんです。押しつけはしませんけど、私は諦めません」

四〇歳代の男が腹這いになって寝ている。この人も麻痺だ。痛みを訴え続けているが、検査では全くといってよいほど正常なのだ。死にたいと言っている。自然に死にたいと言う。自然に死ぬには早過ぎるとも言う。

彼と同年輩の女性がいる。多分大変な美人だったに違いない。彼女は夫と――今は離婚している――二人の子供と平穏な生活をしていた。事故に遭うまでは。足は腿の半分から切断され、シーツに張り付いて、子供っぽい声で繰り返す。

「先生、これはあまり重症じゃないですよね？　ねえ、重症じゃないでしょ？」

一人のおばあさんが身動きもせず、声も立てない。両手は枕をつかんでいる。それが生きていることの唯一のしるしだ。

一〇代の女の子がいる。部屋にはソフィー・マルソーの写真がたくさん貼ってある。この子がソフィー・マルソーに似ることは決してないだろう。

部屋から部屋を見て歩くうちに、〝スクラップ〟という言葉が襲ってきた。《欲しくないもの。もはや必要としないもの》と辞書にある。地下鉄のプラットホームで眠る者よりひどい。社会の除け者よりもっとひどい。最も耐え難いと思われるのは、私が少しだけ見て、病室のドアが閉まるとすぐ忘れようとしたこれらの男たち、女たちには、やり過ごさねばならない時間があるということだ。ほとんど無限の時間が。彼らは呼吸をし、呻き続ける。看護婦は彼らを洗い、服を着せ替え、少しでもいいから身体の位置を変えてくれと頼み続ける。ある者は軽い狂気を選び、自己のよりどころを放棄し、言葉を使わない。一方には、どこからかエネルギーを取り出して、私には何につかまっているのかは分からないけれども、何かに懸命にしがみつき、頑張っている人たちがいる。

エレーヌ・ロヴェールにはこの人たちの心のうちはすぐに見抜ける。そして彼女はボクシングのマネージャーのように彼らを鼓舞する。彼女は今にも降参しかねない人たちも、ぎりぎりいっぱいで抵抗している人たちのことも見抜き、彼らにつきまとい、決して放さない。冗談好きで、疲れを知らず、哀れみを頑として排除する。それは彼女にとっても、患者にとってもすべての努力を水の泡にするものだからだ。耐え難いもの前で彼女が冗談を言い、患者と舌戦をし、ねばり強い接近戦を始めるのを見ると、ベルナール・ルーヴレーの都会風に洗練された温かみを見たときと同じような感銘を覚える。

この話をベルナール・ルーヴレーに報告すると、彼は自分も同意見だと言い、自己批判を始めた。

「初めはすべての罠に引っかかりましたね。人工透析を始めたばかりのとき、患者は友人のようなものでした。思い出しますよ。患者の一人が心膜炎で、私の腕の中で死んだことをね。日曜日でした。口対口の人工呼吸をめまいがしてへとへとになるまでしましたよ。彼が死ぬことを認められなかったんですね。患者との距離が近すぎた。もう一人とても素晴らしい女性がいましてね。この人との距離のとり方も近すぎました。透析をして、移植をした後に、亡くなりました。感情移入をしすぎたんですね。

患者が求めることを与えればいいんで、自分が求めることに合わせちゃいけないんですよ。患者の話を聴かなくちゃいけませんが、しゃべりっぱなしにさせて自分が疲れるようではいけない。チェスのように、三手打って相手の出方を探ってから、何ができるかを推し量らなければいけないんです」

距離の探求

私が会った多くの医師が同じようなことを語った。若いときの熱狂。患者の運命と自分のそれとを混同する。自分で点滴をセットしたり［これは看護婦の仕事である］、休日にも病院に出てきて患者を診たり、患者が死ぬと喪に服したりしたという。一般の人たちの賛嘆を誘い、模範として示されるような話だが、実はこれは医師たちが自分の脆さを白状したのである。本当の勇気はどこにあるのか。患者の関心はどこにあるのか。アネット・マルソンはリヨンの病院で四〇歳の誕生日を迎えたばかりだが、この問いに率直に答えてくれた。

「動揺することはありますよ。今現在、子宮ガンから全身に転移した患者を担当しています。この人は素晴らしい人で、その夫もとても魅力のある人ですけど、奥さんのほうはかなり強いんですが、ご主人が絶望して、パニック状態なんです。二人に会って話をした後に、私が彼らよりいい状態にあるということはないです。一七歳のエイズ患者も診てます。もうこれは恐ろしい限りです。涙を誘います。それでも、それは私が自分がしてはいけないことだと言い聞かせていることなんです。

私は家族の人たちと一緒になって泣くためにいるのではありません。そうしたことの外側にいる振りをしなくてはなりません。私は頑丈な岩でなくてはならないのです。看護婦は苦しむ人たちの母親とか、父親の役を演じる権利がありますが、私は救うためにここにいるのであって、心情を吐露するためにいるのではないのです」

患者の話を聴くということは、親切めかして相手の意見を受け入れることではなく、反論し、不可能なことを指摘し、奇跡を拒絶することである。ある形成外科医が患者の鼻の軟骨を切断しながら、私に空想上の病気について話してくれた。

「私たちの専門では、ノーと言える人と、心理的か金銭的な理由でそう言えない人との間に、はっきりした境界線があります。私は診察をしているときに、欲求不満人間か、不安定な時期を通過している最中の妄想の人かを見極めます。例えば昨日、クリニックに若い男が来ましてね、乳腺肥大だって言うんですよ。それは想像の産物だと言って、説得したんですがね、えらい苦労をしました」

ノーと言うのは簡単ではない。失敗を認めるのもたやすくない。妥協をするのも容易ではないのだ。産婦人科医のベルナール・フォンティの話によるとこうである。

「医者同志はかばいあいます。かばいあわないほうがいい医者だし、分別をもってかばいあったらもっといい医者だということを知りながらね。例えば、不妊症の女性を診るとしますね。そしてその不妊は治せないとします。私はできるかぎり彼女を手助けしますが、それが私の仕事だからです。私は彼女にも、私自身にも、治せないということは失敗ではないということを納得させなければなりません。難しい点は、人は一般に成功を要求するということです。

私は町の中に診察室を構えています。誰の指図にも従うことはないので、自分のポリシーにもとづいて診療を行っていますが、開業したばかりの若い医者にとって、患者からの要求に抵抗するには大変な勇気がいります。それに、各人、それぞれのスタイルをもってますからね。私がイライラするのは胎児の性別を知りたがる女性と、超音波検査のカセットを欲しがる女たちです。私はやんわりと断りますが、メッセージを聞いてもらえないときは、そのままにしておきます。自分から関係を断ってしまうことはありません。

出産後、私は赤ん坊を母親のお腹の上に置くのが好きです。これはうまくいかないと思ったり、母親が赤ん坊を汚いと思っていることが見て取れれば、私は赤ん坊を洗い、産着を着せて、そして母親のところに連れていきます。違った方向から考えるっていうことですかね。自分自身のやり方を修正するわけです。ホメオパシーの信奉者ともうまくやれるし、テクノロジーしか信じていない高級管理職ともうまくやれます」

適当な距離の探求は、死がほぼ確実なとき、緊張をはらんだ試みになる。ジャン＝ピエール・ラシェーズはパリで開業している一般医で、痛みと瀕死の病人の末期医療を学んだ人である。そして今は、自分の診察室での日常の診療のほかに、医師やその他の医療関係者の教育をしている。だから患者と融合しようとする傾向とその逸脱については知り抜いている。

「肝心なのは、私たちを打ちのめして麻痺させる感情の激発と誘惑そして不安から身を守りながら、プロとしてのスタンスの取り方にあります。〝適切な距離〟が自分の行動の自由を保持する手段なのです。エイズは私たちにとって厳しい試練になっています。例えば、朝晩、看護婦が患者の頬に自分の頬をあわせて、親しみのこもった挨拶をしますね。これは優しい振る舞いだし、好意をもてます。それはそれでいい。しかし、ひとたび病人の具合が悪くなったときの、何という取り乱し方でしょう！　治療もへったくれもなくなってしまいます。

同情のあまり、急に猛烈に仕事をするようになる同僚の医師がいると、私は警戒します。昨日、呼ばれてホモセクシュアルのバレー振付師のところに行きました。そこには神々のように美しいアメリカ人の友人が彼を取り巻いているわけですよ。文化的にとても洗練された雰囲気なわけです。振付師は体重が二五キロしかないんです。そしてこの人はベッドの上で私に天使のように微笑みかけるんですよ。診察を始めたときから、私は儀式の参加者の一人になってしまいそうな誘惑を感じました。しかしそこで、〝ストップ！〟と自分で言いましてね。そうじゃなかったら、死の祭典の中に入っちゃうでしょ。そうしたら、もう治療なんてもんじゃないです」

ジャン＝ピエール・ラシェーズは死に至る老人に忍耐強く付き添う数少ない医師の一人だが、こうした老人に対しても警戒しないことはない。

「ある老人のガン患者が一日に三回も医師がやってくることを望んでいます。それに応じたとしても、彼の不満がなくなることはありません。この患者はいつかは死にます。そして私はその死が自分の過ちによって引き起こされたものではないと言い聞かせるための心の準備をします。

年をとること、転移、ハンディキャップ、これが私たちの社会の罪悪になってしまうなんて、そんな理不尽なことがあるでしょうか。私のチームに加わった心理カウンセラーが私たちに警告を発しました。制限を設けなかったら、罪悪感にさいなまれることになりますよ、とね。境界がはっきり決められていなかったら、罪悪感にさいなまれることになります。患者に対してしなければならないことの正確な範囲を決めておかなければ、私たちは患者の病気を私たちの贖いようのない誤りとして生きることになるでしょう、と」

《自分の領域がどこからどこまでかしるしをつける》ということはやさしいことではない。《医学のことは素人には分からない》という旗印の後ろに隠れている医師、または人との良好な関係を築く能力が萎縮してしまってできなくなっている医師は、たいがいこの問題を解決済みとして回避している。そうは考えない医師は、この問題にぶつかり、無傷でいられることはない。例えば、地域の住民と密着して仕事をしている一般医がそうだ。私が会った副県庁所在地で開業している一般医の二人は、小さな子供の死を語るときに、私の前で涙をこらえることができなかった。この二人は妊娠中の女性を診ていた。生まれた子供の扁桃腺炎を治療する。彼らが診断を下したのである。その後、専門医が引き継いだとしても、悲劇の渦中にいるのは彼ら一般医なのだ。彼らの妻も患者と同じ時期に妊娠していた。この偶然の一致がやりきれないほどの重みをもつのである。

私は今もエイズ患者の治療に打ち込んでいた医師たちのことを思い出す。そのうちの一人には、この人がある病院の救急で夜勤の当直アルバイトをしているときに出会った。彼はパリのエイズ患者受入施設に勤務している医師である。自殺未遂者や消化器から出血する患者が運び込まれてくる合間に、〝近すぎる〟と〝遠すぎる〟のジレンマについて話してくれた。

「ぼくらは患者と一緒に食事をするし、週末に一緒にどこかに行ったりします。患者とは感情的に密着してるんですね。ごく〝普通の〟一般医をしていたときは、患者とコーヒーを一緒に飲むなんて、一年に二回ぐらいでしたけど」。これがジャン゠ピエール・ラシェーズが恐れている典型的な例である。

それでは、子供がエイズに感染していないことがわかる前に、瀕死のアフリカ人の女性の子供を養子として引き取ったミリアム・ソンタグの選択については何が言えるであろうか。

「この女性はフランスでは不法滞在者でした。私がすぐ決めなかったら、子供は県の公衆衛生局につかまえられて、強制送還されていたと思います。これは地方のすごく大きな病院でのことなんですけど、そのとき私は周りから〝この人、気が狂ったんじゃないの〟という目で見られました。私の上司の部長も、精神分析してもらいなさい、なんて言ってね。大体、私は患者とくっつきすぎるんじゃないかと言われていました。夕方には患者とお茶を飲んだりしていましたから。ナースセンターでは、患者のコップと医療班のコップは別々に分けていました。それで、私はついには病院をかわりました。

でも、この子を養子にしたことは病気の女性への同情にかられた発作的な行動ではありません。大体、私には〝病人〟というのがなんだか分からないんです。私にとって、病人とはある病気にかかっている一人の人間です。そして、この病気こそ医師が関わらなければならない唯一の領域なのです。養子にした子供の母親は私の友人です。これはプライベートな問題で、仕事には関わりのない問題です。立場を混同しないために、死に至るまで友人を診たのは、私ではなく、私の同僚だったのですよ」

医師の《カウボーイ》とされているSAMUの医師は、もともとこうした問題から除外されていると考えるだろう。大体、彼らは自分たちが治療する患者と強い関係を結ぶ時間がない。もしそういう現象が起こったとしても、それは持続しないだろう。ところが、パリのSAMUのチーム中の百戦錬磨の闘士、ダニエル・ジャニエールによると、現実にはそんなに単純な話ではない。一九八六年九月十七日、超安衣料販売店タティの店先に置かれたテロの爆弾が炸裂した後、現場に派遣されたのはこのダニエル・ジャニエールだった。五〇人以上が地べたに転がっていた。それが消防署の救急隊の医師と交わした最初の言葉だった。

「五〇人くらいだな」

消防署の医師は屋外を引き受け、ダニエル・ジャニエールは屋内を引き受けた。つまり野戦病院と化した隣のフナック［大型書店。カメラ、オーディオ機器、テレビも扱い、現在ではこれにコンピュータのハード、ソフトが加わっている。大変な集客力がある］である。パリはその晩、ベイルートのようだった。数年後、彼は血まみれの犠牲者の姿をほとんど思い出せない。ただ、ぼんやりした恐ろしさの感覚が残っているだけである。どのように救助班を指揮したか、翌日に出した批判的なレポートのことは思い出す。しかし、残りは、つまり肝心な部分は茫漠とした霧の中に消えてしまっている。最善が尽くされたのだ。

ダニエル・ジャニエールはこの記憶の自動保護装置を名づけるのに英語の〝バーン・アウト〟を使う。

「ぼくら、SAMUの医者は、皆このバーン・アウト（燃えつき症候群）の側面を持っているんだよ。そんなの持っていないという奴は重症だな。精神科医たちが、これは抑うつ病の発現ではないとぼくに断言してくれたよ。ただ、救急医は無力感に襲われることがある。そして、自分の仕事の結果がゼロだと思うようになるんだよ。そして本来の医療行為ではないほうに行ってしまうことがある。管理とか、抗議とかね、救急車に乗らないためなら何でもするようになるんだ。メキシコの地震以来、ぼくはそれを〝スライド症候群〟と命名したんだ。メキシコから一人の同僚が帰ってきてね、女性だけどね、献身的に救護活動をしたんだな。二ヶ月というもの、ずっとスライドの分類をし続けたんだ。その後、普通にまた働き始めた。

ぼくらは血と社会とに関わり合っている。これは見方によってはわくわくする関係かもしれないけど、ぞっとするような恐ろしい関係でもあるんだね。だから、自分自身の生活に、あまり影響を受けてはいけない。よくあることだけど、救助活動をした翌日か、翌々日に患者のことが気になって電話をしたり、レポートを送ってもらうことがあるんだ。それをちらっと見る。処置をしているときにためらいがあったからか、道義的な観点からそんなことをするんだと思うんだけどね。その後、忘れる。それはもうすごいスピードで忘れていくんだ」

私は次の点を強調しておく。なぜなら、私が医師を訪ね歩くうちに、その点がバミューダ三角形のように思えてきたからだ。そこに接近すると、目印が消えていった。コミュニケーションはこの三角形の外側でしか成立しなかった。自分から積極的にこの問題について語ったのはほんのわずかの医師しかいなかった（だが、この人たちは何時間でも話し続けた）。しかしながら、《適切な距離》がとれているかどうかの評価は、医師と患者との間に信頼関係が成立するためには必要不可欠の条件なのである。この信頼関係なくしては、いかなる治療も成功するチャンスはないのである。

一方に一言も口をきかない魂のない技術者がいて、もう一方に直感力のある能弁な魔術師がいるのではない。すべての医師は技術者であり、魔術師である（であるべきである）。また、一方に優しくて感受性に満ちあふれた看護婦がいて、もう一方に鈍感で無関心な乱暴者がいるわけではない。看護婦は患者に対して身近で、慰めの役割をになっている。いちばん患者に触れるのは看護婦であり、患者のいちばん近くにいるのも看護婦なのである。しかし看護婦が治療法を決定することはない。治療法の決定は、それを決定するものにいくらかの慎重さを課すものなのである。

死ぬまでに出会う医師の数よりも多い医師たちと出会ううちに、たくさんの病気を収集する医師を警戒することを学んだ。こうした収集家は、例えば腫瘍なら腫瘍は全体の一部であり、この全体とは人間であることを忘れる傾向がある。しかし、外部に見え見えの同情の念、または本物の同情の念のもとに、何やら不審な権力意志をカモフラージュしているエセ良医をも警戒することを学んだ。私は患者を容赦なく取り扱い、死を宣告し、最後の段階になってようやく感動的な《人間性》を明らかにし、死後に患者の家族が銅像を建てるような医師よりも、打ち解けない態度を崩さずに、適切に取り扱い、病人の邪魔をしない医師のほうを好む。

満足感の追求はいいことばかりではない。患者はもともと恩知らずだ。したいことといったら、退院することである。患者を引き留めようとすることは逆効果を生む。病院勤務医の幾人かが一般的には患者は医師にプレゼントをしないと私に打ち明けた。ただし一つの場合を除いてだ。それは患者が亡くなった後、感謝のしるしに近親者がちょっとした贈り物をすることがある場合だ（おそらく、故人の死までの付き添いを他者に代行させたという良心の呵責を償うためかもしれない）。

医師がとる《適切な距離》は、《自分の》患者が遅かれ早かれ当然のことながら自分と距離をとり、そしてそのように離れていくこと自体はマイナスではなく、逆に自分が医師として成功したことの証であるという考えに到達する準備になるのである。

6章　信頼という賭け

昔、肝油を飲むと身体にいいと言われていた古き良き時代には、信頼の問題はとても単純だった。無知の者が進歩し続ける科学の前にひざまずくことだったからだ。先にも触れた国立衛生医学研究所が年金生活をしている医師を対象に行った大規模な調査は、一九三〇年から一九八〇年の間に医師の目に映る患者がいかに変わったかを明らかにしている。

これら引退した医師たちのなかで、自分たちが仕事を始めた当時、患者が多かれ少なかれ病気に関する《情報を持っていた》と答えた人は二％に過ぎなかった。ところが、これらの医師が退職年齢に達した頃の患者たちは九三％が情報を持っていたと答えたのである。《新患》たちは、ちょっとしたことでも痛がる（仕事を始めたとき、こういう患者がいたと答えた人は一六・五％。引退間際では六九・九％）、諦めがはやい（仕事始め八七・一％、退職前五・八％）、扱いやすい（仕事始め五九％、退職前一〇％）、要求が多い（仕事始め八・八％。これはレオン・ブラム首相の時代。退職前八〇・三％。これはフランソワ・ミッテラン大統領の時代）。

要するに、今世紀初頭には恭しく、観念した、《理想的な患者》がいたけれども、現代はその状況から遠く隔たっているということである。これは学校の生徒についても言えることで、昔はおとなしく席に座り、卒業証書しか求めなかったが、今はそうではないのと同じだ。病人が利用者に変わり、利用者は消費者に変わった。たくさんの消費者団体が生まれ、納税者は文句をつける。信頼は暗黙の前提ではなく、交渉の結果であり、契約をして獲得するものになった。盲目的な信頼はなくなった。信頼にはそれ相当の根拠があり、話し合いの末獲得されるものになった。病人が身をゆだねるだけでは十分ではない。医師も自分の考えを説明し、立場を明確にしなければならない。その点で、医師という職業にはかつては必要のなかった適性が求められるようになったのである。

医師たちは口癖のように、今の人たちは《難しい》と言う。多分そうだろう。しかし、いちばん難しいのはこうした変化を認め、その状況に合うように自己を作りあげ、逆に戻ることはないことを理解することだ。そしてこれはノスタルジーを温めるよりも困難なのである。ここで、医師たちが患者との適切な距離を考えるときに持つためらいは、患者自身が時代によって変わるものであると考えるときに持つためらいの裏返しではないのかという疑問が起こる。

医師の矛盾する言説の良い例は、一般読者向けの新聞・雑誌と情報について私が聞いたことである。七〇年代の中頃までは、一般向けの専門雑誌はなく、一般紙（ル・モンド、ル・フィガロ等）の中の《健康》とか《医学》という欄しかなかった。その後、*Santé Magazine* [Santé は「健康」、Magazine は「雑誌」の意味] が出現した。発刊当初の発行部数（一九万部）は八〇年代末には倍になった。このほか続々と雑誌が出た。*Vital* と *Prévention Santé*（この二誌はフランス最大の出版社アシェット・グループの発行）、*Top Santé*（発行部数五〇万部で、第一チャンネルの《Santé à la Une》[「第一チャンネルの健康」と「一面トップ記事にある健康」という意味が重なっている」という番組と組になっている)、*Réponse à tout Santé*(編集長によると発行部数三五万部)などである。

これらの雑誌の内容はほぼ似通っている。《積極的》であること、少しだけセックスと心理の問題を扱い、東洋医学も忘れない。本来の《健康》の問題がいつのまにか《ダイエット》と《美しさ》の問題にすりかわっている。これと並行して、消費者は*L'Impatient*[「待ちきれない」の意味]とか、*Que choisir Santé**といったこれらの傾向を批判するための道具を持つようになる。新聞・雑誌の勢いが一般的に沈滞している時期に、この分野だけは競争が激しいうえに、繁盛しているのである。

現場では、こうした変化に合わせざるをえない。オーヴェルニュ地方で一般医をしているロベール・モローはこの現象を認め、適応している。

「患者は自分なりの診断をしてくることがあります。例えばテレビで頭痛についての番組があるとしますね。そうすると、一週間に六人も偏頭痛だという患者が来ます。しかし、三人のうち二人はそうじゃありません。こうして無駄な消費が促されるわけです。もっともそれは医学の分野に限ったことではありませんがね。

しかしこれは重大な問題を引き起こすんですよ。テレビでいつか多発性硬化症を扱ったことがあります。遅く帰ったもので、肝心なところを見逃したんですが、数日たってから若い女性が来て、この番組を見たと言うんですよ。そして、自分には幾つか似た兆候があるとね。私は本当かなと思いながら、診察したわけです。ところがですね、それが本当に多発性硬化症だったのです。こういう出来事はとても謙虚な気持ちにさ

*訳者註：Que choisir は「何を選ぶべきか」という意味。フランス消費研究所が発行する同名の雑誌があり、これが消費者運動の原動力となっている。*Que choisir Santé* はこの雑誌の健康に関する姉妹誌である。

せるものです。

といってもやはり、一般向けの医学番組は私には迷惑ですね。これらの番組は内容もますます良くなっているんですが、迷惑だというのは番組の視聴率が高いからではなくて、到達不能の目標を狙っているからです。学生だった頃の、ホジキン病［悪性リンパ肉芽腫《にくげしゅ》］に関する問題のようなものです。兆候だけはたくさん飲み込むわけでが、核心には迫らない。学生で成熟度がたりないために、これらの兆候を消化しきれないのです。あなたが気分がすぐれないとしますね。そして自分の兆候を観察するとします。これは不安発生装置でしかないですよ」

不安かどうかは差し置いて、世論調査結果によると、こうした番組は視聴者のほうが求めている。学校教師の共済組合保険の行った調査報告によれば、質問を受けた人のうち五六％が心配事の一番は健康だとしている。もっと皮肉な現象は、この調査は湾岸戦争の最中に行われたのだが、視聴者の医学分野専門のジャーナリストに対するイメージがきわめてよいという点だ。彼らの情報の質にしても《大変良い》（七％）、《かなり良い》（七〇％）という成績である。その他の分野では非難の対象になっている職業としては、想像しがたいスコアである。

これと全く対照的な結果なのが、医師たちの反応だ。*Le Journal international de médecine* の問いに答えて、レモン汁をかけられた牡蠣のように彼らは縮み込む。大発行部数の雑誌に載っている情報が《むしろ良い》と答えたのはたった二八％で、六五％が《中くらいである》というレッテルを貼っている。一番面白いのは、医師と患者の関係に対するこうした情報の影響である。これについても、医師たちは《理想的な患者》を懐かしむ結果が出ている。つまり、六〇％の医師は、このようにむさぼり読まれている記事が《障害になっている》としており、三一％が関係を《容易にする》としている。一般医を対象にしたある調査によると、彼らがいちばん反感を感じるもののうち、トップはほとんどいつもジャーナリストで、そのすぐあとが製薬会社のセールスマンだ。

　従って病人たちは満足し、医師たちは憤慨している。この医師たちは素晴らしい粒よりの例を採集して意地悪な喜びとしている。例えば、

「薬用植物療法は開業医が習慣的に扱う病気の九五％を治している」

「前立腺マッサージはしゃっくりに最高に効く」

「ガンは突然の強い心理的ショックで引き起こされる」

などである。真面目に言って、難しいことを一般向けに書いたり、話したりするのはそれほど容易なことではない。全国医師倫理審議会の元会長であるルイ・ルネ博士は、新しい発見がメディアで報道される段階で嘘になるのはどうしてかを分析している。

「例えば、乳ガンにかかっている女性のうちの三％は遺伝的に素質があることを研究者が明らかにするとしますね。それは、それでよい。しかし、残りの九七％の病人はこのカテゴリーに入らないわけです。ところが、テレビの午後八時のニュースとか、大衆紙の一面ではこの三％に関することが、〝乳ガンの遺伝子を発見〟ということになってしまいます。これがどんな混乱を引き起こすか想像できますか？」

　ルネ博士のオリジナルなところは、この事実の確認にとどまっていないことだ。彼は続ける。

「自分の研究チームの売り込みをはかって（これは理解できますがね）、あの奇妙な画面に輝かしく登場したり、記事を書いたりする医学界のスターたちは、彼らが流す情報のコントロール法を学ばなければならないのです」

　奇妙なのは、医師たちを苛立たせるこうした記事の一部は当の医師たちが書き、そうでなければ常に医師のアドヴァイスのもとに書かれていることだ。どんな女性向け雑誌でも、どんなテレビ番組紹介週刊誌でも、雑誌専属の監修役の医師がいて、報酬が支払われている。情報がそれほどまでに不正確なのであれば、なぜ

この医師が修正しないのか。それができないのなら、なぜこの医師は自分の診察室に戻らないのだろうか。研究室に閉じこもりコミュニケーションの手段をもたない医師集団は、自分たちが加わった研究の成果を一般人に示そうとする。それはたっぷり謝礼がもらえる寄稿先を探したり、自分またはグループの知名度を高めるためだ。《先端》を行っている科のどれだけが派手なパフォーマンスの誘惑や、周囲が騒ぎ立て、象徴的かつ財政的な宣伝効果のある実験に抵抗できるだろうか。現にただスポットライトを浴びるだけで、医学的に価値があるとは言い難いアクロバット的な移植がどのくらいあることだろう。トークショーならともかく、ヴァラエティーショーにさえ登場する教授が何人いることか。

新聞・雑誌とテレビが医師たちに及ぼす魅惑と反発は、欺瞞とともに無邪気さをも表している。欺瞞だというのは、医師たちは文句をつけている流れを自分自身で作りだしているからだ。無邪気だというのは、彼らが大文字のタイトルを、毒を含んでいながら心を虜にする都会を戦前の農民が見るような目で、眺めているからだ。

病人は責任をとらされる。彼は自分が読み、聞くことを信じるからだ。このことを納得するためには、医学関係の新聞・雑誌を開いてみればよい。医師が医師に話しかける、本物の医学新聞・雑誌だ（ここに挙げるのは医学に関係するが、分野別に高度に専門化した新聞・雑誌ではない）。

雑誌は素晴らしい。素晴らしく生き生きとし、多様で、オープンで、批判的である。新聞・雑誌には権威の高い *Quotidien*［日刊紙］がある。間違いのない信用のできる *Le Généraliste*［一般医］、*Le Concours médical*［医師試験］、*La Revue du praticien*［臨床医評論］がある。*Impact*（これも日刊紙を始めた）、*Le Journal International de médecine*［国際医学新聞］といった週刊誌もある。過激な雑誌もあって、その代表格が歯に衣を着せない論争と、研修プログラムと、財政的に独立していることで有名な *La Revue Prescrire*［Prescrire「処方する」の意］

である。

製薬会社が広告主である大変幸せなこうした新聞・雑誌は、孤立している医師たちを結びつける絆となっている。出版社に読者の手紙がたくさん来ることからもそのことが証明される。医師たちは自由に議論し、ののしりあい、反論を展開し、決闘をする。医師の世界が外側に見せている《統一戦線》とか、引っ込み思案で妄想的とかというイメージと比べられる要素は何もない。

例を挙げよう。この本を書くにあたり多くの医師に会ったが、その間、ARC（Association pour la Recherche contre le Cancer［ガン研究協会：民間から寄付を集め、それを諸研究機関に分配する非営利団体］）のキャンペーン攻勢について私が目撃したのは、憤慨と嘲笑でしかなかった。ARCの会長、ジャック・クローズマリーがテレビのゴールデンアワーに画面を占拠し、視聴者に向けて、小切手かそれとも命か、と熱っぽく話しかける。ひょっとしたら私が選んだ医師たちは全員偏向した意見をもっていたのだろう。しかし、ただの一人も、それがガン専門医であろうと、この尊敬に値する非営利団体を正常だと考える医師はいなかった。

「現在の研究段階で、ガンワクチンを発表するということは、視聴者を馬鹿にしているということだし、無責任な希望を抱かせることになります」と私に言ったのは、ミディ地方のガンセンターの責任者の一人だった。各地の病院でも左記のことを繰り返し聞いた。

「あれは予防じゃない。その反対です。われわれの恐怖心を当て込んでるんですよ。それから、科学がじっくりと煮込んで準備した奇跡の治療薬を帽子から取り出しましてね、結論は？　金よこせ、です」

また、ある肝臓病学の大家が言っている。

「ARCは予防を理由にC型肝炎の検診を勧めていますがね、素晴らしい予防ですよ。私たちはまだC型肝炎に関しては無力に近いんです。検診の目的は、健康な人たちを脅かすということなんでしょうかね」

恐れられ、粘り強いあの社会事業監督総局でさえ歯が立たない。この監督局がパリの南の郊外にあるガン研究所として最大のギュスターヴ・ルシー研究所に立ち入り検査を行ったとき、次のような厳しい結論を下した。

「科学的研究は穏やかな環境の中で行われるべきだが、甚だしきコスト感覚のなさと不明朗な資金調達が研究所から穏やかさを奪う可能性のある依存状態に陥れた」

もっと回りくどくなく言うと、この研究所の研究費の出所が透明でない。ARCはそれに無縁ではない、というのである。しかしARCは裁判所に訴えて反撃に転じ、社会事業監察総局はこの団体の業務を監察しないこととという判決を獲得した。

一九九一年九月、*La Revue Prescrire* の論説委員は《癌ビジネス、あまりにひどすぎる》というタイトルで《非合理性、ガンの恐怖、科学万能主義とキャッシュ・レジスターが結合している一般大衆向けのキャンペーン》を公然と非難した。これをバックアップするために、編集部は提案されている予防策をひとまとめにして冷やかしている。

「ARCがフランスおよび国際的な専門家委員会の勧告を無視して、例えば成人に対する年一回の血液検査、肺のX線検査、四〇歳以上の男性に対する二年ごとの肛門触診を提案するとき、この団体はいったい誰のために働いているのか?」

その答えは、

「ARCは最大限に寄付金を集めるために、一般大衆を扇動しているのである」

そして *La Revue Prescrire* は読者(大部分が一般医)に対して《患者に警戒を呼びかける》よう促している。

論争が再燃した。一九九二年六月、この雑誌はARCをまた二ページの記事にしたのだ。幾人かの戦闘的な一般医が待合室にガン検診の受診に警戒を呼びかけるメッセージを貼りだした。キャンペーンがまた始まった。論争も。だが、医師同士の仲間内の論争だ。フレデリック・ミッテラン*の番組でどんな教授、どんな有名人、メディア受けするスター医師、どんなカブロル［クリスチャン・カブロル教授。心臓移植の権威。今は引退している］がこの厄介な論争についての自分の気持ちをはっきりと述べるだろうか。諸分野の権威者たる教授たちは製薬会社からのリベートを受け取り、内輪にはこの《馬鹿騒ぎ》をくだらないと言い、表向きには黙らなければならないのだろうか。

私たちが、コミュニケーションがうまくコントロールされないでふくれあがっていく社会に生きているとしても、それは患者のせいでも医師のせいでもない。患者は教育されるべきだという主張と、その教育の貧しさを訴える声が私の耳にはまだ響いている。しかし、これは実際のところ、自分で火事を起こす消防士の言葉にしか過ぎない。私が学校の教師を調査していたとき、教師は教科書の悪口を言っていた。これはそれを思い出させる。当時、私は尋ねたものだ。それでは誰がそれを書き、誰が印税を受け取るのか、と。

確かなことは、《適切な距離》を見つけるのはますます難しくなり、仕事の実践をややこしくさせるということである。過去には信頼感があったが、それは終わった。無知の時代は過ぎ去ったのである。矛盾した情報に翻弄され、不死の約束と身近に迫る死の影の間で揺れる患者自身は、治療する医師よりももっと不安定で、なす術をもたないと感じているのである。おまけに、事態が悪くなったとき、死ぬのは患者だ。

＊訳者註：初め映画の専門家としてテレビに登場したが、多才な人で、程度の高い文化的なトーク番組の司会を得意とし、映画の監督もする。故ミッテラン前大統領の甥。

守秘義務の境界

秘密はずっと昔から信頼のもっとも大切な支柱である。職業倫理法第十一条には、「守秘義務は医師がその職業を実施するに当たり知ることになるすべてのことに及ぶ。すなわち、医師に語られたことだけでなく、見たこと、聞いたこと、理解したことにも及ぶ」と書いてある。刑法上、この職業上の守秘義務はすべての職業に適用されるが、医師と薬剤師、助産婦は特記事項の対象になっているのである。第二二六－一三条は禁固一年と一〇万フラン［二五〇万円。一フランおよそ二五円と仮定］の罰金を定めている。その中には三つの特例があり、それは違法の人工妊娠中絶手術、一五歳以下の未成年に対する虐待、強姦または強制猥褻行為である。判例は非常に柔軟である。例えば、医師は病気の犯罪者を診たとき、その犯罪者が新たな犯罪を犯さないだろうと確信をもてるなら、警察に届け出なくてもよい。子殺しの場合、子供がすでに死んでいることを確認した後、医師は沈黙を守ることができる。原因の分からない負傷は、負傷者の承諾が得られなければ警察に届けなくてもよい、などである。診断書は法定審理からは除外され、たとえ病人本人でも、医師を守秘義務から解き放すことはできない。

私は多くの医師と会ううちに、同業の医師を告発するという普通にはあまりない良心の問題と闘っている一般医に出会った。ベルナール・トロクザはフランス東部地方で二〇年ほど前から開業しており、地域の社会の中に完全に組み込まれているタイプの医師だ。だから人口一万人を越えない町をすみずみまで知り抜いている。そしてこう語る。

「私は熱心な信者ではありませんが、ここの教区の神父とはいい関係にあります。ある日、この神父が立ち寄ったとき、彼のお手伝いの息子が、私の同業の一人についてとてもいかがわしいことを語ったと言うんです。小児愛のことなんですが。そして、その子の母親と子供自身が私に会いたいといっていると言うのです。本当かなと思いました。私は陰険な企みを嗅ぎつけたわけです。それにこの件は未成年に対する虐待の場合は守秘義務を守らなくてもよいという一九九〇年七月一日の法律ができる前でした。

母親と子供が私のところに来て、重大なことを打ち明けました。私は少年を診察してから、十分に注意を払って証明書を書きました。話をしているときに、母親は問題の医者の名を明かしました。私は彼女に証明書を渡し、それを使うかどうかは彼女の自由にしたのです。私は県の医師倫理審議会会長に会見を申し込んで、証明書の写しを渡し、自分には確信があると伝えました。その医師は提訴され拘置された末に、有罪の判決を受けたのです。一〇人くらいの子供が被害者でしたが、おかしなことに七人の親が提訴を取り下げました（何人かの親が主導して、擁護委員会のようなものさえできました。これにはショックを受けましたね。私も同業の医者たちも同じに感じていました）。

結局、問題の医者はかなりうまく事件を切り抜けました。禁固六年で、そのうち二年は執行猶予です。それに裁判は軽犯罪裁判所で行われて、重罪裁判所ではなかったのです。刑務所には二年しかいませんでした。そして医師免許は二年剝奪されただけです。有罪判決は前科簿保存所に記録されませんでした。彼は今は社会保険局の医師として働いています」

この場合、ベルナール・トロクザはどう振る舞うべきかということで躊躇しなかったことになる。事件の結末に一抹の苦味を感じたとしてもだ。しかし、あの聖なる、侵すべからざる守秘義務はいつもこのように明快に使われているわけではない。例えば、一九九一年六月、オ・ラン県医師倫理審議会は一八〇〇人の会員に、麻薬の代替物質を転売しているとみられる麻薬中毒者の八人の名前と住所、プロフィル（使用している薬品）を送りつけた。彼らは幾人かの医師から処方箋を得て、それで薬品を買っていたのだ。この通達の中で、県の医師倫理審議会会長は《外国人で、時には攻撃的になる》と形容してこの八人について語り、

《無統制》に名前が出回るよりも、正式なかたちで知らせるほうがよいと考えたとして、通達を出したことを正当化していた。

　これは規則違反以上である。すべての法律に機密事項は《分かち合ってはならない》と定めてある。この事件は通達を受け取った一人によってテレビを通じて暴露された。麻薬中毒者を治療しているさまざまな人たちが抗議をし、〝情報と自由委員会*〟に提訴され、全国医師倫理審議会会長だったルイ・ルネはオ・ラン県医師倫理審議会会長のケネル医師を断固として非難した。ケネル医師はこう言って自己弁護したのである。「薬品監督局が薬を使いすぎているといって何枚かの処方箋を私に示すとき、私は厳重に警告する義務を負っている。フランスで特に厳しく守られている守秘義務の口実のもとに、この種の行為が助長されているのだ！」

　これは弁護としては弱い。医師は患者に身分証明書を見せろとは言わないものである。麻薬中毒の犯罪者は偽名を使いさえすればいいのだ。現在、ボランティア活動としてパリでヘロイン中毒者の援助をしている医師たちが医師倫理審議会と〝情報と自由委員会〟とを相手に討議を重ねている。患者の名前を隠しながら違反者を探知するシステムを作り上げるためだ。コード化、データの突き合わせ、偽名使用などがすでにテストされた。

　この事件をきっかけに、*Le Journal International de médecine*がフランスの一般医を対象に世論調査を行った。質問は直前に起きた事件から直接示唆を受けたものだった。《不当な処方箋を与えることを防ぐために、自分が知っている麻薬中毒者の名前を同業の医師に知らせてもよいと考えますか？》「よい」が七一％、「いけない」が二八％だった。嘆かわしい回答である。実際に中毒者を診ている医師に質問をしたら、「よい」という答えはもっと少なかったはずだ。麻薬中毒者に対する恐怖とだまされるいまいましさが出ているのだ。それには不可侵の協定も抵抗できないのである。

もっと興味深いのは、同じ調査の第二問への回答である。《銃弾で負傷した人が医師のところに来ます。必要な手当てをした後、この医師は警察に届ける義務があると思いますか？》「はい」が二一％、「いいえ」が七三％だ。ヘロイン中毒者はピストル強盗よりも危険なのである。医師が孤立していると感じる時や、心ならずも共犯者になるのではないかと恐れる時は、自らの掟に背いてでも、反射的に身の安全を守るほうに動くのである。

これらすべての中には動揺がある。エイズはこの動揺を明らかにするのに貢献していると同時に、それを大きくさせてもいる。医師倫理審議会が試験管ベビーやゲノムの解明を審議しているときに、あるいは研究者の仕事が《予測》医学（危険を突き止め、その帰結を告げる）の基礎を作り上げているときに、開業医、病院勤務医を問わず《底辺の》医師は手探りをし、揺れ動いているのだ。

典型的な例を挙げる。守秘義務の規則に反して、エイズ感染者のパートナーに警告を発すべきか。一九九一年秋、一般医の意見はまっぷたつに割れていた。警告すべきだというのが四四％、そうすべきではないとした医師が四四％だった。数ヶ月後、意見は規則違反のほうへはっきりと傾いていた。五七％の医師が守秘義務に背くほうに傾き、九〇％のフランス人がそれに賛意を表明したのだ。その間、メッスの裁判所はボーイフレンドにエイズ感染を教えなかった若い女性に有罪判決を言い渡した。そして五五％の医師はこの判決に賛成だという調査結果がでた（医師以外の一般人を対象にすると、賛成意見は六八％にもなる）。

ここでも、エイズ患者をいつも診ている医師と十分な数のエイズ患者本人を対象にしたら、この数字は違ったものになっていただろう。たしかに彼らの中で守秘義務の違反に賛成を唱えている者はほんの僅かでし

＊国家機関で、コンピュータなどに集積されている個人のプライベートな情報を一般に流すことがないように監視する機関。

かない。それは原則に忠実であるからというのではなく、治療に関する確信からである。リスクを背負っているものによって引き受けられない行為は、無駄であり、本人の病気に立ち向かう気持ちを挫けさせるというのである（これは義務的検診と同じ問題だ。この問題について、上院議員たちは物笑いの種になった。彼らは考えられない失態を演じた。政治家は時と場合によってはそういうことが可能なのだ。義務的にされることで、不治の病の検診は検診をしてもしなくても、いずれにしろその病気に罹った人しか見つけだすことはない。そしてそのほかの人たち、つまり感染する危険のある人たちを逃げ出させ、検診を思いとどまらせることになる）。

これに反し、一九九四年四月に明らかになったレポートの中で、医学アカデミーは配偶者やパートナー、妊婦や感染した未成年患者の親に知らせることについては、守秘義務を《緩和》することを強く勧めている。そして医学専門誌は、調査をした後、医師の三分の二は同意見であると報道している。保健省の依頼を受けて学際的委員会を主催した全国医師倫理審議会元会長ルイ・ルネは、この医学アカデミーの見解に反対である旨を述べた。ルイ・ルネにとって、医師の役割は患者が自らの責任をとるように説得することであって、医師と患者を結びつける非常に大切な条項を変更してまで患者の身代わりになることではないからである。

同じように、〝世界の医師団〟とエイズ患者援助組織ＡＩＤＥＳ［aidesは英語読みでエイズに近いと同時に、フランス語でaide（援助）の複数形になっている］は、この《緩和》は許せないとしている。《守秘義務の違反を認めることは、医師に責任意識を失わせ、感染者から自由を奪い、性器を防護しないで性行為を行う二人によって分け持たれる責任問題を回避させることになる……》*。保健大臣のシモーヌ・ヴェイユも特例には反対だ。そして全国医師倫理審議会会長、ベルナール・グロリオンはこの立場を支持している。この問題について討議しているのはフランス人だけではない。デンマークでは、自覚していながら予防措置をとらず、パートナーを守ろうとしない感染者を罰する法案が国会に提出された。

要するに、《現場》の医師は孤独感を深めているのである。彼らにとって、倫理は日々の悩みの種なのだ。感染した患者の未亡人にその夫を襲った病気の名を明かすべきか。財産管理を第三者に任せて、痴呆老人を施設に入れろと勧めるべきか。公的な機関は、この場合、二次的な助けにしかならない。量的な対策、《客観的》な手段は多くなっているにもかかわらず、その場しのぎ的な部分がいっこうに減らない。かえって、その逆である。

もっと悪いことに一般人の間に誤った医師像がある。科学に通じ、CTスキャンなどの器機を使いこなし、自信にあふれているといったイメージは、医師の姿の実は一部しか物語っていないのである。大体、医師たち自身が力の証と無謬性を振りかざしながら、無邪気な自己陶酔に浸ってこのイメージを作り、広めたのだ。事の成り行きと時代の暴力によって神の位置から地上に降ろされた医師たちは、よろめき、身体を支えるものを要求する。こうして多くの専門分野を含むネットワークが日常医療倫理研究会をつくった。その目的はまさしく現場のジレンマを調査し、解決することである。

こうしたことは病院ではそれほど難しくないのだろうか。見た目はそうである。組織という存在が保護者としてそこに控えている。医師たちはお互いに身を守っているのだ（若い医師が開業を遅らせるのは財力と開業する場所に恵まれないからばかりとはいえない。制度からの援助なしに自然の中に放たれるめまいもあずかっている）。とは言っても、病院でも守秘義務からは逃れられないし、論議の的になっている。本書そのものが、結局のところ、制度の脆弱さを明らかにしている。つまり、私は三年間にわたり、普通なら私には伝えられ

＊ *Le Journal du sida*（ARCAT-Sida 協会の出版物［sida はフランス語でエイズの意］）の調査の結果によると、エイズに感染している患者を一〇人以上診ている医師の八三％が守秘義務の緩和には反対である。

てはならない情報にアクセスできたのである。私のメモ帳には多くの人の名と、それらの人たちがかかっていた病気の名がびっしりと書き込まれた。私はただ単に私自身、私が共有し、私を保証した人々の信用によって与えられた秘密を口外してはならないと考えただけだ。

しかしながら、私は参考までにちょっとした実験をしてみたいと思った。病院がかかえる問題の一つに患者の医療記録（カルテ）の管理がある。患者はカルテを取り戻すことができないと不平を言う。各科は、縄張り意識で、自分たちのために、それぞれ《自分たちの》箱に、《自分たちの》地下倉庫に、《自分たちの》患者の記録を保存している。私はある有名な大学病院センターを選び、四つの異なる診療科に《属する》四人の患者（現在入院中を二人、退院した患者を二人）をターゲットとして選び出した。そして自分自身に、一週間以内に彼らのカルテにアクセスすることができるだろうと賭けたのである――入院中の患者については、冗談のようなものだった。退院した人については、ちょっとした策略がいった。そして、地下を数キロにわたって歩き、鍵を何回かまわさなければならなかった。

これは組織の問題だ。だが日常のジレンマがここにも紛れ込んでいる。私ははっきりとは分からない病気に冒された若い女性のことを思い出す。彼女の不安は極限に達していた。

臨床教育担当医は良心的な医師で、よく考えた末、彼の戦術を説明してくれた。

「まずＨＩＶの検査をしなければなりません。形式的にですね。彼女がエイズにかかっているとは考えませんが、彼女の現状を見ると、それを知らせたらダメになってしまうでしょう。何回も何回も反芻して、夫婦の生活について様々なことに思いをめぐらせるでしょう。おまけに検査結果はすぐには分かりません。だから、彼女には言わないことにします。私が責任を負います」

結果は陰性だった。それが分かってから、医師は自分がしたことを患者に明かした。彼女は医師に感謝した。しかし、基本的には何も変わりはしない。

私が質問をした医師の大部分は患者に守秘義務を保証したいと思っているようだった。個人的な誤りや分別のなさから情報を漏らしてしまうことは昔からあることである。けれども、機密保持と信用の組み合わせが最も脅威にさらされているのはこのレベルでのことではない。一人の医師が治療している分には、大体のところ、秘密は保持されているのである。しかし現在の医学では、患者は複数の医師の間を行ったり来たりしている。病院の情報はあらゆるところから漏れているのだ。

回診の見物人と主役である患者を前にして、医療の機密は最高のタブーであることをどのようにして説得できるだろうか。救急医療はコミュニケーションの上に成り立っている。そして、このコミュニケーションの内容が何人もの人を経由していくのである（ナースセンターや医師のオフィスに厄介ごとを引き起こす常連の名と、彼らが訴えてくることの特徴が貼り付けてあることは珍しくない）。そして皆が奪い合い、いろいろなところを経由するあのカルテが機密漏洩の一番の源泉なのである。そして情報のコンピュータ化がさらにこれに拍車をかける。加えて、保険会社に勤務する医師たちが同業の医師に《秘密を守る約束で》これこれの被保険者の病気の正体を明かしてくれと言ってくる……

私はこの点について賭けてもいいが、一般人の感覚からすれば、医療の秘密とは病人に保障された自由として、または敬意の表れ、譲渡不可能な権利として見なされているというよりも、医師同士を結びつける秘密として解釈されている。医師は素人には分からない言葉で話をし、理解不可能な記号で文章をやりとりし、仲間にしか説明をせず、そして例外を除いて、仲間によってしか裁かれないのである。

医療の世界は外部には秘密を守るというよりも、秘密を食べて生きている世界のような印象を与える。言い換えれば、自分たち自身の利益のために秘密を別方向にそらしているという印象である。医師が患者をもっと信用すれば、患者のほうでももっと医師を信頼するのではないだろうか。医師が素人にもっと話しかけ、そして自分たちが確かには分からないこと、納得できないことをそうであると認めれば、疑いが疑いを生み出すあの堂々巡りが、信頼と秘密の幸せな結びつきに変化していくのではないか？

医療ミスはおこる

私が医療の世界を旅していたときの大きな驚きの一つは、私が同行した白衣を着た人たちが自らのミスを率直に話したことだった。外部と内部を分ける見えない境界がこのようにはっきりと感じられるとは思ってもいなかった。外部には黙っている。内部では打ち解ける。私は自分自身、致命傷的な、または修復できないような大失敗の証人だったわけではない。危機的事態の目撃者だったというのであれば、イエスである。（病院での）集団的な自己批判の証人だったことは頻繁にあった。例えば患者が亡くなった後、困惑し、カルテを再度開いて検討されるケースの証人だったことはよくあった。しかし私が診察しているところを見た医師たちは、美徳からか、慎重さからか（または、この二つのときほぐすことのできない混合からか）、失敗を待ち構えているようだった。

医学番組の好きな視聴者にとって、医療ミスというのは外科医が忘れたお腹の中のガーゼかもしれない。実際、ほんの少し肘が動いたために体内に異物が入ってしまい、受難の苦しみを受けた人、たくさんの検査を受けた人、いつ終わるとも知れぬ入退院を繰り返した人たちがいて、その証言には事欠かない。しかし原則的に、大きなガーゼ類は数が数えられている。小さなものも、多かれ少なかれ数えられている。いずれにしろ、口の開いた傷口に血にまみれた小さなガーゼがあるのを見つけるには（私は分からなかった）、鋭い目を持っていなければならない。幾人かの外科医が証拠を見せてくれた。このようなものを忘れるのは許し難いことだけれども、ほんのちょっとした不注意がそうした事態を招くことを私が目で見て確かめることを彼らは望んだのだった。

いずれにせよミスはある。そしてそれは多くの場合ずっと複雑だ。まず初めにあるのは、診断が違っていたために、人が気づかないミスである。これは特に一般医のもとでは強迫観念になっている。重大な症状を見逃しはしないかという心配だ。パリ郊外で開業しているマルセル・クレフがそのことを語ってくれた。

「私はたくさんミスをしたのに違いないんですが、私のところまで誤診の噂が聞こえてきたことはありません。私は診断については間違う権利があると思っています。その点で、利口そうに振る舞おうなんて考えていません。控え目に、控え目にといったところです。誤りはほかの医師が修正してくれます。フランスは医療体制が充実していますから、間違っても、後で網ですくってくれるんですよ。もちろん十分注意はしますけれども頭の中に全部入っているなんていうことは言えません。そんなことを言う同業者が多いですけど、そういうのは頭がぼやけているんでしょう」

ブルターニュ地方の医師、イヴ・ベスコンは自分の診断に確信が持てるとき、大きな安堵を感じるという。

「何か重大なことが見つかったら、病人を昔から知っていたり、好きな人であったとしも、診断ができたことに満足します。特に、診断が難しい場合に。私は意気投合した一人の男のことを思い出します。四二歳で、船員でした。消化器系に問題があって、陸にあがったときに診た医者は大腸炎だと言ったんです。これはたいした病気ではありません。私はどうしてか知りませんけど、この年齢では少ないんですが、結腸ガンじゃないかなと思ったんです。そして、それは結腸ガンでした。おまけに肝臓に転移してました。嬉しくはありませんでしたが、きちんと診断できたことに満足でした」

この同じイヴ・ベスコンが、同じ誠実さをもって、それとは反対の体験を語ってくれた。

「まだ開業間もない頃のことです。若い女性のところに呼ばれて、往診しました。お腹が痛いというのです。診察して、肝疝痛《かんせんつう》かもしれないと思いました。それで処方をして、週末が過ぎたのです。月曜日、まだよくなりません。投薬量を増やしました。火曜日、大慌てで入院させました。そして膵炎だったことが分かったのです。誤診でした。本物のね。彼女の夫は怒りましてね、医者を替えました。そして私は罪悪感にえらく悩まされたというわけです。夜になって、臨床所見を見直しましたよ。あの罪悪感はね、医者ならみんな知っているんじゃないかなと思いますよ」

ノルベール・ベンサイドは罪悪感を持っているだろうか。小型の葉巻を口のわきにくわえ（タバコは命を縮めます。だから社会保障制度にはいいことでしょう、と皮肉っぽく言う）、自己弁護することなく、現実を正視しようとしない〝否定〟からくる診断の失敗を自らの責任として引き受ける。

「誤診ですか？　ええ、それはもう、しましたね。無知からじゃなくて、否定が原因です。ある日、胸にしこりがある女性を診察しました。その次に診察するまでの間に乳房造影をするように処方しなかったのはなぜか。それは、その朝、その患者の中に重病を見つけたくなかったんです。彼女に乳ガンになって欲しくなかったんですよ」

その年齢とその聖像破壊的な多くの著作がノルベール・ベンサイドに超然とした挑発というかたちをとらせるのだが、彼よりも若く、やはりパリで一般医をしているジャン＝ピエール・ラシェーズよりも断定的ではない。

「開業したとき、私は軽率にも自分を驚かすものは馬鹿なことをする患者と馬鹿なことをする医者の二つだと言ったのです。これが本当だとしても、その発言は私にはとても高いものにつきました。医者の愚行は重大な影響を及ぼします。医者の無能は他者に迷惑をこうむらせるのですから。無能な医者は最低限求められるレベルでさえ満たさないわけです。つまり、最低限というのは患者の話を聴いて、診察することです。

開業医のところで、服を脱がないで診察を受ける患者の数は驚くほどです。私がここに来たとき、医学部ではそんな患者にはまったく出会わないだろうと言われていた患者を、毎週毎週、どれほど診たかしれません。あんな腫瘍、こんな傷。見つけられていなかったんですね。なぜかというと、これは日常生活の流れの不意をつく難しい仕事だからです。例えば肛門の触診をする、怯えた女性の胸を診るということは、私たちの精神構造からしてやさしいことではありません。他人に入ってもらいたくないところに、ずかずかと入っていくわけですから。これは私たちの自然の防御本能を逆なですることですよ」

この二人の姿勢はまるっきり異なっているけれども、二人とも急所をついている。誤診、または誤診スレスレの診断は、知識の問題だけが関係しているのではないということである。もちろん、一般医と専門医が研修に費やす時間は同じではない。専門医は文献のあたり方を知っている。医学専門誌が彼らの主な拠り所だ。

しかし、意識しようとしまいと、その他の要素も介入してくる。例えば、平凡な医療行為を単調に繰り返しているうちに、緊急事態を見逃してしまう危険性があるだろう。それに、見てわかることを見つけるだけでは十分ではない。探し出さなければならないのだ。ところが、探し出すということは他者を攻撃することである。そして他者は患者であり、今までの関係がある。一般開業医はこういう患者を病院勤務医のような激しさをもって《攻撃》するわけにはいかない。

誤診の第二カテゴリーは、私が聞いたところでは、若さによる経験不足が原因の過ちである。これは他の原因による誤診よりも本人にとって苦痛でない。それは責任が分散されるからだ。しかしこの誤診は記憶に強く刻みつけられる。受けた教育に不信を持ち、教授たちも教育で過ちを犯しやすいこと、または学習システムそのものが過ちを犯しやすくできていることを明らかにするからである。

このような過ちのなかで、最も根本的なところにある原因は、絶対的な医師の不適格である。自分が引き受けることのできない状況の中に初心者が投げ込まれることである。婦人科医のピエリック・メゾヌーヴは最初の出産を決して忘れない。

「私はインターンを始めたばかりで、内科で常勤医の代診をしていました。その時、隣の私立のクリニックからお呼びがかかったのです。そこで私を待っていたのは、アフリカの奥地にでもすぐ行く用意ができているといったタイプのシスターでした。彼女は、子供が引っかかって、鉗子《かんし》を使わなければならないだろうと言うのです。私が〝そんなこと言わないでください。私は生まれてからまだ一回も出産を見たことがないんです〟と言うと、〝それしかない〟と彼女は答えます。〝でも、怖いんです〟。私たちは一緒に産婦のところへ行きました。シスターは恐怖に怯えた私の前で麻酔医の役も、産科医の役も、全部の役をしてのけたのです。赤ん坊が出てきたときに、シスターは悪態を吐きました（〝あー、ひどい子！〟）。クリニックの出口で神父が私を待っていて、本当に心からお礼を言うんですよ。ペテン、ここに極まれり、です。苦い経験でした」

この事件は、それなりにうまく終わった。しかし、事件は続く。初心者の失敗の埋め合わせをするのは、今は修道女ではなく、看護婦である。しかし、笑っては済まされない話もたくさんある。それを語る者は、そうした事件を頭の片隅に片付けてしまっているが、その時の思いを忘れることはないだろう。ベルナール・ルーヴレーは今日では一流の腎臓専門医だが、やはりそうした思い出を持っている。

「うんと若い学生の時です。ある患者がいて、少年でしたが、脳の血管に問題があって、出血し始めていました。私が血圧降下剤の点滴を監視する役割でした。どうしたことか原因もわからないまま、少年は死んでしまいました。いずれにしろ彼は死んだでしょうが、あれは完璧に私が馬鹿だったのです」

外科医、カトリーヌ・フェラーリの話。

「最初に手術をしたのは、国道二〇号線の近くにある私立クリニックで、二四歳でした。ある晩、事故が多発して、戦場のような騒ぎになりました。まず初めに警官から首が上がない男を運んできて、次の男にはアルコールを検出するために心臓穿刺《せんし》をしてもらいたいというんです。ほかにもたくさん。

若い男が待たされていました。ほかの負傷者に比べて、それほど重くないように見えたんですね。やっと彼の順番になって、診察すると、出血の様子もないし、骨折もないようでした。左の脇腹を触って、脾臓の状態を見ても、何も異常はありません。右の方が少し痛いと言います。これはあまり多くないケースです。それでX線撮影を頼みました。一目見て〝よくない事態が起きている〟と直感できました。直ちに患者を手術室に運びましたが、もう瀕死状態でした。肝門脈《かんもんみゃく》が切れていたんです。座った状態では、それが押さえつけられていて、異常を感じなかったんです。三〇分前は静かに話していたのに。私はもう狂ってしまいそうでした。部長は私に何回も繰り返しました。〝徴候がなかったんだ。救えはしなかったんだ〟と。でも私はずっとあれは過ちだったと思っています。私の誤診でした」

産婦人科医、ベルナール・フォンティの話。

「インターンのときに、子宮内膜炎［子宮内の粘膜の炎症］の患者を担当していました。良性の病気ですが、骨盤に到達することもあり、その時は日常生活に支障をきたします。当時は、放射線治療をしており、これが腹腔内に癒着を起こしていました。部長が私に〝ちゃんと治ったかどうか、腹腔鏡検査［内視鏡の一種である腹腔鏡を用い、腹腔を検査する技術］をしなさい〟と言うんです。ところが、放射線治療をしているときは、このタイプの検査はしてはいけないのです。命に関わるのです。私はこの女性の腸に穴を空けました。そのことをすぐに理解しなかったのですね。三日後、腹膜炎を引き起こして、女性は亡くなりました。これは私が個人的に関わった過誤です。いくら若いからといって、放射線治療をしていたことを忘れてはいけなかったのです。今でも悔やんでいます」

呼吸器科医、ジュリエット・モンザの話。

「インターンの医師として、アンリ・モンドール病院で宿直をしていたとき、ガス壊疽［筋肉を破壊するバクテリアによる、極めて重症の壊疽］にかかっているショック状態の若い男が来ました。私は一晩かけてこのショックの回復につとめましたした。そして輸血をしすぎてしまったのです。結局、彼は翌日、心不全で亡くなりました。つまり私がしたことで、過剰な負担がかかって死んだのです。やり方がまずかったんです。失敗でした。ゾンデを入れて、圧を計るべきだったんです。そのことを考えはしましたが、しませんでした。疲れていたんです。

この思い出はいつまでたってもつらいんです。これは全くの医療ミスです。間違えはしないかという恐怖感が頭から離れません。制度がそこに控えてはいても、インターンのときからずっと孤独な瞬間はあります。それ以来、狂ったような不安感なしに宿直をしたことはありません」

安全イコール《最新型の器械》であるとは必ずしも言えない。さまざまな医療機器、デジタル表示画面、オシロスコープ、つまり正確な数字や議論の余地のないデータ、画像、アラームが安全をもたらすかもしれない。しかし、時にはこうして保証された安全に対しても疑いの目を向けることで、いっそうの安全がはかられる。アラン・マルトはある病院の集中治療科の部長で、同じ専門の医師たちから《権威》と見なされている人だが、かつて犯した重大な過ちについて私に話してくれた。自動ドア、フィルターのかかった人工照明、あらゆるところにあるロボット、集中治療室のあの極めて特殊な世界で、ある晩起こったことだった。私はこの告白で彼の心が引き裂かれるのを感じた。

「私は若い臨床教育担当医として、ブシコー［パリの公立病院］にいました。当直をしているとき、腎臓動脈の手術を受けた患者が来ました。深刻な高血圧症だったからです。そんなに悪くはない状態だったんですが、看護婦に呼ばれました。血圧が突然三〇〇（㎜／Hg）に上がってしまったのです。脳出血を引き起こすのに十分な血圧です。すぐ行って、血圧を測っている器械を見ました。三〇〇です。私は血圧降下剤を使って治療を始め、外科医を呼んで、動脈がまた詰まっているようだったら再手術するかどうか尋ねました。彼の答えはノーでした。鎮まるか、破裂するかのどっちかだというのです。そして、ある薬を使ったらどうかと言います。それを使いました。初め、血圧は変わりませんでしたが、ついに下がったのです。そして、患者は亡くなりました。

実は、器械が狂っていたのです（このことが分かったのはずっと後になってからでした。どうもおかしいなと思っていたものですから、カルテを丹念に調べたんですよ）。患者の血圧は三〇〇じゃなくて、三〇だったんです。彼は虚脱を起こしたわけです。私は彼を殺してしまいました。なぜなら、血圧降下剤を投与する前に自分で脈を取ってみなかったからです。テクノロジーを信用してはいけません。器械が何か驚くべき数値を表示したら、基本的な診察法に戻るべきです」

私が会った医師のうち、教育訓練中か、初心者の時に過ちを犯さなかった医師はいったい何人いただろう。ほとんどいないのが事実である。五％以下だ（私のサンプルに世論調査の厳密さはないことは言うまでもない）。全員が記憶を相手に悪戦苦闘し、同じ方法で自分を慰める。すなわち、過ちは償われたか、あるいは自分が行って重大な結果をもたらしたことは命令されて行われたものか、上司によってカバーされたかである。しかしながら、医師たちがいとも軽やかに記憶のページをめくると信じることは完璧な間違いである。罪の意識が彼らをつけねらい、追い回しているのだ。不安感と同じく、これも医師という仕事の一部なのである。

信頼ゲーム

医師として経験を積んだ後の過ちは当然のことながら許し難い。なぜなら、過ちを犯すものが権力の座にあり、権力に伴う責任をになっているからである。そうは言っても、この言葉の裏には異なる多くの状況が隠れている。そして、ここで大変重要な要素となるのが技術の進歩とますます速くなっている知識の刷新のスピードである。

ほんの二〇年前には、《先端的》な同業者に比較して、古い知識だけしか持っていない医師でも患者をそれほど危険に陥れずに生きてゆくことができていた。現在、これは考えられない。一五年のうちに、医学的知識の半分が刷新されたのだ。一般医にしても、専門医にしても、このめまぐるしい動きについていけないものは、すぐさま使いものにならなくなってしまう。開業医は研修に精を出さなければ、取り残されてしまう。病院勤務医は、もともと常に文献探査（世界中の調査や刷新的技術を網羅している国際的医学専門誌を批判的に詳細に調べること）に熱心だけれども、研修参加も勤務の一部となっている。《社会医療》分野からの問題でも、現代の医師は文献をあさらなければならないのである。

このような状況の中では、医療ミスそのものが変化した。今から五〇年ほど前は、説明のできない死に対して誰かを非難するということはなかった。現在、ある特定の分野では《トータル・クオリティー》の要求が前提とされている。そして、この傾向がますます強まっている。

六〇歳になろうとしているマニュエル・バスは、私が会った人たちの中で最も断固とした証人である。彼はあるガンセンターの乳ガン専門の外科医で、警戒心を持たず、自分の置かれた立場さえ顧みずに話してくれた。自分を尊大な指導者だと思っていない人間がいるとしたら、それはこの人である。

「ガンについてはなんだかんだと言われていますが、実のところまだ治せないのです。時にはとても長い間患者の面倒を見ることがありますが、将来起こるかもしれないことはコントロールできません。例えば、乳ガンにかかった女性が二〇年も後に転移で死ぬことがあるんですが、私たちにはそれがどうしてなのか分かりません。その他の患者は、化学療法を受けて、二年後には治るか、死ぬかです。そして私たちはそれがどうしてなのか分からないのです。ガンの専門家たちはいろいろなご託を並べて、いろいろなものを買えと言いますが、私はもう何も買わなくなりました」

マニュエル・バスはその方面では第一人者なのである。人は競ってこの人に治療してもらい、その仕事ぶりを見に遠くからやって来る。その人が怒ったような謙虚さとともに、同業組合主義的な考えは一切なしで、自分の《罪》を告白するのだ。

「同業者の中には一五年前と同じように乳ガンの手術を続けているのもいます。例えば、昔軍医をしていた外科医で、乳房を残しておくことができるのに、全部摘出してしまうのがいますよ。ただ単に残しておくことを学ばなかったからなんです。しかし私も過ちということに関しては、自分を責めることがたくさんあります。私も乳房の温存手術法を見出すまでは、小さな腫瘍でも全部とっていました。化学療法が始まった頃、たくさんの人を殺してしまいました。扱い方が分からなかったからです。咽喉ガンにかかった近親者も一人ね。今では、高齢者には化学療法をしてはいけないことが知られています。

時々、化学療法の狙いが外れるときがある。そうすると壊死が起こります。最近、それが私のガンセンターでもありました。インターンの過ちでね。私立のクリニックではこれはもっと頻繁に起こっています。私は化学療法でダメにされて、訴訟を起こした女性を支持するために、ためらいなく裁判所に行きました。明らかな医療ミスのケースで、私のところに来たのは過誤のあと三ヶ月もたってからでした。裁判で、彼女の弁護士はまったくの無能で、医者たちの敵意に戦々恐々としていましたが、私は言いました。彼女は正しい。彼女の後遺症は適切に行われなかった化学療法に原因がある。この医師の過ちは間違えたことではない。それは誰にでもあることだ。医師の過ちは、間違えたことを三ヶ月にわたって隠したことだ、とね。それでも、彼女の訴えは却下されました。法廷の審理は地元の新聞に報道されませんでした。こうしてね、私にはまたたくさんの友だちができたというわけです」

事故や過ちは他人にばかり起こるのではない。マニュエル・バスの話は続く。

「ある女性の乳ガンの手術をしてからすぐ乳房の再建にとりかかりました。五時間かかりました。偶然の仕業ですが、その日、私たちは新しい手術台を使っていました。ところが、ちょっとした節約でも見逃さない院長が、この手術台用の腕支えを買わなかったのです。このタイプの手術では患者を座らせておきます。それで、彼女の腕は仮の板で支えられていたんですが、目覚めたとき、右腕が完全に麻痺していました。腕神経叢《そう》が引き伸ばされたからでした。

この女性は独り身で、働いていました。子供も二人いました。腕が動くようになったのは八ヶ月後です。ガンセンターを相手取って訴訟を起こしましたが、依然として私の患者です。私がその事実を否定しなかったからです。院長は手術の翌日に腕支えを買ったのですが、私が病院側の落ち度を全部認めたと言って非難しました。保険がすべての費用をカバーしているのに、と言ってね」

マニュエル・バスは一つの確信しか持っていない。その確信に賛同する医師はごくわずかしかいないのだが、その確信とは、真実を語ることは《採算に合う》ということである。医師はあまりにも長い間沈黙の壁の後ろに避難していたとマニュエル・バスは考える。ところがこの壁は崩れてきている。先手をとらなければ、自分たちの上に倒れかかってくるに違いない。人々は情報を得る権利がある。この情報が自発的に明らかにされれば、たとえそれが不愉快なものであっても、人々の疑いはさほど深くはならないだろう。婦人科医ベルナール・フォンティが自らの誤りを公然と自己批判したときも、これと同様の考えで行動したのだ。

「私は不妊のカップルを担当していました。そして奥さんのほうに異常がないかどうか診るために、腹腔鏡検査をしました。その時、操作を誤って、後ろ側の大動脈を切ってしまったのです。私はすぐに腹部を切開して、血管外科医を呼んで、修復してもらいました。馬鹿をしました。大馬鹿者です。私は機嫌が悪かったのだろうか、イライラしていたのか、前日にウイスキーを飲み過ぎたのでしょうか。私は患者にすべてを説明しました。彼女にはものすごく大きい傷跡があります。その後、私の手で彼女を出産させました。こんな話を白日のもとに語るなどとは、あいつは気が狂ったのかと言われましたが、実はその反対で、信頼関係はそこに築き上げられると考えています」

この例も、その前の例も、犠牲者が加害者の医師を離れなかったことは注目に値する。この態度に矛盾はない。信頼の敵は疑いだからだ。そして疑いの栄養物は沈黙だからである。医師という職業集団は、自分で無邪気にも（あるいは無邪気な自信過剰によって）無謬性という神話が実行可能な防御システムであると思い込んでいるのである。

新聞を読んでみると、この防御システムは持ちこたえていない。この新聞というのはスキャンダラスなゴシップ専門の新聞ではない。ごく普通の新聞である。フレジュスの病院で少女が死亡。二重骨折で手術を受けた後、麻酔から覚めなかった……オルレアンの病院の救急部に機能的な欠陥あり。手当ての遅れた少年が、片足を失う……リヨンの病院がプロサッカー選手ジャン＝ピエール・アダンに七〇〇万フラン［一億七五〇〇万円。一フランおよそ二五円と仮定］の支払い命令を受ける。同選手は麻酔の後、植物人間になった……ルーダンの病院は、小児科に運び込まなかったために新生児を死亡させたとして有罪判決をうける……オーベルヴィリエのローズレー・クリニックに入院した少女、手首の嚢腫切除手術中、呼吸停止により死亡……ヴィリエ・ル・ベルのクリニックで若い女性が死亡後、産科医が有罪判決……グレー（オート・サヴォア県）の病院のもう一人の産科医が有罪判決……ナンシーの大学病院センターで異常死。当直医が胃潰瘍による穿孔《せんこう》を見つけられなかった……この調子で、ここ数年の間に報道された医療事故のタイトルだけで一章が埋まるだろう。

これは陰謀だ！と医療関係者は叫ぶ。新聞は散発的に起こったミスをその都度報道している。ところが他方では毎年四億回もの医療行為がとどこおりなく行われている、と言うのである。いや、これは陰謀などではない。医師たちの想像以上に、一般世論はマスコミの報道に影響されないものなのである。

人々の中には医師への大きな信頼感がある。この点については、すべての世論調査から同様な結果が読みとれる。一九九二年十月、フランスは汚染された血液製剤によってショック状態にあった。しかし、世論調査会社ソフレスが一般市民を対象に事件の影響をかかりつけの医師への信頼という点で尋ねたところ、八九％が《ほとんど関係ない》、または《全く関係ない》と否定的な回答が得られた。これらの数字を前年の一月にヌーヴェル・オプセルヴァトゥール［高級週刊誌］に掲載された同様の調査と比較する必要がある。病院勤務医への信頼については前年一月に六一％だったものが六二％に、開業医では同じく七四％に対し七七％といずれもポイントがあがっている。

結論：フランス人は政治家またはクリニックを経営するような医師は咎めるけれども、自分の医師は咎めない。また、医師の同業組合的な側面には警戒するけれども、自分たちが相談をもちかける医師に対しては警戒心を持たない。ソフレスの調査結果では、調査対象者が自分たちの医師は有能であると判断していることも明らかになった。能力が不足しているとの不満は五番目にやっと現れる（七％）。これは、治療を十分に説明しない（三五％）や十分に時間を割かない（三四％）とは較ぶべくもない数字である。アンドレ・アリスとアラン・ド・セドゥイは「雇用者」についての調査のはじめに、フランス人は一般的に経営者を好まない、しかし自分の雇用者については悪く思っていないと書いている。同じことがフランス人の医師に対する態度にも表れている。

この信頼の源をもう少し見極める必要がある。医学専門誌上では、かたく閉ざされていた医師たちの口が開かれ、率直に話す人が出て来るようになってきた。週刊誌 *Impact Médecine* が失敗と過ちについての特集を組んだとき、三人の教授がためらいもなく重大な過ちを報告した。コッシャン病院の総合内科教授アラン・ボワッソナは重症の蝶形骨《ちょうけいこつ》洞炎を診断できなかったことで自分を咎めている。それはその時のチームがCTスキャンのことは考えず、X線写真だけでよいとしたからだった。アンリ・モンドール病院の心臓内科のアラン・カステーニュ教授は、《典型的な罠》にはまったために年配の婦人に失明の危険を負わせてしまったことで自分を責めている。この人のコメントによると「一目見て診断を下せなくても、それは心理的な打撃にはなりません（敢えて言いいますと、私たち医者の目からしてということですが）。しかし、正しいと考えて決定した治療法が悲惨な結果に終わるときに大変なショックを受けます」ということになる。サン・ルイ病院の糖尿病・内分泌科の教授フィリップ・パサは、珍しい疾患を診断できて誇りに思っていたにもかかわらず、それに対してはいけないとされていた手術をなぜ施したのか《いまだに分からない》のである。

　麻酔の評判はよくない。麻酔学は数年のうちにめざましい進歩を遂げ、現代の外科に飛躍的発展をもたらしたにもかかわらず、麻酔に原因があるとされる事故は常に誇張されて報道される。外科医は《奇跡を行い》、麻酔医は《へまをしない》ことが期待されているのだ。ここには気まぐれ的な領分があることは否定しがたい。つまり、麻酔は故意に引き起こされる昏睡状態であり、完璧な看視を必要とし、酸素供給には特に注意が払われなければならないからだ。手術の最中、一般的な外科では危険は極めて少ない（救急ではもちろんずっと危険になる）。細心の注意を要する時間帯は、麻酔から回復する時である。麻酔医は、自分たちの仕事は飛行機のパイロットの仕事に似ているとよく言う。離陸と着陸の時がいちばん危ないのだ。

　ミスまたは重大な過誤（死亡または心筋梗塞、出血、呼吸困難などを引き起こすこと）は、国立衛生医学研究所によると、八〇〇〇例から一万三〇〇〇例に一件の割合で起こっている（年間の麻酔回数は八〇〇万回で、これには内視鏡検査や硬膜外麻酔を含む）。麻酔医で、パリの南でクリニックの責任者をしているガブリエル・バイヤールによると、危険には組織に関係するものと、無能力の結果であるものとの二種類がある。

「クリニックによっては、怖いところがありますよ。特に地方のクリニックで、外科医が院長なんていうのが危ないですね。安全の限界を超えているところがあります。私は手術室から手術室へと、一人の患者からまた別の患者へと走っていました。その間に空き時間がないんですよ。患者二人に同時に問題が起こったら、一人のほうは診るゆとりがないんです。そんなまねはできないと言って、契約を断ったことがありました。これがすべてお金の問題です。

もう一方は欠陥教育を受けた連中です。麻酔医が足りなかった時代に大学で大急ぎで養成された一団で、腕の良くない職人とでも言いましょうかね。旧態依然としたガス会社の社員でしてね、時代の進歩について来なかった人たちです。この人たちはもうすぐ定年を迎えますが」

ティエリー・ルモニエはこの人たちの仲間ではない。技術刷新の最先端にいるが、つらい経験がないわけではない。

「私は二回失敗しました。最初は、ずっと前ですけど、高齢の女性の脈が手術中に急に速くなったのです。新しい抗不整脈剤を受け取っていましたから、それを投与すると、状態がよくなりましたが、少しするとまた悪くなる。また抗不整脈剤、よくなって、悪くなる。最後までこの繰り返しでした。患者を病室に連れ帰ると、そこで彼女は亡くなったのです。数年後、この件についてやっと納得できる答えを見つけられました。病人に酸素が欠乏しているとき、不整脈障害を引き起こすとして現在では知られている薬品を私は使ったのでした。医学部で教材として使われるような典型的な例です。私は完璧に間違えてしまったのです。

それからずっと後になって、殺しはしませんでしたが、もう一人の女性に重大な被害を与えてしまいました。ガスの問題、チューブの話です。カルテをとことん調べ、さまざまな投与量でやり直してみました。そして彼女に残った障害の医学的根拠を見つけたのです。私は自分は誤ってはいなかったんだという理由を探し出す必要があったのです。しかしそれはアリバイ作りだったんでしょう。事故は、統計的には不可避です。しかし、過ちは許されません」

良心的な医師であるティエリー・ルモニエは自分の論理を最後まで進める。

「医者たちがずっと擁護している患者との関係にしても、医者は全能で、病人はただ単に病人です。病人の信頼というのは、本質上、医者は過ちゼロということを意味しているわけです。そんなのはもう支持できません」

麻酔科という専門領域の存在を脅かす疑いに応えるために麻酔医組合がとった戦略はたいへん興味深い。公衆衛生審議会のレポートが漏洩したのを機会に、この組合は事故を引き起こす要因を過小評価することなく、その理由の根拠を説明している。七〇％の事故は回避できる。ただし、術後の患者が必要な装置を備えた麻酔回復室に監視付きで一時収容されるという条件のもとにである。ところが、麻酔回復室を備えているのは、麻酔をおこなっている全医療機関の六一％にしか過ぎない。麻酔医組合は従って二つの呼びかけをしている。

まず行政に対しては、病院に適切な設備を備えること。健康保険の被保険者に対しては、情報をよく集めて、公立、私立を問わず、麻酔回復室のない医療機関は避けることである。例えば、ストラスブールの大学病院センターには四つの麻酔回復室があるが、一八時から翌日の七時までは、これらの部屋は機能していないことが明らかにされた。夜間の安全を確保しようとすると、高くつきすぎるというのがその理由だ。麻酔医たちはこうして手の内を明かしながら、政治家を壁際に追いつめ、医師と患者の利益は一致することがあることを示した。見事な戦略である。

ほかの例では、腹腔鏡下手術*について、一般の人たちは外科医がその実態を語るよう望んでいる。パリのサン・タントワーヌ病院消化器外科部長であるロラン・パルク教授は、腹腔鏡下手術後の重大な合併症で自分の科に一八人の患者が入院したことを明かした。この技術はテレビや雑誌でもてはやされているが、そのパイオニアであるブーケ・ド・ジョリニエール医師によると、一九八九年にはこの手術によって二二人が死亡し、それ以来毎年ほぼ同数の死者がある。医学専門誌では、その原因は殺菌処理の不手際、経験不足、あまりにも度を越した実験的な試みにあるとして非難している。ブーケ・ド・ジョリニエール医師はきっぱりと言っている。

「ここではっきりとさせておきましょう。このテレビカメラを使った内視鏡手術を使ってはならない不適応症の第一は、外科医自身です」

私は《真面目な》私立クリニックでまるで魔術師のように手術する外科医の手術に立ち合う機会があった。この人は時流に乗ってビジネスに乗り出した商人のような医師の一人ではない。ある大家の弟子で、自分自身も大家になった人である。その朝、彼は若く美しい黒人の女性を手術していた。この女性の卵管が癒着しており、そのため子供ができないのだった。

手術室の薄暗がりで、患者のふくらんだ腹が内側から照らし出され、モニター画面に映し出される黄色、モーヴ、静脈の青といい対照をなしていた。モニターの画像を指しながら、ルレー医師は私のガイド役を買って出てくれた。膀胱、小腸、大腸、肝臓、胃、鼓動する心臓。次に彼は白っぽい卵巣と癒着した卵管にカメラを向けた。微小な鋏で癒着部分を切り離し始めた。ほんの少しずつ進む、正確でゆっくりとした動き（直接手術に関わらない人たちは、「これは箸を使ってする手術だね」と笑う）。電気凝固をする段階になって、ジャン＝マリー・ルレーは無頓着な様子で魔法を解いた。

「私たちはこの手術法に熱をあげている患者と外科医の熱を冷ますことに時間を費やしています。複雑な手術からなにから、なんでもやりましたから。膵臓切除なんかでは、病人は小さい穴が開いてるのか、大きい穴が開いているのか分からないんです……」

「私の娘が虫垂炎の手術をするとしたら、この方法はさせません。事故が多すぎます！」

と外科看護婦が私に耳打ちした。

美しい黒人女性に代わって、今度は卵巣囊腫がある美しいブロンド女性が手術台に横たわっている。もう眠りに落ちたようだ。外科医は患者の膣に乱暴に手を突っ込む。

「これは囊腫ではないな。奥の方にしっかりとくっついている……（女性の性器をいじくりまわしながら、私に向かって）倫理の話をするのはよしましょう。胆囊にもこれがいいかどうかは分かりません。普通の手術より腹腔鏡下手術のほうが胆道にずっとたくさん傷がつくんです。この方法で手術をする外科医は全員胆道に傷をつけていますよ。私も同じです。それでも私はこれで一〇〇例以上も胆囊手術をしました。（彼は伝統的な茶色の消毒薬を腹に塗り始める。そして首を振る）分かりません、それが倫理的かどうかは……」

私はこの熱狂から冷めた魔法使いは正直な人だと思った。そして、彼の同業者は勇気をもって誤った流れに対して発言していくことによって名誉を保つことができるだろうと考えた。言うまでもなく、入院日数の短縮は、私立クリニックにとって大変な利益になる。そして腹腔鏡下手術は、医療機器メーカーにとっては数少ないビジネスチャンスのある分野の一つなのである。確かに《最新式の機器》は売るほうと、買うほう

＊八〇年代に発達したこの非常に特殊な技術は、傷跡が小さくてすみ、術後の痛みを少なくし、入院期間も短くなるという利点を持つ。へその下からトロカールを挿入、炭酸ガスが注入され、小さく切開した穴から手術器具を入れる。こうした動きはすべてモニターに映し出される。この方法は特に婦人科の手術と、胆囊切除に使用されている。

の両方を惹きつける。

しかし、信頼はそれ自体、《採算の合う》賭けでもあるのだ。疑いから逃れたければ、医師は患者を信頼することを学ばなければならない。

7章　死の回避

　それは「諸聖人の祝日」をはさむ長い週末の休暇の前だった。* 私の故郷のブルターニュでは、家族が水をたっぷりかけて墓を洗う。けちん坊と貧しい家庭は五、六日待って、値段が下がってから、菊の花を墓に供える。

　司祭は教会で、これは歓びの約束である、聖ウスターシュや聖アントワーヌなどの諸聖人だけでなく、あなたがたも歓びの中で聖体を拝領することができるだろうと言う。私はクレタ島の白い礼拝堂の壁際で見た。クレタ島のギリシャ正教の諸聖人の祝日は陽気である。ところがブルターニュでは、空に陰鬱な雲がたれこめ、人々は死者への敬意と所有境界線を考慮して隣の墓石を踏まないように気をつけながら、石の間に生えた雑草をむしる。これはル・グエン家の墓はル・ゴフ家の墓よりも手入れが行き届いていることを示すためでもあるのだ「この二つの姓はともにブルターニュ地方特有の名である。この名を聞いただけで、その人がブルターニュに出自があることが分かる」。

高速に入ると、突然霧があたりを覆った。五〇キロを二時間かけて走った後、やっとミシェル・ダンフェールのところにたどり着いた。その晩、彼女はパリから遠く離れた郊外の病院で当直だったのだ。きれいな病院だ。細長い病院の廊下はグリーンか黄土色に塗ってある。現代風の合理的な病院である。私たちはすでに会ったことがあった。私は彼女の自由な語り口と断固とした誠実さに強い印象を持っていた。それは見せびらかしでも、泣き言でもなかった。彼女は、皆が都会を離れるその週末は、救急部の隣にある集中治療科の責任者として当直すると私に知らせてきていたのだった。

受付にガス中毒にかかった女性を運んできた数人の警官がいた。救急部に当てられている臨時の病室は見るみるうちにいっぱいになっていった。祝日前夜の付けとでも言おうか。

ミシェル・ダンフェールのオフィスには私用に白衣が用意してあった。それにレモン風味のペリエも。二一時だった。彼女は朝から働いており、疲れている様子だった。一〇年前、愛が破局を迎え、赤ん坊とともに一人になった、と彼女は私に語った。そして、月に一〇回も宿直をするようになった。時間が薄まっていく泡の中に自分を閉じ込め、拘束事項で自分の身の回りを取り囲むことによって暖をとるためだった。今、その赤ん坊は思春期に近づいている。同居人は彼女が留守がちなことに不満だ。彼女自身、当直の夜、ベッドの上に倒れるようにして眠ることができなくなってしまった。儀式が必要なのだ。数ページの小説、スタンドの明かり、時間。緊急の呼び出しとは相容れない何か。

彼女も自分の薄緑色の服の上に白衣を着る。そして、集中治療室のわきを通って救急に向かう。そこは大混雑だった。椅子の取り合いだ。六〇歳くらいに見える五〇歳の女性が、かなり重い冠条動脈の問題で病院に着いたばかりだった。彼女を入院させないわけにはいかない。しかし、ベッドがない。結局は男の自殺未遂者を移動させ、この女性を女の自殺未遂者と一緒にしてしまった。

車輪付きのベッドのバレーが終わった途端に、警察の車が意識不明の麻薬中毒患者を運んできた。鼻からの出血が止まらず、その血がビニールの袋を持っている警官の袖口にかかっている。ビニールの袋の中は男が手当たり次第にとってきた薬品でいっぱいだ。ミシェルは患者の間を走り回っている救急部の主任当直医に力を貸し、重症度がどのくらいか分からない麻薬中毒患者に対して、用心のために集中治療室への入院を認める。看護婦たちがこの男を運んでいく。狂ったような四五分が過ぎると、雰囲気はややゆったりとなった。

旋風が吹きまくっているような救急部と、その隣接部を支配する僧院のような雰囲気、水中にいるような静寂さとの間にあるコントラストは大きい。青い光、緑色の文字盤、すべての生命を告げる信号がラジオが鳴り響くナースセンターに集中している。ミシェルは新たに入院してきた患者を診てまわる。かなり高齢のチャーミングなおばあさん。これはおそらく使用禁止薬物の犠牲者だ（ある年齢をこえると、《医原性》［治療によって別の障害や合併症が起こること］の疾患の危険性がもともとの病気の危険性よりも高くなるように思える）。狭心症に脅かされている糖尿病患者。この人はチョコレートを食べ過ぎたと自分を責めている。保護観察中の意識不明の麻薬中毒患者。それから彼女は私を連れて極めて重症の患者を診にいく。

アントワーヌは二〇歳になったばかりである。筋肉が発達し、目鼻立ちの整った恵まれた家庭の美しい青年が、ある日、自動車事故により昏睡状態に陥った。彼は病室ですべやかな肌をさらした半裸で、横たわっている。傷口も、出血もない。彼の昏睡は数日続くか、眠りから覚めないか、誰にも分からない。ミシェルはアントワーヌと同じく、自動車事故に遭ったもう一人の青年のことを思い出す。植物状態で六ヶ月経った

＊訳者註：このカトリックの祝日は十一月一日。国民の休日となっており、人々が菊の花を持って墓参りをする日だ。教会では大がかりなミサがある。この日が木曜とか火曜に当たると、土、日をふくめて長い連休にしてしまう。

後も、改善の兆候は一切なかった。医療チームは絶望し、何回も生命維持装置を外してしまおうかと考えた。だが一つのことがそれをさせなかった。母親が近づき、話しかけると、脈が一〇〇まで上がるのだ。さらに六ヶ月経った後、彼は目覚め、すべての能力を回復したのだった。ミシェルは口をつぐむ。私たちは少しの間アントワーヌの枕もとで無言のままでいる。人工呼吸器の音がメトロノームのように規則正しく鳴っている。

その隣にいるエミリーは二二歳だ。しかしその身体は一二歳くらいにしか見えない。ミシェルはそっと毛布をめくり、私にその恐ろしいほどやせ細った身体を見せる。エミリーは三歳のとき肝ガンにかかった。彼女には腎臓がない。腸は穴だらけだ。五週間前にこの集中治療科に来てから、小腸を少し切除した。希望があって手術したわけではない。彼女はありとあらゆるチューブにつながれ、それは想像を絶する。気管内挿管、人工呼吸、透析、点滴、麻酔。線とチューブが錯綜し、測定器のランプが点滅し、数字が表示される。

私にとっては、彼女は存在しない。亡霊にしか過ぎない。しかし、彼女の世話をする看護婦と投与量を決め、処方をするミシェルにとっては、彼女は厳然とそこにいるのである。ミシェルはタフな神経をもちあわせた科学者であり、自分の仕事を知り、大物の部長の下で働いている。しかし、彼女は自分の感情、気弱さも隠さない。だが、ここでは、エミリーの前では自分は無力だと言う。これが何のためになるのかと言う。そして死を告げる。

「日曜までね。見ていてご覧なさい。それで終わりよ」

今日は木曜。午前〇時五分。ナースセンターで、看護助手の最年長者であるジョジアンヌが湯気の立つクスクス［アラブ料理のひとつ］を作った。冷蔵庫から白ワインを出したが、栓抜きが見つからない。私は薄暗い廊下を通って、栓抜きを探しに行く。その帰りに、エミリーのガラス張りの病室の前を通る。五〇歳くらいの紺のレインコートを着た男が、身じろぎもせず、エミリーをじっと見ている。彼には私が見えていない。

看護記録のほうに目を向け、申し送り事項を読んでいる。私は栓抜きをポケットに握りしめたまま、その場を立ち去る。ちょうどよかった。クスクスが冷めてしまうところだった。ミシェルは白衣を脱いでいた。これはどこでも見かけたことで、休憩のしるしであり、それが規則だった。三口ほど食べると、電話が鳴った。エミリーの父親が医師と話したいというのだった。ミシェルはまた白衣を羽織り、私に向かって、

「来る？」と言った。

　私はあらかじめ病院ではずっと彼女の後について歩くということを伝えておいたのだったが、間違っているかもしれないけれども、彼女は一人でないことに不満ではないだろうと考えた。もちろん、エミリーの父親は先ほどの紺のレインコートの男だった。集中治療チームが、何時に見舞いに来てもいいと特別許可を与えていたのだった（母親はその日来られなかった）。私たちはエミリーの前でその父親と会う。

「娘には……聞こえますか？」

「いいえ。それでも、もう少し離れたところに行きましょう」

　ミシェルはそぶりで廊下を指す。男は落ち着いていると同時に、極度に緊張している。直感的に父親が頼もうとしていることを理解した。彼女はそれと気づかれずに身を固くする。ただ目が一瞬光っただけだったが。

「あのー……？」

　すぐに彼女が遮った。父親に自らの子供の死を要求させることはしない。

「ええ、弱っています」

　男は差し伸べられた棒をつかみ、余命について尋ねる。ミシェルは、六日か七日でしょうかと答える（日曜、それではあまりにも短すぎる、あまりにも差し迫りすぎている）。そして、集中治療科の医師は相談をせずに行動することはありません、それでも娘さんの現状では無理に命を引き延ばすことはしないでしょう、と

付け加える。父親の安堵のため息が聞こえた。ミシェルはこの隙を利用して、モルヒネを使っていることを説明し、エミリーは痛みもなく、穏やかな状態にあると保証する。

「娘にまだ意識があったとき、長引かせないでくれとはっきり言っていました」と男が言う。

「知りませんでした」とミシェルが感情の混ざらない声で答える。

男はミシェルに簡単に礼を言い、きびすを返すと、夜の闇の中を遠ざかっていった。

「これがね、この仕事をしていて私がもう耐えられないことなの。自分は患者にとって役に立つことをしていると考えたい。でも、私たちが患者のためにしていることって、本当は患者のためじゃなくて、私たち、医者のためなのよ。私たちのプロトコルと論文発表のため。集中治療という専門はますますエンジニアの仕事になってきているわ。それが耐えられないの」

彼女は顔を上に向けて、涙ぐむ。私は、耐えられないものは耐えられないのだ、それを我慢しないのは普通のことだ、と彼女に言う。

「そうね、でも私はそれを耐えなければならないの。前はそれを耐えたわ。それが私の仕事だから。でも今は、私、自分の仕事に問題がある……」

また電話だ。ドアが開けっ放しになっている隣のオフィスで鳴っている。それはナタリーだった。日勤の病棟婦長だ。《アントワーヌの注射針で》刺してしまった。彼がＨＩＶ検査を受けたかどうか知りたい、と言う。ミシェルは調べてみると約束し、涙を拭き、先ほどの話を最後まで続ける。彼女はもう集中治療科を信じない。彼女はそれを口実として生きている。何かわけの分からない実験空間。ゴミ捨て場でもある。同僚の一人が末期の《自分の》エイズ患者を彼女に押し付けようとした。《感情的に》自分の患者を《管理》しきれなくなったからというのが理由だった。他の同僚は医師の前でマスターベーションをする精神のおかしくなった少年を彼女のところに送ってきた……彼女は腎臓病科へ行きたい。資格は全部持っている。しかし人事は承知しない。一つの専門分野にポストが一つ、そこに一人。彼女は声を詰まらせる。

クスクスは完全に冷え切っていた。ジョジアンヌは私たちにチョコレート・ムースをとっておいてくれた。彼女は乗っている。鼻歌を歌いながら死体清拭（病院で死亡した患者の最後の身づくろい）をするジョジアンヌだ。彼女はミシェルの乾いた涙に気付き、緊張をほぐすために、集中治療科のとっておきの話をしてくれる。七階から飛び降りて、足をなくしたけれども、頑固に靴を要求した男の話。その男に「どこにあるんですか、その靴は？　いずれにしろ、サイズを変えなくちゃね……」と医師が言った。アルコール中毒になった婦人の話。医師からの指示は、アルコールを無理やりにでも飲ませろというものだった。婦人は処方箋によるどんぶり一杯のウイスキーを飲み干した。処方箋が間違って配られたと気がついたときは、後の祭りだった。ベッドに縛り付けられているのに、立ち上がって、「キリストだ！　キリストだ！」と叫ぶプロレスラーの話。ミシェル・ダンフェールは少しずつ笑いを取り戻す。

午前四時。もう誰も来ない。私は再び車の通らない、真っ暗な高速に入る。ラジオが、この高速のもう少し先のほうで重量トラックが三台衝突し、少なくとも一三人の死亡者が出たと告げる。明日は、自分が見た患者がどうなったか電話で問い合わせるのはやめにしておこう。

ミシェルには二、三ヶ月後にまた会った。あらゆることについておしゃべりをするけれども、医学のことだけは話題にしないパーティーの時だった。それでも階段の踊り場のところで私をつかまえると、こう耳打ちした。

「エミリーのこと覚えてる？　日曜日に死んだわ」

取り残される者たち

死はどうなったのだろう？　死はいつ始まるのか、どこで始まるのか？　死は呼吸の停止ではなくなった。心臓の停止でもない。脳がもとへは戻らない状態にまで破壊されたときか？　しかし、もう脳が機能していない人を生き延びさせていないか？　生命を維持されているだけの生は、生なのだろうか？　私はこうした質問を出会う医師たちに浴びせてきた。しかし、彼らはそれに質問で答えるだけだった。

調査が終わりに近づいても、私には依然として死が何なのか分からなかった。しかし、人間の具体的な死についてなら語ることができる。一人の死、それは例えばSAMUの電話が鳴ることだ。救急車がヴォージラール通り［SAMUの本部がここにある］に向かって走り出す。

「心停止」と医師のダニエルが言う。

「ああ、それじゃ科学実験をしましょう」と手摺りにかじりついている看護婦がいたずらっぽく言う。

私たちは四階まで一気に駆け上がっていく。相変わらず、暴力的な侵入という印象が拭いきれない。すでにもう一つのチームが、消防隊と一緒にいる。心臓マッサージ器でマッサージが始まった。病人は七七歳のお腹が少し出ている男性で、上半身裸で、食堂の床に横たわっている。老人は妻と一緒に市場に買い物に行き、帰って来たとき、気分が悪くなり、背をかがめ、倒れたという。その時、テーブルで鼻を打った。その妻がわきにいる。シャクナゲの花模様のワンピースが丸く太った身体をさらに際だたせていた。恐怖のため、隣家の女性と一緒に寝室に閉じこもっている。それは《中流クラス》のアパルトマンである。子供と孫の写真がたくさん貼ってある、おじいちゃんとおばあちゃんのアパルトマンというところか。息子の妻が階下に住み、その息子がもうボルドーから電話をかけてきていた。大家族を感じさせる。

ダニエルのそばに膝をついて、ブロンドのインターンが老人の口にチューブを入れるのを手伝っている。医学部の学生は医療器具のバッグをまさぐり、アドレナリンを注射器に満たすが、指がブルブル震えている。ダニエルとその同僚がモニター心電計のスイッチを入れる。彼らは平静だ。リラックスしていると言ってもよい。一五分後、呼吸が自然に回復するが、弱い。老人の胸が不規則に上下する。医師たちは心臓マッサージ器を止めて、手によるマッサージに移る。イチ、ニ、サン、シ……横たわっている男は、入れ歯を外され、頭を後ろにのけぞらせ、口を開けている。これが一〇分ほど続く。自発呼吸が止まった。老人は卒中と半身不随の前歴がある。するべき手は打った。

「作業停止!」

一人の医師が手を洗いに行く。

「未亡人に知らせるまで、三分間待とう」とダニエルが言う。

私はどうして彼が三分間待つのか確かめる。老人の体は動かないわけではない。生命の痕跡がしぶとく残っているかのように、喉が機械的に動く。近親者にとっては耐え難いだろう。死が定着するのを待つ間、帰り支度にとりかかる。瀕死の人の喘ぎの臭い、病院でよくかいだ老人の臭いが部屋の中に充満している。看護婦が死者の目を閉じる。

「この人を床に放っておくわけにはいかないだろ」とダニエルが何もしていない消防隊員に言う。四人の消防隊員が身体を持ち上げて、寝室に運ぶ。

階下に降りるとき、私は死者の息子の奥さんとすれ違う。泣いている。破局に出会い、息づかいが激しい。それはもうわれわれの関知しないところだ。救急車は出発する。ダニエルがゆっくりと心電図の記録を見ている。心電図の波形は一人の男の苦しみを再現している。平凡な、議論の余地のない死。心電図のカーブを見て感情の動きをあらわにしたのは、救急車に乗っている中ではおそらく私一人だけだ。事実、SAMUのチームは、心臓マッサージ器と手によるマッサージのそれぞれの長所を比較するための研究プロトコルを作ったのだ。一方の方法からもう一方に移るのは治療上の作業手順ではなく、実験だったのだ。ダニエルが注意深く見直しているのは、この移行の瞬間のところなのだった。

無関心なのか？　そんなことはない。SAMUでさえも、見も知らぬ、もの言わぬ百歳の患者と接触してさえも、死は許し難い失敗であり、めまいなのである。合理化、カーブ、パーセンテージ、二重盲検法（治療の効果判定のための研究の一手法）、学会での発表は知識を進歩させる方法であると同時に、常につきまとう死の影を追い払うための方法でもあるのだ。

医師が患者の身体を生きている死体と考えるとしても、この死体が裏切り、敵に合流するという考えには屈服したくないと思っている。これは個人で開業している眼科医、皮膚科医、または他の《安全な》分野の専門医にとっては実感できないかもしれない。だが、死を前にして大言壮語する医師には、お祭り騒ぎが最高潮に達するときの当直室でしかお目にかかれない。その他のすべての医師は気立てが優しいにしろ、がっちり鎧で身を固めているにしろ、暴力的なショックを受ける。医師の間では死はタブーだ。言葉が失われる禁止されたゾーンである。ある医師が「〝私の〟女房というように、〝私の〟患者というんですよね。意味があるかどうか分かりませんが」と言った。そしてこの患者の死は《彼の》敗北なのである。

特に一流の外科医たちは手術台の上で死ぬ危険性のある病人を嫌うことで知られている。ある外科医は「病人が厄介ごとを起こしたら、私はすぐにもとの診療科に送り返します」と私に打ち明けた。外科の看護婦たちは外科医のこうした激しい、本能的な嫌悪を証明する逸話をたくさん知っている。執刀医が手袋をむしり取って、すごい勢いでドアを開けて手術室から出て行き、婦長に「誰それさんが死んだ。家族に知らせてくれ」と言ったというような場面の話を何回聞いたことだろう。

麻酔医の憂鬱は外科医の怒りと対をなしている。最新の技術に精通しているドミニック・バローも麻酔医に特有な不安を感じている。

「麻酔薬とか鎮痛薬とか猛毒のクラーレを使って生命機能を低下させたり、まるで死の状態に人を陥れていくうちに、冷や汗をびっしょりかくようになって、そのうちに注射をするたびに死と戯れている感じになるんだ。耐え難いね。ぼくらの専門分野で使われる麻薬の量については誰も話題にしない。アメリカ人はその点ずっと率直で、それについて研究してもいる」

麻酔医は病気を作りだす医師だ。患者にとっては余計なリスクを引き起こす医師なのである。麻酔医の中には一週間に四日間注射針をいじくり回し、毒を注入するものがいる。彼らのあだ名は編み物屋である。その他の麻酔医は救急部門だとか集中治療、医療情報部、その他麻酔の専門家として麻酔科以外で働けるところに去っていく。

すべての者にとって、時代は変わった。七〇年代中頃は不可能がいつしか可能になると信じられた時代だった。勝利に勝利を重ねていったのだ。ポール・リュバンはその当時心臓専門医としての訓練を終えるところだったが、今でも説明しがたい思い出を持っている。

「私たちは死がわれわれよりも強く、患者の運命は私たちだけに支配されているわけではないという考えを受け入れたくありませんでした。死は医学上の誤りの結果として語られていたんです。九五歳の老人が死んだとき、私のところの部長は誰かが馬鹿なことをしなかったかチェックするためにカルテを調べて、それが進歩のための唯一の方法だと言っていたのを思い出します。彼は、こういうケースでは集中治療科などなんの役にも立ちはしない、ということを私たちに示しながら、一時間にもわたって蘇生法を施すことができる男でした。その時は分からなかったんですね。死ぬのは他の人間で、自分ではないと思っていたんです。今は、死は自分にもやってくると考えていますよ。人は死に至る病で死ぬと考えています。心臓の停止はその帰結でしかありません」

叙情的な幻想は二つの激しい攻撃に抵抗できなかった。まず一つは、一般社会が安堵感というか、ある種の卑劣さをもって、不可能を実現するという技術者の言葉をうのみにして、社会の場所ふさぎになっている死、老化、痴呆といった問題をこの技術者のところに送りつけてきたのだ。

ミシェル・バルザック［医師。元保健大臣］は「非難されるのは医学界だけではありません。人間は死ぬ運命にあることを忘れようとする夢を見、神経症的に死を隠す社会全体が非難されるべきなのです。あなたはパリに住んでいますけど、そこでも人が死んでいくということが見えないのです」と言っている。ところがフランスでは毎年五二万人の人が死んでいるのだ。そして、そのうちの七〇％が病院で死ぬ。二五年前にはこの率が完全に逆だったのである。

次いであのウイルスが出現した。思いも寄らぬ伝染病だった。

ジャック・ルバは何年も前からエイズの犠牲者の世話をしてきている人たちの一人である。サン・タントワーヌ病院の内科専門医であるこの人は、このドラマを決定的な変化として生きた。

「死はプログラムの中に入っていませんでした。医師であるということは、死に打ち勝ちたいと思うことです。今でもそう思っていますがね。しかし、世界は変わりました。私が医者になりたての頃は、大学病院センターはとてもよく私を保護してくれるところでした。CTスキャンを使って、美しくないもの、死を退去させていたのです。ところが、何百万人もの人を襲っているこのウイルス性の病気が、私たちのハイテク幻想を強引に醒まさせたのです。病院に死が入り込んできたのは新しいことで、恐ろしいことです」

映画では、それは「死、そして帰還」とタイトルされることも可能だろう。医師のところに足繁く通う前、私は医師は誰にもましてこの死と闘いながらも、死と親しい関係を持ちながら仕事をしているものだと想像していた。闘いは当たっていた。しかし、親しみとはなんという誤解だったことか！　死はそこにある。なぜならそこにあることを避けるいかなる手段もないからである。死はそこにあるけれども、あらゆる策略、隠蔽、否定、逃亡の手段がはかられているのだ。

医師の《基礎的な》文化については、エティエンヌ・ベンシモンが教えてくれた。この医師はカブロル教授［心臓外科。心臓移植を多く手がけ、フランス人なら誰でも知っている］とビスミュット教授［消化器外科。肝臓移植の権威］について勉強をし、今はブルターニュ地方の病院に勤務する外科医である。

「私がインターンの頃、われわれのいる階段教室に裸の患者を入ってこさせるということがまだ行われていました。その毛、乳房、露骨さ、その辱めが強制収容所のイメージを思い出させたものです。解剖もあって、解剖につきものの冗談もありました。脳がとられたばかりの頭蓋の中に新聞紙を入れるのが慣わしで、その新聞はきまってフィガロ紙とオロール紙［両紙とも保守系の新聞］だったんです。なぜかって？　だって、死は必然的にコミュニストで、そしてコミュニストは強制的に頭に何か詰められていて……私はそこから出て、吐きましたよ。

それから、初めての重病人との出会いを思い出します。その人は大部屋にいて、慢性呼吸不全でね、ベレー帽をいつもかぶってました。時々、顔色が青くなるんです。私は自分のおじいさんほどのこの人と話をするのが好きでした。ある日、彼のベッドが空っぽなんです。退院したのかと尋ねると、「死んだ」という答えが返ってきました。とっさに「どうして？」と言ってしまいました。その老人は病気でしたけど、私はその時まだこの病気と死というのが一緒になっているのが分かっていなかったんですね。片一方がもう一方に影響を与えるということがね」

医師たちは死を飼い慣らしはしなかった。彼らは死から免れることを、死をうまく避けることを希望していた。医師たちがいずれは自分も死ぬのだということに気づくのは、兄弟が死んだときとか、分身と思われるものが死んだとき、年齢や様子が自分に近いものが死んだときだけだった。しかし、他の人たちと同じように、死が彼らをつかまえに来る。そしてそれを恐怖する。他の人たちと同じように。

少なからぬ医師が運命を思い通りにしようと試みて、《破滅》してしまった。少なからぬ医師が自分自身の脆さと自責の念があまりにも痛ましく記されている怪しげな関係の中に身を置いた。同じく外科医で並外れたエネルギーの持ち主であるカトリーヌ・フェラーリも、自分で意図せずに結ばれた繋がりを今でも記憶の中に閉まい込んでいる。

「手術中に死んだって、泣きはしませんよ」とすごい勢いで言い放った後、思い直して付け加えた。

「とてもショックを受けた話があるの。フォーブール・サン・タントワーヌ街のアパートで門番をしていたお婆さんなんですけどね、私に親しみを感じて、私のことを自分の娘だって言うんですよ。それよりも前に、もう喉の原発性のガンで私は彼女を手術していたんですけど、それが口に再発してね。それでまた手術して、顔の半分くらいとっちゃったんです。そのあと彼女を診たとき、彼女はもうすぐ私が旅行に出かけることを知っていたわけ。そして、こう言うの。〝息がしにくくって、しょうがないの。気管切開手術をするんだったら、あんたにしてもらいたい〟。そして、私が旅行に出かける二日前に病院に入院するように彼女は手はずを整えたのね。それから十月に私が再入院をさせるまで、状態が悪くなりながら、一年もったわ。そのあと彼女は、私はもうダメと言い始めて、娘たちの写真を見せてくれるようになったの。私たちは二人ともも う病気でした。むこうが病気だと、こっちも病気になっちゃうの。

あの人たちって、私たちの目をまっすぐ見て、〝私はもう長いことありません〟と言うんですよ。長いことない、というところにアクセントを置いて。長いことない、というところは肯定であるようでいながら、質問でもあるんですね。ポーカーですよ。私はこう言ったの。〝もう何年も続いているじゃない。私はヴァカンスに出かけるけど、お正月にはシャンペンを飲みましょうね〟。そうは言っても、ヴァカンスから帰ってきたときは、もう死んでいるだろうと思っていたんですよ（この時期は、彼女にもう毎日会いに行くような関係だったわ）。でも年末に休暇から帰ると、彼女まだそこにいるわけ。元旦に歯磨き用のコップを洗ってくれて、シャンペンで乾杯しました。そして翌日に死んだんです。この類いのゲームにはまり込んじゃうと、抜け出せなくなるんです。ゲームをやめると、相手を殺してしまうことになってしまうから」

集中治療科部長であるアラン・マルトは死とともに生活している。このような診療部門では死亡率は一五％から三〇％だ。年間に七〇〇人ほどの患者がこの診療科を通過するとして、その数は一〇〇から二〇〇人にもなる。そのうちの五、六人は予測のできない突然死で、これは誰にとっても受け入れがたい死である。従って、このような死者が出た後、カルテが詳細に調べられる。神秘的で迷惑でなくもない復活が起こることもある。モビレットにのって車にはねられた女の子の例がそうだ。彼女はすぐに深い昏睡状態に陥り、何にも反応しなくなった。両親は疲れ切り、絶望し、国際的に高名な教授の意見を求めた。このような場合、アラン・マルトのチームは門戸を開放し、〝鑑定人〟の便宜を図ることをルールとしている。教授が来て、女の子を診て、判決を下した。

「針で頭を刺された蛙と同じように、お嬢さんは死んでいます」

それからしばらくして、蛙は少しずつ目覚め、自分で動けるようになったのだった。

「私は死を認めません。正直でいようとするために、死を認めないのです。何か思いがけないことが起こるたびに、自分たちが何か間違いを冒したんじゃないかという印象をもちます。患者が九〇歳であってもです」

彼自身も《破滅》しそうになったことがある。そのとき彼は妊娠後に、合併症にかかった若い女性を診ていたのだった。

「この女性を救おうと考えながら、すごく執着しました。あんまり働いて、心配したものだから、私自身が病人でしたね。もう眠らないでね、ストレッチャーも押したし、放射線医の役もやっちゃいました。私には分かっていました。こんなことは完全に気違い沙汰だ。過度の入れ込みはよくない。個人的にこんなにのめり込んでいては周囲の人にも、自分にも悪影響を及ぼす。こんなふうに働いてはいけない。技術者であることに徹すべきだ、とね。そして、無理をしてヴァカンスをとったんです。彼女は私がヴァカンスに出かけた翌日に死にました。私が患者に熱烈に執着したのはこの時が最後でした。

私の彼女との関係は一般的な意味での〝センチメンタル〟な関係ではありませんでした。それは職業への情熱というか、仕事への情熱でしたね。彼女は二〇歳で、死ぬ理由などない。ヴァカンスに出発したとき、裏切り者になったような感じでした。私はこの世の神で、ほかの者は彼女の面倒を見ることはできないという感じも持っていました。今となってみれば、彼女は不治の病だったということが分かりますけど、患者の死を自分の個人的な事件として感じないようにするのは難しいです」

この物語には幾つかの読み方があるだろう。《絶対的な献身》に敬意を表しながら、激しい、しかしむなしい闘いを賞賛する読み方。もう一つは、この中に傲慢の罪を見つけ、感情をコントロールできないという欠点に結びついた絶対的な自己抑制の幻想という読み方。普通の患者との《適切な距離》の定義は簡単ではない。死に行く患者との《適切な距離》というのはほとんど定義不能のように思える。

いずれにせよ、一番よく見かけられる態度はこの一体化衝動ではなく、その反対の逃亡である。医師たち自身が白状している。彼らは死に行く患者から逃げ出す。ヴァンデ県の私立産科クリニックの婦人科医師が私に打ち明けた。

「私がどうして婦人科を選んだかって思っているでしょう。それは医者になる勉強をしているうちに、自分は患者の不幸に耐えられないと悟ったからです。ここでは、病室でお祝いのシャンペンの栓を抜くんですから」

パリで産科医をしているベルナール・フォンティもこのことを否定しない。

「確かに婦人科では死に関する仕事よりも生に関する仕事のほうが多いです。卵巣ガンが末期状態にさしかかったら、ボンジュール、マダム！と言って足取りを速めてしまう。私も同じですね。そういう患者のところに行くときは、私なんか、自分の尻をけっ飛ばさないと、行けませんよ。でも、おおかたの医者は自分の歩調が速まったことにも気がついてないいんじゃないかな。暗黙の了解事項なんですね。あとの始末をするのは看護婦ですよ。それは失敗なんです。一方では医学は素晴らしくて、妊娠や不妊をコントロールできるとか、ガンをワクチンで治せるようになるだろうなんて言ってるんですから」

ジャック・ルバは朝から晩までエイズ患者を治療しているわけだから、こうした態度とは反対側に身を置くことを選んだのだが、死に行く患者を前にして足を速める医師たちと異なる行動をしているわけではないと告白している。

「はじめ、自分の患者が死ぬときは病室にいました。でも、もうそれはしていません。なぜかって？　それが私には辛すぎるからというのとはちょっと違いますね。看護婦だって辛いんですよ。彼女たちは、直接触れているんだから。特に私の患者は外来に診察に来る人と、日帰り入院で来る患者なわけです。末期状態に入って、彼らが入院している時とか、状態がすごく悪くなっている時とかは、私はもう担当しないんですよ。彼らの五、六年前の姿を私は知っているわけです。まだ元気でね。私は彼らといろいろ話をし、交渉をしたわけです。そして、失敗となるわけです。それで、私は暗黙のうちにこの防御システムを作ったんですね。

私は自分を守っているんです。また再出発しなけりゃなりませんからね。罪を犯しているという感覚はありますけど、辛すぎます。こうでもしなかったら、こんなに長くは続かなかったでしょう。患者を診て、その度に、よし今度は成功させるぞと考えなかったら、身がもちませんよ。患者に死ではなく、生の言語を伝えられなかったら、こんなことをする必要はないんです。

医者という職業は、軽い気持ちで選択できる仕事ではありません。実験室でいくら素晴らしい成果をあげようと、研究室の中にいる研究者は、その人の資格がドクターであっても医者ではない。生化学者も医者ではない。ＣＴスキャンの専門家も違う。ところが私は医者です。なぜかというと、私の前にはエイズで死ぬかもしれない人たちがいて、彼らは自分の運命を私に託しているからです。これが私の誇りであり、尻ごみするところです」

実際に、医師たちの《尻ごみ》を埋め合わせ、償っているのは看護婦と看護助手である。彼女たちが体を洗い、注射をし、立ち会うのだ。死者の目を閉じ、戦いの痕跡が薄らぐようにするのは彼女たち（そして数は少ないけれども、彼ら）なのである。最も恐ろしい夜は、この人たちが色あせた廊下の暗がりと病院の静けさの中で、一人で一五人から二〇人を担当して過ごす夜なのである。死は時にはこの人たちの職業となる。ガンセンターで働く一人が（「患者さんは感じがいいですよ。病室の設備のこととか、食事のことなんかに執着はないし」）静かにごくありきたりな一日の仕事を語ってくれた。

「この間、一人の同僚のところで朝の六時四五分に一人死んで、もう一人が七時半に死にました。それ以外、その日の夜勤時間は静かに過ぎましたね。いやな時間は四時です。患者さんが抵抗力をなくす時間なんですよ。瀕死の状態というのは、お分かりですか？　いつ見てもすごいです。患者さんに意識があるのかどうかも分からないんです。そして私たちはここにいるでしょう。待つんですけど、それが長くて。先週の週末、私は金曜の夜に勤務を始めました。とても悪い患者さんがいて、亡くなったのが日曜から月曜にかけての朝四時でした……」

私が本書のために調査を続けている間、看護婦については賞賛の言葉しか聞かなかった。ある教授は「私が全面的に敬意を払う唯一の職業団体」とまで私に言った。彼女たちを形容する言葉は、多かれ少なかれ、かけがえのない、素晴らしい、称賛に値する、というようなものだった。こうした形容句は不当に使われているのではない。しかし私には、看護婦たちも、すべての職業と同じように、感じのいい人、感じのあまりよくない人、素晴らしい人、あまり素晴らしくない人で構成されているように見受けられた。医師たちが意図的な甘いシロップのような賞賛の言葉で看護婦を覆い尽くすのは、何かほかのもくろみがあってのことのようにも思える。率直に言えば、医師たちは許してもらいたいことがたくさんあるのである。賃金とか、身分規定の問題に関する紛争だけに関係することではない。死、糞尿、よだれ、血。これらを処理するのは地位がより低い職員なのである。

マルティーヌ・ルメールはエイズ患者が多く来るクリニックで何年も前から中心的な役割を果たしている。彼女は《ベテラン》看護婦だ（ということは、多くの同業者が若くして看護婦をやめていくなかで、彼女は四〇歳を過ぎているということを意味する）。

「ドクターが入れかわり立ちかわり代わることは、別に今に始まったことじゃありません。私が外傷救急部にいた当時、脳神経外科医がもてはやされていました。でも、患者が危篤に陥ったときに、人工呼吸器をつけなければいけない時があるじゃないですか。そういう時、私たちは患者の面倒をみているっていうのに、あの人たちって病室に近寄らないんです。もう、とても不満でね。血液内科でも、同じことでした。ある一つの症例に医者たちは興奮してね、たくさん論文を発表したんですよ。でも、患者さんが亡くなった時、そばにいたのはたった一人の看護婦でした。

今は、ドクターたちを恨んだりしません。エイズが出現してからは、以前とは全然ちがいます。ドクターたちはすることなすこと、全部失敗です。ドクターたちはこういうことに全然慣れていませんでした。以前は、病院はドクターを守る盾だったのです。でも今はちがう。それでもドクターたちは働き続けなくてはならないんです。でも、自分たちがどんな状況にいるのか分からなくなっています。あの人たちは大変な勉強をしてきた人たちですよね。勉強をしている間は死のことは問題にされなかったわけです。だから、今あの人たちは後ずさりしているんじゃないかと思います。

そういう意味で自分自身に誠実であるならば、ドクターを恨みません。だって、無理やり瀕死の患者を見ていなさいと言って、そうさせたら、あの人たち何をしていいのか分からないんじゃないかしら。それでも、ドクターがそうした務めを放棄することは、私たちには辛いことです。あの人たちを中心に動いているんですから。そして、私たちには選択の余地がないんですから」

看護婦たちの話には、もう医師を恨んでいない（もう恨まなくなった）、しかし賞賛もしない、といった調子が含まれていた。看護婦は医師の知識や診断の時に発揮する本能的嗅覚、巧妙さについては高く評価することはある。しかし、彼女たちは五〇年代の映画や大衆文学にあったステレオタイプが描いたような、おめでたい依存関係にはまり込むことはないだろう。それは看護婦資格取得条件がレベルアップし続けているということと、求められる看護の質が変わったことが原因だ。処方をし、治療法を決定する医師は援助を求める者でもあり、自分の弱さをさらけ出さざるを得ないからである。

もう一つの一般的な傾向も私を驚かした。年月を重ねても、この職業は〝楽になる〟ことがない、月並みなものにならないということである。年をとればとるほど、それは辛いものになる。他者の苦痛を見るに従って、影響を受ける度合いは弱まるだろう、脅威にさらされることは少なくなるだろうと考えがちだが、それはベテランの看護婦たちのほとんどが否定した。マルティーヌ・ルメールは言う。

「私は病気と死にますます影響されやすくなってきました。年取ってきて、自分が死に近づいたからかもしれません。若いエイズの感染者がいますね。まだ発病していなくて、友だちと冗談を言い合ったりしているのに、突然悪化する。そういうのって、耐えられなくなってきました。それで私は小さな科学的な希望とかちょっとした回復だとか、カリニ肺炎やトキソプラズマ脳症［いずれもエイズに関連する日和見感染症］といった症状ばかりを気にするようになってきました」

三〇年来、重症の事故者がひしめいている病院で働くタニア・デュプセックは言う。
「患者にも、病気にも飽きあきしました。うんざりです。私、盆栽が好きなの。中国に行きたいわ。人は苦痛に慣れることは絶対ありません。今、死ぬにまかせている若い女性を担当してます。床擦れのために切断手術をせざるを得なかったんですが、まるで自殺です。ヴァカンスの後まではもたないでしょうね。いつでも、こういうかたちの反抗がありますす」

マルティーヌ・ルメールは仕事から帰ると、家で自分の心の痛み、不安を語るのを習慣としていた。息子が同性愛者で、エイズ患者であることを同時に知った両親と話をしなければならなかったときに、思わず喉にこみ上げてきた嗚咽のことを話した。しかし、今は家では何も話さない。この種の話が家族を動揺させ、自分の心を解放するかわりに、不安感を増長させることに気がついたからだ。可能な限り、すべて自分の胸の内にしまっておくことにした。

死の処方（安楽死）

医師は死を避ける。しかし、ますます頻繁に死と出会わざるを得なくなっている。これが彼らの仕事のパラドックスだ。昔、人はもっと若くして死んだ。死ぬときは、さっと死んだものだ。《持って行かれた》のである。ところが現在では、病人は死と生の境界線を長い間さまようようになった。死を恐れ、死に動転する医師が決断をしなければならないようになったのだ。迫り来る死にその役割を演じさせるか、自分たちが死を言い渡すかを決めなければならないようになった。

私が医師を相手に調査をしている最中、《安楽死》という言葉はほとんど聞かなかった。ほんのわずかな医師が言い訳をするようにこの言葉を使っただけだ。しかし大多数の医師が、安楽死以外のなにものでもない強力に作用する方法を使っていると言明した。数人は倫理的、宗教的な理由で、生命を縮めることは原則的に認めないと言った。心臓専門医のシモン・レミーは「私はしたけれども、もうしない。私にはその権利がない」と言っている。彼以外にも一〇人のうち七、八人の医師が熟慮の末に法を犯し、そのことを説明してくれた。そういうときに、彼らの表情に明らかな安堵感が見て取れたものだ。この問題を軽々しく話す医師は皆無だった。医師倫理審議会が法に触れたすべての医師の資格を剥奪するとしたら、医師の人数が突然大幅に減少するに違いない。

私はこれほど多くの一般医が患者の死の手助けをしているとは思ってもみなかった。彼らの多くが躊躇しながらこのことを私に告白した。このためらいは告白内容の重大性を和らげるためではなく、医師と患者の間に長い時間をかけて作り上げられていった契約だったからであり、そのため医師たちは部外者に伝えても理解してもらえないだろうと考えているせいだった。サンテチエンヌで開業している医師が語ってくれた。

「それは一種特別な対話の行き着いた結果です。医師と患者という関係を越えて密接に結びつく行為なのです。それは深い親密なところに触れます。技術的な問題ではありません。居間で話すような調子で、大きな声でそのことを語ってくれと言わないでください」

ところが、パリ市内の南で一般医をしているポール・トラジャンはずけずけと語る。

「もう終わりに近くて、苦しんでいる人がいるとしたら、私は彼に点滴を処方して、薬の量を増やします。私と親しくしているほかの医者たちも、みんな同じようにしてますよ。これは患者との話し合いの結果なんです。私の父は私の親友にかかっていました。父の病気はひどいものでした。それで、私たちは彼をそのままにしておくことはできないと考えたのです。予定していた朝、親友は時間になっても来ませんでした。多分、意気地がなくなったのでしょう。私は一人で父の点滴に薬品を加えました。そのことについては、私も親友も何も話しません。私は彼が最後に気がくじけたことを密かに恨んでいます」

ナントに近い農村地域で医師をしているエティエンヌ・ロッシェはこのパリの医師と同じく、率直な話し方をする。彼は「偽善なんですよ。偽善にはうんざりしてきました」と言ってから話を始めた。

「私はこの薬をベッドサイドのテーブルの上に置くわけです。一錠のめば、うつらうつらするでしょう。二錠のめば、完全に眠ります。一〇錠のめば、ずーっと眠ることになります。患者が膵臓ガンで恐ろしいほどに苦しんでいる時、私はモルヒネの副作用について長いこと考えたりしません。問題は違うところからやってきます。つまり、まだ末期状態に達していない人から頼まれることです。こういう人たちはだいたい文化的、社会的に平均よりレベルの高い人たちです。

例えばある実業家のことを思い出します。優れた人でした。この人に前立腺のガンが発見されたんですが、手遅れでした。もう骨に転移していたんです。パリに行って、高級な私立クリニックで検査してもらいました。帰ってくると、仕事をきちんと片付けるために少しの時間がいるけれども、病気があんまりひどくならないうちにそいつをストップしてもらいたい、当てにしているよと言われました。それから一年間にわたって、この人はあらゆる民間療法を試しました。〃ホメオパシー［フランス独自の代替療法。日本でいえば漢方のような存在］の化学療法〃を用いて快方に向かわせると謳う医者にも引っかかったほどです。一回一五〇〇フラン［三万七五〇〇円。一フランおよそ二五円と仮定］ですよ！　この医者はシニックにも私に電話をかけてきました。〃あの患者だけど、ありゃ、もう終わりだな。おれに任してくれないかな……〃私にはとてもショックで、何回かかかってきた電話の内容を録音して、そのテープをこの患者に渡しました。ある朝、この人から電話があって、約束を守ってくれと言ってきたのです。私は約束を守りました。辛かったです。私はこの人が好きだったたし、敬服していましたから」

安楽死カクテル［ドロザル、ラルガクティル、フェネルガンを混合したもの］、またはカリウムによる心停止。死を看取るものにとって重要なのは方法ではなく、死に行くものの確かな精神状態と決意の度合いである。

公立病院で呼吸器専門医をしているジュリエット・モンザにはある女性患者と結んだ取決めがはっきりとした記憶となって残っている。

「私は積極的に行う安楽死に賛成だったことはありません。一番よく起こることは、鎮痛剤の分量を増やすことです。患者の苦しみ方がむごたらしくて、見ていられないんです。こういうときは交渉なんかしません。痛みがあまりにもひどいですから、それを和らげれば死を早めるということは分かっています」

しかしジュリエット・モンザは一度だけ「イエス」と言ったのだった。その女性患者をよく知っていた。最初にガンにかかったとき、彼女は敢然と闘った。再発したときも、臆することなく立ち向かっていったのだった。医師は神父（この女性はカトリックだった）と精神科医（抑鬱状態の悪影響を防ぐため）に彼女と話をしてくれるように頼んだ。この両者に別々に彼女は自分の決断を語った。子供たちと夫もその決断を知らされた。日にち（ある土曜日）も決められた。

金曜の夜、ジュリエット・モンザは患者に会いに立ち寄った。彼女は月曜までの延期を申し出た。幾つかの書類がはっきりしていないし、子供たちと一緒に検討しなければならない遺言の一項目が残っているというのだった。

「日曜日にわざわざ病院に来ていただくわけにもいきませんから、月曜日にします」

その週末はいつもとは《違う》週末だった。短くも、長くもなかった。いつもとは異なる週末。月曜、患者は待っていた。ジュリエット・モンザは仲のよい看護婦の助けをかりて患者を眠らせ、次に心臓を停止させた。そのあと二人でコーヒーを飲みに行った。生き残った者の生活は続いているということを自分自身に納得させるために。

こういう話の中で一番厄介な問題は、医師の介入の度合いが患者との関係の密接度に比例しているということである。それはただの病人で、その長い苦しみに終止符を打ってやるということだけではない。それはいつも必ず親密な人である。心の奥底までを打ち明け合ったもの同士である。日曜日の五時、長いこと面倒を見てきた人の枕元に大急ぎで駆けつけ、そしてその人に最後の薬物を注入し、その後で家に戻ると、そこではテレビで名作映画が始まったばかりだったというような仕事がほかにあるだろうか。私は、とりわけこうした問題に関しては、物事をも人をも裁く立場にはない。しかし私は、医師たちがこうした事態をとても重く受けとめているということは証明できる。何人もの医師が「殺したら、もう君は以前の君とは違っている」と私に繰り返した。それでも、医師たちは自分たちの行為を悔いてはいないのである。

多くの国々、特にアングロ・サクソン系、またはプロテスタント系の国々がこのジレンマに取り組んだ。オランダの国会は、一九九三年二月九日に、安楽死を推奨はしないけれども、幾つかの条件が満たされれば、訴追を免れる法律を採択した。患者は意識がなければならない、苦痛を伴う不治の病である、患者の要求が明確に表明され、繰り返されなければならないといったことが条件である。医師は同僚の医師と患者の家族の意見を聞く必要がある。

この法律が初めて適用されたケースはニコラス・ゲリットで、国会で採決された五日後に亡くなったが、オランダでの年間の安楽死の数は一九九一年で三七〇〇人に上ると推定されている。この法律には事後的に裁判所による調査が組み合わされている。そして一九九四年四月一五日に採択された補足条項では、自らの意志を表明できない、またはできなくなった病人（昏睡状態、心神喪失、新生児障害者）への安楽死の適用の検討が予定されている。あの有名なニュー・イングランド・ジャーナル・オブ・メディシンは、アメリカの三人の医師ティモシー・キル、クリスティン・カッセル、ダイアン・メイヤーが表明した〝医学的に幇助される自殺に関する臨床規準についての提案〟を一九九二年に掲載した。イギリス医師会は《安らかに死ぬ》権利をある種の患者に公式に認めた。

これらは引っ込み思案で遅れた私たちのラテン文化と比較すると、《パイオニア》的な立場だろうか。私が会った医師たちはそうは考えていない。多くの医師が安楽死を実施したことがあると認めているが、法律が安楽死の適用を定めることは望んでいない。この問題に関する一般的な感情は、医師でジャーナリストのジャン＝イヴ・ノーがオランダの法律に関して書いた記事に要約されているように思える。「主たる危険はこの法律が医師全体の立場とイメージを覆すことにある」と彼は書いているのだ。

精神科医かつ精神分析医で、パリ重罪裁判所の鑑定人でもあるミシェル・デュベックは、支配的な意見をまとめて「法律を制定してはいけない。これは重大な倫理的問題として残っていなければならない。私は集中治療室で、（特に緊張病の重度精神薄弱者を対象に）精神病院で、責任をもって決定を下した。私は〝処罰を受ける可能性がある〟立場にとどまり続けなくてはならない。私は協力者とともに行った決定について責任がある状態にいなければならない」と言っている。

医学界は一般の人々よりもずっと慎重だ。国立衛生医学研究所の二つの研究チームとマルセイユの地方衛生研究所に属するさまざまな分野の専門家が、一九九三年の夏に、出産前診断の新しい方法に対して、子供を産める年齢の女性がどのような態度を示すかを長期にわたって調査した結果を明かにした。四二％が奇形を先天的にもって生まれた新生児の安楽死に賛成だった。四人のうち三人は子供がダウン症だったら妊娠中絶は正当化できると答えた。もともと自ら婦人科医であり保健大臣を務めたミシェル・バルザック［女性］は、現代の新しい診断技術が医師と患者との間の対話を促進し、決定までの時間を延ばしたことはよいことだと言っている。しかし、彼女自身も法律の制定には反対だ。

「安楽死はまさしく倫理の問題です。医師として仕事をしていた時期、正常かどうかという問題に厳しく直面させられていました。そういうとき、私は患者に質問をしたり、自分自身に問いかけをしたりして、できる範囲内で対応していたわけです。時には自分一人で決定しなければならない場合がありましたが、それは私の人生の中で一番辛い思い出として残っています。注射を打つか、打たないかの問題ではありません。蘇生するか、しないかを決めるのです。いいえ、法律を作ってはいけません。医師としての良心の中心にある問題です。医師としての良心を取り除けば、医師という職業自体がなくなってしまうでしょう」

私はこれほど多くの医師が大したためらいもなく、心が引き裂かれるような思い出を話してくれることに驚いた。しかしその中でも私がいちばん驚いたことは、私の一連の質問の最後の問いに対する答えだった。

「そのことは職場の同僚の医師たちに話しましたか?」

「いやあ、絶対に話しませんよ。友人の医者には話すかもしれませんがね。それは友だちだからです。それでも、勤務先では考えられません。そんなこと脳裏をかすめたこともありませんね」

「安楽死について病院内で大っぴらに議論の対象になったことがありますか?」

「いや、そんなことはもちろんありません」

幾つかの副詞は違うけれども、医師たちにこの問題で質問をするたびに、私は同じ言葉、同じ否定を聞いた。私は医師たちは炭酸過剰症、浸潤巣、苔癬化《たいせんか》、降圧剤、脂肪ジストロフィー、抗結核剤、唾液分泌過多、黄色腫などについて話すために会議を開くのだと考えていた。私は病院内の医学委員会は、受付の白一色の内装について賛成か、反対か、激しくやり合う場であり、死の《処方》は適切な話題ではないのだと考えた。それは奇妙であると同時に一貫性があると私は考えた。医師倫理審議会が先頭に立って安楽死をタブーにしたのではなかったか?

医師が恐怖しようが、恐怖しまいが、ある医師の表現を借りると、医師は《否定から出ざるを得ない》。おそらく最後に決心をする組に入るだろうが、この中には外科医も含まれる。クロード・ベローは一言で現在進行中の状況をまとめている。

「私たちは死を回避するためにいる。私たちは死を告げるためにいる」

死を告げることが職業にまつわる付属的な側面であってはならない。死を告げることは嘆かわしい必然的帰結ではなく、この職業の構成要素なのだ。このことの自覚は確実に文化革命が始まったことの徴候なのである。しかし、死を告げることはただ単なる情報の伝達ではない。議論を終了させる最終的な情報ではない。技術の高度化に伴い、告げられた死を前にして医師が無気力に何もしないということはなくなった。彼の行動範囲は大きく広がっている。しかし、決定をするための要素はいつも明らかであるとは限らない。

積極的な安楽死については、その主張は聞き届けられた感がある。つまり、医師が患者の要求を執行するだけのことだ。私が報告した証言もこのようなものだった。ところが、もっとはっきりしないケースもある。重病の初期に、特にガンの場合だが、患者が厳粛に医師から《その時が来たら》《援助をする》という約束を取り付けることがかなりある。《その時が来たら》近寄れないような完璧な沈黙が対話に取って替わるということもよく起こることだ。医師の前には拷問を受け、刑を宣告されて衰弱しきった患者がいる。何も語らない。たった一人である。

エイズ患者に対しては、何が真実かという問題は起こらない。悪は名指しされ、そこにある。腫瘍科の診療とエイズの外来診療との間にあるはっきりとした違いはほとんど身体で感じられるほどである。ガンではいろいろな策略がこうじられる。エイズではそれは一つしかない。つまり時間との競争だ。現在まで知られていない治療法が見つかるかもしれないという希望、予期せぬ進歩があるかもしれないという希望だけである。エイズ患者を治療しているジェラール・バスレの観察によると、死について語れる時期と、語れなくなる時期とがある。

「私の患者たちは調子がいいときは死について話しています。彼らの友人の一人が死んだ後、患者たちが私に手紙を書いてきました。それには法的な価値はありませんが、その中で彼らは自分自身の死のことを考えていて、その時は助けてほしいと私に頼んでくるわけです。彼らは私がそれを時には実際に行っていることを知っているに違いないんです。何人かの患者はそのために私を選んだんじゃないかとさえ思います。というのは、彼らは私が何がなんでも最後まで治療し続けるという医者じゃないことを知っているからなんですね。

とはいっても、患者の状態が本当に悪くなっても、比較的元気だったときに希望していたことを本当に実行に移してくれという人はものすごく少ないです。私は人に合わせています。状況がどうあろうと、私は医者として振る舞っているわけです。患者の死の手助けをすること、私にとってはこれも医者の仕事です。奇妙なことですが、病院の外だったら、こういうことを大っぴらに言うこともできるでしょう。それでも内部だったら、これはまだタブーです」

決着をつけたいという願望と生きる本能の間でのこの揺れ動きは、あまりにもはやくから確信をもつことはやめたほうがいいということを示している。産婦人科専門医のベルナール・フォンティは言う。

「主に自分の産科医としての仕事が私をジレンマに陥れます。というのは、奇形で生まれた子供を死なせる手助けをしたことがあるからです。それから、パニック状態になっている女性に、万一の場合はそうすると約束して、その約束を守ったことがありました。ダウン症の子供を産んだばかりの女性から殺人者呼ばわりされたこともあります。そうしてくれと頼まれていたからしたのですがね。最後の瞬間に考えが変わったんですね。それでも、この女性はその後も私をかかりつけの産婦人科医にしています。

あれか、これかということじゃないんです。よく考えてみると、決定するのは私が一人でしているんですね。決定的なのは、その行為ではありません。その行為の前に女性とかわす話のほうが大切です。重症の婦人科系のガンにかかっていた女性のことを思い出します。調子がいいうちは、死ぬのを手伝ってくれますね、誓ってくださいと言っていたのです。そのうちに、彼女はそのことを話さなくなりました。私ももちろんそんな話題は出しません。いよいよ寝たきりになったら、違う医者のところに死にに行きました。前に自分が言った言葉との対決を避けたのでしょう」

私は地方のある病院にいた若い男のことを思い出す。二〇歳ぐらいだったろうか。気立ての優しい女の子と短い期間付き合っていたときにエイズに感染したのだった。彼女は自分がキャリアであることを知らなかったのだ。異常に速く発病した。そして急速に悪化していった。私たちはかなり長時間話した（私は白衣を脱ぎ捨てた。彼とは医者ごっこをしたくなかった）。彼は自分の死が間もなくやって来ることを完璧に理解していた。そして、部長の援助を懇願した。一〇日ほどしてからまたこの病院に行くと、その前の週末から彼は昏睡状態になっていた。医療チームが彼を昏睡状態から脱出させることに成功し、目覚めた彼が当直医に初めに言ったことは、「殺してください。お願いです」だった。

当直医は彼のことを知らなかった。病歴も知らなかったため、法律を破ることはできないと考えた。そして、彼は私が初めて彼に会った病棟に戻されたのだった。奇妙なことに、それから少し調子がよくなった。ほんのわずかの間、数時間の間だけだったが。彼は何も求めなかった。部長も自分の患者が何を望んでいるかを注意深く観察しながら、何か特別なことをしようとはしなかった。この青年は安楽死を求めることなく、死んだ。

死の延期（延命治療）

あらゆる手段による延命治療はまた別問題である。これは程度の問題だけではない。安楽死を実施する医師は組織の中にいても一人で決め、この秘密を自分だけのものとして外部には明かさない。治療の継続をためらったり、間接的に致死性の薬品を処方する医師はチームを、部下の医師を、看護婦を動揺させるからだ。

だが延命治療の世界はまったく別の世界である。瀕死の患者とは交渉はしないが（彼らは交渉する状態にはない）、近親者と、そして自分自身と交渉するのである。

延命治療がまだ存在していることを思い出しておいたほうがいいだろう。これは時には無関心の結果であることもある。ことに巨大な治療工場の奥では、人間らしいところといったら苦痛しか残っていない人々が激しい恐怖と糞便の中に放置されている。人員と注意が不足しているために、避けることのできる床擦れがどれほどの人にできていることか、苦痛を無視されている人が何人いることか。延命治療が封建的な大物教授たちの《信念》の結果であることもある。彼らは《自然のするままにまかせる》と言いながら、問題の発生を嫌い、末期状態にある病人の管理を地位の低い者に任せてしまうのである。延命治療が高度な治療を行った結果であることもある。そこでは完全性の追求が基本的な人間らしさを凌駕してしまうのだ。私はある病院の腎臓病科で若い教授が主任教授に「パスコー夫人はもうダメです。それでも、消化器の内視鏡検査を頼んでおきました」と言っているのを見た。

パスコー夫人は大変な高齢で、寒気で震え、最期の日々を生きていた。医療チームがもう幾枚かの画像を手に入れるために、その人がストレッチャーに乗せられ、チューブを口に入れられ、暴力行為の対象になろうとしているのだ。主任教授は自分の助手に激しい口調で「そんなことをしてはいけない」と言った。しかし助手の目は、ほんのわずかのエコロジストの抗議で猟ができなくなったハンターの欲求不満を表していた。

一般医でパリ近郊で開業しているポール・トラジャンは病人のためにたたかうのではなく、自分のためにだけ仕事をする公立病院勤務医には厳しい。この医師がつらい経験を語ってくれた。ある時、親しい友人である四〇歳の女性から呼ばれた。そして診察をすると、もう手遅れのようだった。それ以来、毎日のモルヒネ。彼女のそばにいて、辛い日々が始まった。ポール・トラジャンは語る。

「この女友だちは有名なガンの権威とも友だちでした。それで、私に連絡してくれと言うんです。電話をして、データを伝えて、絶望的状態にあることを説明しました。彼はそれを認めましたが、驚くべきことに、こう付け加えました。〝私のところに来させなさい。化学療法をしてみるから〟。私が〝そんなことして何になるんですか？ 彼女を静かにしときましょうよ〟と言うと、〝それでも、一年はそれで生きられるよ〟と答えるんですね。それはそうでしょう。彼は患者たちの寿命を少し延ばして、そのおかげで幾つもの学術論文や報告を書くことができたのです。女友だちはこの大先生のところに行きました。そして化学療法が彼女を殺しました。幸運にもね」

そしてポール・トラジャンはこう付け加えた。

「私にたちの悪いガンがあったら、こういう誘いには乗りません」

しかし、私が一番多く聴いた意見はこうではない。私が質問した医師たちの間では、公立病院でも、私立クリニックでも、極端な延命治療には反対という立場が多かった。こうした意見が実際にどのように治療に反映されるかはさまざまだろうけれども、一応は大多数の医師が反対なのである。これは人々の考え方が変わったというだけではなく、死に行く人たちも昔とは違ってきているからである。

まず、死ぬ人が高齢になった（国立衛生医学研究所の調査によると、七五％が六五歳以上、六〇％が七五歳以上になっている）。若死は、恐ろしく進行性の強い病気の犠牲者だ。高齢者においては、生命の衰えと明らかな〝病気による〟生命の中断との間の区別がつきにくくなっている。治療者のほうはといえば、若い人たちが多い。看護婦は三〇代、医師は四〇代だ。死に行く者とそれを治療する者のはっきりした年齢差が、治療する者に相対的に距離感覚をもちやすくさせている。このことは若い患者が乳ガンやエイズにかかり〝普通ではない〟死に方をするときに認められる。一つの診療科の雰囲気はそれによって変わる。これらの患者のドラマ、〝不当な〟ドラマが集団のドラマになるのである。

統計的な数字が明らかにしていることではあるが、医師と看護婦は死は人を選ばないという考えにとりつかれている。死に慣れていることで死に対して無関心になるということはない。医師のなかには死を欺こうとするものもいる。だから患者にタバコを吸ってはいけないと言う呼吸器専門医が、患者から見えないところではチェーンスモーカーだったりする。アルコールの害を説く肝臓専門医が、ひどい酒飲みであることもある。私は彼らを理解できる。死は不当だと考えることが彼らの日々の糧なのである。つまり全部言ってしまうと、私は、予防が大切だということを錦の御旗のように振りかざして、病人は不当にガンにかかったわけではないと主張するある種の人たちよりも、このような医師たちのほうをよく理解できるのである。ある一人の外科医のことを思い出す。この医師は重症者しか扱わなかったが、六ヶ月後にまた会いましょうと挨拶したところ、

「まだ生きていたらね」と笑いながら答えた。

しかし、それは半分は本気だったのだ。私はこうした悪い例をみせる医師たちを愛おしく思う。彼らは自分たちが死ぬ運命にあることを理解しているのである。すべての人間にとって、これは明らかなことだ。医師にとって、この自明のことはずっと耐え難く、しかも必要なことなのである。

延命治療に戻る。一般的に、二つのルールがある。それは家族の意見を聞くことと、医療チーム内の意見の一致である。どちらの意見も容易に実施にうつせることではない。《家族》の全員が同じ意見をもっているとはかぎらない。一人がもう治療はやめてもいいと言えば、もう一人が「人殺し！」と叫ぶこともある。では、どうすればいいだろう。《家族》が皆同じ意見をもっていたとしても、その理由までが一致するとは限らない。

地方の大学病院センターで集中治療医、内科医、看護婦の集まるカンファレンスに出席したことがある。こういうメンバーでカンファレンスが行われることはあまり一般的ではない。議論されていたのは、全く見込みのなくなった男の患者の生命維持装置を外すかどうかという問題だった。看護婦たちは皆一致していた。

「ウイ」ためらいはない。四人いた医師もおおむね同意見だったが、少しずつニュアンスが違っていた。二人の女医は全面的に賛成していたが、二人の男はこれに同意するかたちだった。そして、この二人が少しためらった理由は異なっていた。一人には心残りがあったのだ。彼はこの患者に一つの研究プロトコルを実施していたからだ。中断するのは残念だというわけである。もう一人（部長）は家族の出方を気にしていた。彼は家族の人たちと話をしたのだ。

「彼らの意見ははっきりしていない。見舞いに来たり、いろいろな手続きをしたりするのにうんざりはしている。もう厄介払いしてもらいたいと思っている印象はあるね。でも、そんなのは嫌だな。私の仕事じゃない」

女医の一人が反論した。

「あなたはいつも何のかんのと延期する適当な理由を見つけるのね」

「そう。だけど今度は適当な理由なんだから仕方ないんだよ」

それで結局は部長が両親とまた会い、もっときちんと質問をし、その結果を見て決定するということになった。患者はその四日後に死んだ。

チームのまとまりが二番目の規準になる。しかしここでもニュアンスをつけておかなくてはならない。《チーム》というのは伸び縮みする概念だからだ。チームは勤務医からインターンまでいる。さらには実習をしている学生から看護婦にいたるまで、医療陣全員をこのチームの一員と考えることができる。

いちばん古典的な診療科では一方で医師たちが協議し、もう一方では看護婦が同じことをする。次いで両者の見解が比較される。または、先に見たように、医師と看護婦が一緒に協議をする。そして、立場に関係なく、メンバーのうちの一人でも疑問を呈する者がいれば、決定は見送られる。もっとずっと簡単なかたちで〝協議〟が行われているところもある。看護婦と看護助手が誰それさんがますます悪くなっていると知らせる。すると処方箋を書く権利のある医師が聞き入れ、モルヒネかラルガクティルを処方するのだ。

この最後の方式は多くのところで使われているが、最も危険性を含んだ方式でもある。医師が《哀れみ》の作業の大部分を看護婦に任せてしまうとき、あらゆる逸脱がおこる可能性がある。高貴な、《人間的》な逸脱ではあるかもしれない。それでも逸脱であることには変わりはない。シナリオはいつも同じだ。医師は技術という避難所に閉じこもっている。他のすべての治療者には状況が生み出すあらゆる感情的エネルギーが詰まっている。善意から患者の訴えを伝えようと考えているけれども、彼らはその実、自分たち自身の不安、自分たちのすぐそばで起こっている恐ろしい現実にもう耐えられないのである。

こうなると、患者を落ち着いて治療することはまず不可能になる。患者が感情的な論議の対象になってしまっているからだ。医師は、看護婦たちが心の迷いから解放されるために、患者の延命措置を終らせたいと願っているのではないかと疑う。逆に、看護婦たちは医師たちの消極的な残虐性と許し難い臆病さを糾弾することになる。この段階になると、《チーム》は怨恨と興奮の渦巻く閉ざされた場となってしまう。パリのある大学病院センターの耳鼻咽喉科で婦長をしているジャッキー・ランティエが自分の職業集団の意見を述べてくれた。

「普通、看護婦が医師に訴えます。もう耐えられないと言うわけです。ということは、限界に来ているのが病人なのか、治療者なのかを見極める集団的な討議が行われることになります。決定が下された後、点滴を装着するのは私たち、看護婦です。私たちにとっていちばん嫌なことは、話し合いに参加しなかったのに、申し送りのときにそういう指示をされることですね。ある週末、私のところに若い看護婦から電話がかかってきました。何の説明もなく、ただモルヒネを投与しろと書いてあるというのです。私は即座にその処方にしたがわなくてもいいと答えました。こういう場合、私たちは医師の指示を盲目的に実行することはできません」

あるガン専門病院の夜勤専門で、やはり婦長のエステル・フェルラは、形式的なことについてはジャッキー・ランティエよりもうるさくない。

「ここの病院では、死にいたるまでの苦しみが長いのが普通です。出勤してきたときに、もう点滴が始まっていることは珍しくありません。患者があまりにも苦しんでいるときは、私が点滴をすることもあります(もちろん、医師の指示のもとに)。こういうことがあるのは、ガン専門の病院とか、ほかの病院の腫瘍科では、上下関係がそれほど厳しくないんです。医師にとっても、看護婦がちゃんと存在しているんです。だから、よく話し合います。決定をするかしないかの限界がどこにあるかというと、私たちが〝全体的状態の悪化〟と呼んでいるところにあります。

ここの病院では、延命治療をやめる指示を出しにくく感じている医師は集中治療医ですね。私たちがどんなに患者の苦しい状態を告げても、彼らはあくまでも治療しようとします。一人だけ緩和ケアを学んだ人がいますけど、彼に与えられたベッド数はたったの二つです。ほかの同僚の医師たちが、そんなの本物の専門分野といえないと判断したからなんです。最悪なのは小さい子供です。子供の苦痛は症状を探る一つの情報源と考えられているんです。恐ろしいことです」

その場、その場での即興的判断——高貴な意味でこの表現を使っている——が大きな部分を占めていることがこれで分かるだろう。それは人間が作る組織は絶えず動き、脆いからであり、このことについて法律が明確ではないからである。そして、死そのものも曖昧だからだ。

私はこの本の中で私が目撃した何人かの死をすべて語ることはしない。意図的に、心臓停止による《単純な》死を一例だけ取り上げたにすぎない。しかし私は、技術が発達しても、それが自動的に苦痛のない、安らかな死を保証するということにはならないとは言える。そして、社会が死を退去させるやり方は死を死のプロにまかせてしまう(このこと自体はプロにとって少し苦痛である)というやり方だが、これはあまり誇れることではない。医師の《尻ごみ》は社会全体の尻ごみの延長だ。言い換えると、医師の尻ごみは社会の尻ごみが医師に委任されているということなのである。

彼らが手探りをし、やっとのことで解決策を見つけたとしても、驚いてはいけない。ある夜、私はＳＡＭＵの司令室にいた。真夜中だった。絶対的な急を要して、動いている救急車は一台だけ。重症の心臓病患者を搬送中だった。突然、車に乗っていた医師が落ち着いた声で無線で知らせてきた。

「そら来た！　脳室出血だ」

司令室の医師が顔をしかめた。そして私に説明した。

「手遅れだ。良識に照らして一番いいのは、救急部に患者を連れて行って、装置を外して、死なせることなんだ。でも、それはちょっとできないかな」

患者を待っている大学病院センターの集中治療医に電話を入れると、患者が生きている限り、連れてきてくれというのだった。

司令室の医師はため息をついて、受話器を置いた。すぐ無線が鳴った。

「病人は死亡した」

「よし！」と司令室の医師が言った。「（救急車の医師に）それなら、集中治療に収容する必要はない」

「まあ、そうだろうな」

「それじゃ、救急部のほうに行ってくれ。ぼくが事情を説明しておく」

「分かった」

この場面は六、七分続いた。決定するための六分。翌日、私たちは大学病院センターの集中治療医が結局のところ救急部から瀕死の患者を引き取ったことを知った。彼はひとつの治療法を実施している最中だったのである。医学のために。

治る見込みのない末期状態の患者に対する延命治療はどこから始まるのだろうか。延命措置をする医師は〝サディスト〟なのだろうか。マルティーヌ・ジュイエはエイズ専門の若い医師だが、挑発にのるためサディストという言葉を受け入れる。

「延命治療？　それが私の仕事ですよ。だって、私の患者はみんな死ぬんだから。看護婦と喧嘩することもあります。

一度、大学病院センターでしたけど、数日休みました。そしたら、脱水状態を起こしていましたが意識もあり、しかも平常の血圧の患者に安楽死カクテルが処方されていたのを発見したんです。私は、この患者に水分をあげないなんて、犯罪行為だと抗議しました。私の言い分は通りましたけど、患者は二ヶ月後に死にました。もう一回は日曜に起こったことです。その時は家にいて、電話がかかってきました。私の患者の一人が感染性ショックにかかったんですけど、インターンは何の処置も施さなかったんですね。すぐ駆けつけましたが、私の患者は死んでいました。泣いちゃいましたね。

インターンがこの患者が死ぬべきかどうかの決定などしてはいけなかったんです。ケース・バイ・ケースでいかなければいけないのです。近親者とも話さなければいけません。事をはやく片付けるという誘惑にのってはいけません。臨床医でいなければいけません。すべては加減の問題なのですから」

そう、すべては加減の問題なのだ。

死と同伴（緩和ケア）

無関心か安楽死か。積極的な延命治療か消極的治療か。こうした恐ろしい選択肢からどのようにすれば抜け出せるのか。腎臓病の専門医であるベルナール・ルーヴレーは、その長い医師としての経験を経る中で、いくつもの段階を越えてきたという。

「私は人が死ぬのを助けました。苦痛でのたうちまわっている人たちをね。しかし、いったん人を殺してしまうと、生に意味を与える自分自身の能力を殺してしまうのです。私は完全にぼろぼろになっていた一人の男を殺しました。看護婦たちが私に言いました。〝あの患者のためにどんなに働かなくちゃならないか、分かりますか？　透析をストップしてください。何日も苦しませるのはやめてください〟私は注射器にカリウムを入れて、静脈に打ちました。すると、昏睡状態にいたその男がガバッと起きて、鋼のような視線を私によこしたんです。すぐには死なないで、死んだのは二日後です。気持ちの整理をつけるのにずいぶん長くかかりました。そして、カリウムは止めです。それ以来、使いたいと思ったことはありません。私は患者に〝自分は年だ。行き着く先まで来た。今夜あたり、ドクターがヴァイオリンの弦で首を絞めて殺してくれないだろうか〟などと考えてもらいたくありません。

それと同時に、患者の意志を尊重することも大切だと思うんですね。医者たちは初めから患者の意志の尊重という概念をもっているわけではありません。彼らは、自分たちの仕事は患者を救うことだという考えに逃げがちです。そして、患者が救われることを要求しないときでも、医者たちは同じ考えに固執し続けます。病人が自らの死を受け入れているのに、医者のほうは自分の技術的な成功に別れを告げることができないんです」

私の話し相手は古典的な医師ではない。特に、精神分析に対して、普通、医師たちは反感を抱くか、無視するのだが、彼にはこれがない。看護婦と、看護助手とも一緒になって、感情の動きをうまくコントロールすることについて考えている。チームの申し送り用のノートに記載されているメッセージについても研究している。そしてひとつの行動指針に到達した。

「それは成熟過程、成熟の問題です。最初の段階は何にも気がつかないという段階です。否定する段階といってもいいですけど。第二段階は鎮痛剤を使っての積極的な安楽死です。第三段階は安楽死の曖昧な面を理解する段階。第四段階は、外から見ていると許し難いような状態を、受け入れる術を学んで、患者に自分の生命の最期の時を生きる権利を取り戻させてやる段階ですね」

言い換えると、ホスピスである。この表現はフランスではあまりいい意味で使われない。治癒を目指す治療を放棄するということは、失敗、降参と同じことではないのか、というわけだ。回復を目標にせず、意識の維持と痛みの消滅をいわば治療の目標に掲げることは、それは医学だろうか、というわけだ。それは医師が学ぶべき医学といえるか、というのだ。まだある。医師は一方では病気に屈し、もう一方では臨床心理療法家や麻酔医、理学療法士などで形成されるグループと連携を組むわけだが、本来ならば独立していなければならないはずの医師として、二重の権限放棄は許せるのか、という問題である。必然的結果として、こんなに脇道にそれた専門課程を医学部の教育プログラムに加えなければならないのだろうかという問題も起こる。

シスリー・サンダースという一人のイギリスの女性が、末期状態に達した病人を死にいたるまで看取るために、一九六七年に初めて《ホスピス》(緩和ケア)を開いた。フランスで保健大臣の通達によってこのような活動が推奨されたのは、その時から実に二〇年後であった(一九八六年八月二六日、当時の保健大臣ミシェル・バルザック[女性]が署名)。

それから一年後、フランスで初めてのホスピス病棟がフランスにおけるこの分野のパイオニアであるパリ大学国際病院院長、モーリス・アビヴァン医師の主導のもとに誕生した。その後、ゆっくりではあるが他のホスピス病棟が開設されていった。それにはパリの東南郊外のヴィルジュイフにあるポール・ブルッス病院のように、病院内にひとつの病棟としてあるものと、パリのノートルダム大聖堂の前にあるオテル・ディユ病院のラソニエール医師が一九九〇年につくった移動ホスピスがある。これは院内のさまざまな診療科の要請に基づいて、緩和ケアチームが出張していくものだ。一九九三年現在、三二のホスピス治療科があり、そのうち六つが移動ホスピスである。パリの公立病院組織、アシスタンス・ピュブリックはさらに一〇の移動ホスピスをつくる予算を計上した。ポール・ブルッス病院老人病科部長、ルネ・スバグ＝ラノエはつい最近、緩和ケアに次のような定義を与えた。

「緩和ケアは病人の身体的、心理的、精神的な苦痛を引き受けることです。それは最も良好な状態で死をまっとうしてもらうために、最期の息を引き取るまで、病人の家族とともに看取ることです。死にいたるまで、よりよく生きてもらうための手助けですね」。彼女は別のインタビューでは、「うば捨て山」になる可能性のあるホスピスという独立した診療科を幾つもつくるより、医師全員を対象に教育をするほうが有効といえるという意見を述べている。

「最終的な目標は、医療のプロすべてが適切なケアをすることができるようになることです」

助けられ、癒される病人の立場からすれば緩和ケアの成果はめざましい。医師の観点からは依然としてためらいが強い。この《死に場所》を安易な解決策と考える医師もいれば、趣味の誤りと考えるものもいる（パリのある病院の主任教授は「死ぬ人間が必要としているのは、大きなオッパイをもった看護婦だよ！」と繰り返すのを習慣としている）。

（少ない）予算と多大な努力が注ぎ込まれたにもかかわらず、ホスピスという現象は主流から外れたところにある。と言って悪ければ、少なくとも実験段階にあることは確かだ。一九九三年、フランスのホスピスのベッド数は三五六だった。これは年間の患者収容能力五〇〇〇人分に当たる。ちなみに、イギリスではこれが五万人分である。フランスに二二ある地方のうち、半数はホスピスがない。ところが、アメリカとカナダ（ケベック州のホスピスには世界中から見学者が来る）ではありきたりなものである。これがエイズ患者の波が押し寄せ、こうした治療を必要とする一二万人のガン患者がいる時代の現状なのである。

フランスにホスピスがあまりない理由は、まず訓練を受けた専門家がきわめて少ないことがある。専門資格の準備を受け入れた大学病院センターは数えるほどしかない（ボビニー、ヴィルジュイフ、グルノーブルの病院がその道を開いた）。医学界も、政治家たちも、この優先されるべき問題に無関心を装っているのだ。

ニースのガンセンターの医師の憤りを思い出す。

「私たちの病院の院長は放射線治療医だったんです。彼はアルファ線、ベータ線、ガンマ線を使う従来の放射線治療はそれなりの効果があったと判断していました。そして、新しい放射線治療をすることのできるサイクロトロン計画をつくり、実現しました。これは質量をもつ物体である中性子と陽子を使うものです。鳥を撃つ小粒の散弾から、鹿を仕留めることのできる大粒の散弾に替わったようなものです。このサイクロトロンのオープニングはにぎやかに行われましたがね、その値段たるや一二〇〇万フラン［三億円。一フランおよそ二五円と仮定］ですよ。公には、このサイクロトロンは脈絡膜《みゃくらくまく》黒色腫、網膜芽細胞腫［網膜の悪性腫瘍］の治療に使われることになっているんですが、これはとても珍しい腫瘍なんですよ（ほかの病気にも使いたいらしいんですが）。二年間運転して、利用したのは一二〇人の病人だけでした。そのうちの何人かは外国から来た患者です。一二〇〇万フラン使って、一二〇人ですよ！」

そういうものなのだ。エイズ患者を治療している医師たちが独立した病棟として《最期の場所》をつくるかどうかを議論している時、移動ホスピス治療チームが、多かれ少なかれの成功を博して、病院のさまざまな診療科のドアをノックしている時、高価な設備の導入に多額の予算が使われてしまう。もちろん死には、それがよしんば《良い》死であっても、豪勢で魅力的なところは何もない。支配的な医療文化の中で、良い死は《快適さ》の一要素、添え物でしかない。アクセサリーと考えられているのである。予算があふれるようにあったら、必要条件（十分条件ではない）が満たされるだろう。しかし、ホスピス診療科の設置は、内視鏡設備の更新が発令されるように発令されることはない。ホスピスの設置には社会の成熟が必要だが、今日、私たちはまだ暗中模索の段階にある。ドミニック・バローのように、「人々からこの最後の闘いを奪い取る権利はない」といって支持する医師は極めて限られているのである。

開業医、特に一般医はそのことについて心配をし、自分たち独自の研究に取り組んだパリの第二〇区で開業しているジャン゠マリー・ゴマは医学部の学生だったときの、心の傷を負うほどの思い出をもっている。「私は心臓集中治療室で、何百という人が死んでいくのを見ました。そこは恐ろしいほど居心地が悪いところで、とことんまで延命治療が行われて、患者の尊厳もへったくれもあったもんじゃありません。私がしていたことを今考えると、背筋がぞっとします。二〇年前の心臓集中治療室といったら、患者は騒音と、慌ただしさと、熱狂の中で死んでいったのです。いたるところチューブだらけ、心臓マッサージをしろ、人工呼吸だ、三つ目の点滴をつけろと、もうそれは大変な騒ぎでした。〝息をして！　息をして！〟そして、顔をパシッとぶったりしてね。命をとりとめたのは、こうした患者のうちの一握りでしたね。大多数は虚血性の苦痛［血液の流れが不足するところから来る］の中で死んでいきました。当時のことを振り返ってみると、恐ろしくなります。裸にされて、ラベルを貼られた患者を、まるで物のように扱っていたことに憤りを感じます」

ジャン゠マリー・ゴマは医学部での勉強が終わると、ポルト・ド・バニョレ［パリ市内の真東］からそう遠くないところで開業し、大学病院センターのときとは異なる人間的な態度で仕事をしようと決心した。しかし、すぐさま安楽死の問題にさらされることになった。その要求が暴力的で、数が多かったのである。「この要求は意味を見失ったといいますか、未来を失ったことから来ていたと思いますね。社会全体がこうした傾向を助長しています。人々の身体的悪化は歴史の中に記されなくなります。容態の悪化した患者は周囲を取り巻く人たちの目の中に、もう自分には何の価値もないということを読みとるんですね。そして、病気を前に無力な医師たちの目の中には、もう自分が死んだも同然であることを読みとるのです。私たちの医療制度はこうした事態に全く対処できていません。

あるセミナーのときのことですが、これには私も参加して、進行役も務めたんですけど、出席者の一般医のうち、四〇%が当たり前のこととして積極的な安楽死を患者の自宅で実施しているというんですね。そしてそれが一般医の中でも優秀な人たちなんです。しかし、彼らは衝動的に、物事との距離をおかないでこういう決定をしているんです。私はこの点についてよく考えまして、ひとつの結論に達しました。つまり、他人の命は私のものではない。この人が自殺をする自由を失っていて、私にそれを手伝ってくれといっても、この依頼は私の自由を拘束し、私を危険な仕事に関わり合わせる、というものです」

どんな解決策があるのか? ジャン=マリ・ゴマはポール・ブルッス病院のホスピス診療科部長であるミシェル・サラマーニュと出会い、緩和ケアを知った。モルヒネは、長期療養施設でインターンをしていたときに扱ったことがあったが、失敗した。治る見込みのない床擦れでひどい痛みを訴えていた高齢の女性を、過剰投与で死なせてしまったのだ。彼は緩和ケアの第一人者であるミッシェル・サラマーニュとの出会いを通じ、大学が何を教えなかったかを理解した。

「最初に要求されることは、有能であることです。いちばん難しいのは、不確定で、習熟していない部分を一定範囲で認めることですね。私たちの医学は習熟の学問ですから、一定程度習熟していない範囲を設けるなんてことは認められないわけです。そのうち、少しずつ、患者との関係がモルヒネやステロイドの取扱いよりも難しいということや、すべて物事には限界があるということ、そして、この限界がどこにあるのかを探し当てられなければ、幻想と苦しみの中に沈み込んでしまうことに気がついてきます」

こうして、末期の患者を自宅で看取るための、異なる専門分野の人々とのネットワークが形成されたのだった。結果が雄弁に語っている。緩和ケアのおかげで、ゴマ医師とそのチームが看取った患者の四〇%が自宅で息を引き取った。これはゴマ医師が仕事をしているパリ地方の数字の倍である。病人たちもそのことを知っている。毎月ジャン=マリー・ゴマのもとには二五〇人くらいの患者から往診の依頼があるが、そのうち

三、四〇人はガン患者かエイズ患者だ。

彼の心配事は理性を失うこと、またはチームの一員がこの仕事に必要以上にのめり込まないかということである。

「理性を失うということは、自分の欲動を病的な神経症に、覗き趣味に、患者とのヒステリックな人間関係に託すことを意味します。それは共同で仕事ができないということです。それは、すべての人に恋してるか、またはすべての人に腹を立てているということです。たとえばですね、患者が瀕死の状態になると急いでそれを見に行くのがいて、その顔には明らかに歓びが読みとれるんですよ。そのうち患者が息を引き取ると、顔が輝くようになるでしょう。その他の人たちは、ホスピス治療専門医からの褒め言葉を待っています。専門医は、そういう人がいちばん期待していないときに、褒めます。

私たちの目的は仕事をきちんと行うことです。つまり、ほかの医者が抑えることのできなかった痛みを抑え、死に行く人とその近親者とのコンタクトを保つようにし、治療に関する満足感、または精神的な満足感しか自分の中では求めないことです。そのうち、権力はもはや重要ではないというときが来ます。大切なのは見えない可能性を花咲かせることです。あまりにも独占欲が強くて自分の存在が邪魔になるような関係から身を引くことです」

ホスピス治療が安楽死の問題を奇跡的なかたちで解決するわけではない。緩和するのだ。フランス・ケレは「安楽死賛成派は〝死に行くものの真実は唇の上にある〟と言う。ホスピス治療の賛成派は〝死に行くものの真実はその心の中にある〟と言う」と書いているが、ホスピス医療は一般大衆の健康における大きな問題点である。それはまた、もう一つの医療文化の出発点でもある。死を前にして医師が諦めることは必ずしも敗北ではない。それはおそらく、できることとできないことを混同しないチャンスなのだ。医師が死を前にして謙虚な態度をとり、自らも死ぬ運命にあることを認める機会なのである。

8章　出世のセオリー

「ほら、これが強大な権力をもった大物教授ですよ」

と彼はつやつやした自分の顔を親指で示し、少しいかめしい様子で言った。その言い方は厳粛でもなければ、棘を含んでもいなかった。ただユーモラスなだけだった。私の目の前には四〇代半ばの教授ピエール・アベルがいる。短い口ひげをたくわえ、心配そうな顔つきをしているが、目にはいたずらっぽい輝きがある。彼の狭いオフィスは屋根裏にあり、床には専門家向けの雑誌が散らばっている。ディクタフォン、自分のと私用の規定通りのベージュ色の肘掛け椅子と医療データの山。権威を示す形跡はうまく隠されている。彼の言うことを聞くと、それは彼の部屋に限ったことではなく、皆がそうなのだという。

彼はまず自分がどのようにして教授*（病院での医師としての仕事のほかに、医学部で講座を持つ）になったのかを話してくれた。大学病院センターだけで通用する言い方をすると、どのようにして《任命》されたかということになる。内分泌専門医であるピエール・アベルは、ほかの同僚たちがあまり高く評価しなかった分野に情熱を燃やした。そして、その分野があるとき突然、二重に《見込み》があることが明らかになったのだ。まず新しいことがたくさん発見できる見込みである。従って論文もたくさん書けるし、学会も開ける、製薬会社からの引き合いも見込めるというわけである。そして、たくさんの患者が来るだろうという見込みだ。

彼が実力者の息子であったなら、経験もあり、評価の高い多くの論文も発表していることだから、ベージュ色の肘掛け椅子への当然の昇進を待っていさえすればよかっただろう。しかし彼は実力者の息子ではない。それで、四〇歳のとき、彼は志願することに決めた。たった一人で、危険を冒してである。七〇年代の初期に気前よく与えられた教授の椅子は、その時には極めて数が限られていたのだ。到達できないか、存在しないかのどちらかだったのである。

医師の世界のアグレガシオンは、一般の資格試験とは趣を異にする。これは（インターンに進むときのような）試験ではなく、すでに教授になっている者たちによる推挙である。各専門分野の審査委員会が職業適性者リストに登録されている中から――原則として――もっとも優秀な者を表彰し、その者に支配権を授けるというかたちをとる。影響力のある教授の強力な支援が必要欠くべからざる手段となるのである。

この資格は最も欲しがられている肩書きなのだ。お金を稼ぐのであれば、ほかにいくらでも方法はある。この称号がなくても素晴らしい医療はできる。国際的に評価の高い研究の指揮をとることさえできるのである。しかし、依然として教授と主任教授がオスカー賞の保持者なのだ。ミシュランで三ツ星をもらったり、ブルーリボン賞、ゴンクール賞、プラチナ・メダル、教皇冠等々、といった名誉は教授に独占されているのである。

《任命》されるために汗水垂らして仕事をし、論文を書き、這い回り、寝て、結婚し、陰謀をたくらみ、約束し、裏切り、殺す。ほんのちょっとの差でこの最高位の称号を取り逃がした者、陰謀の犠牲者になった者は決して立ち直ることはない。このようにして失敗した二人が特に私の印象に残っている。一人はパトロンを間違えて、アグレガシオンを失敗した。彼は老年に近づいた、組しやすそうなある教授に目を付けていたのだった。彼は狂ったように仕事をし、教授の後塵を拝するところにうまく入り込んだのだ。しかし教授は予期せぬ老人性精神病にかかり、自分が庇護している者を見放し、精神病院でその経歴を閉じたのだった。辛いことである。

もう一人は教授の息子だった。それはいい時代だった。地方の大学病院センターが幾つもオープンし、欠員がたくさんあった。爆発的な雇用の増大が素晴らしく風通しをよくした。従って、問題はなかった。けれども、あったのである。

この候補者は《左翼的な考え方》を持っていた。これは趣味の誤りである。そして彼はその主義のために、父親の友人たちの直接、間接の支援を断った。趣味の誤りの極みといえる。彼は百編ほどの論文を発表し、自分の創造的な能力をこれでもか、これでもかという調子で見せつけた。自分の恩師を崇拝し、恋するまで

＊訳者註：フランス語ではprofesseur agrégé《プロフェッサー・アグレジェ》。この資格を得るためにはagrégation（アグレガシオン）という国家試験（この試験の季節になると、各専門分野の合格者が一番から最後まで順位付けで新聞発表される）を通過しなければならない。これは通常、中等教育（中学、高校）の上級教員資格試験だが、法学、経済学、医学、薬学では大学教授資格試験となり、合格者はprofesseur agrégéと呼ばれる。その上に位置する主任教授はただprofesseurと呼ばれる。この四つの分野以外でのアグレガシオンの受験者（受験資格は修士号取得者以上）は若い人が圧倒的に多いが、この四つの分野ではかなりの研究を積まないと合格しないから、受験層は若くはない。他の分野でもこの試験に受かっていることが大学教授になる最低の資格となる。なお、この資格は教職に関する技術的な資格認定試験であり、博士号とはいかなる関係もない。

に尊敬し、師と仰ぐ教授にも目をかけられていることを疑わなかった。判決が下りるとき、崇拝されている恩師と示し合わせて、賢人たちは問題の人物の才能と情熱を褒めそやし、次いで丁重に却下したのだった。それは彼に時代を超越した規則を尊重することを学ばせるためだった。その規則の初めには、後ろ盾があって、それを利用できるときに、その後ろ盾に唾を吐いてはいけないと書いてあるのである。

ピエール・アベルにはこうしたチャンスはなかった。それで彼は医学部長のところに出向き、それまでの自分の業績をアピールし、教授職への推薦を求めた。学部長は困惑した。こういうかたちで大胆に行動する力と人脈がこの男のどこにあるのかと考えたのだった。

「私たちは礼儀正しく話をして、所定の手続きが済んだ後に、学部長が面と向かって聞いてきました。〝アベル、君は政治的なコネを持っているのかね？　持っているなら言ってくれないか。そのほうがずっと簡単に事が運ぶんだ。学部審議会を召集して、一件を処理しよう〟

アグレジェの席を獲得することは大学病院センターにとってよいことなんです。学部長がこうした機会を逃すはずがないんですよ。首相府も、大統領府も医学部のアグレジェの任命については直接介入してきます。私が保守派に投票しないことは知られていました。それでとうとう私の背後にはミッテラン大統領がいるという話になったのです。本当のところ、私にはコネがなかったんですがね。特定の型に収まらない私のプロフィールが最終的に役に立ったんですね。

私が好きだといって支援してくれた人もいれば、私のライヴァルになる誰々が嫌いだからといって私を応援してくれた人もいます。私はすごく働きました。それで、私は〝模範生〟のカテゴリーに入りました。これが私のアリバイですね。それで、私は通ったんでしょう。ぎりぎりでね。ところが最終選考の段階で私に予定されていたポストが当時の首相府の官房長の親戚に与えられることになったんですよ。すごく優秀な人ですがね。でも、その人にはよそに落ち着き先ができて、おかげで私は待望のものを手に入れたというわけです」

　ピエール・アベルはお人好しではない。自分にどれほどの価値があるかはよく知っている。自分と同じほどの能力を持った者で、講座の空きにもめぐまれず、支援もないためにアグレジェになれなかった同僚をいくらでも知っている。無能で、論文もろくに書いていない癖に、世渡りにだけはたけているために、頂点ですり抜けていった連中がいることも知っている。

「少なくとも、どの講座にアグレジェが欠員になっていて、どんな候補者がいるかというリストは公表されなければいけないと思います。それが透明性を持たせる基本的なルールでしょう。でも、誰も透明性を望んでいないんですよ。昔は各専門分野のいちばん年長の教授が力を持っていて、完璧な縁故採用でした。今はいろんな影響力が入り乱れて、そこへ候補者が乗り込んでいくのです。同業の医師である教授たちが選ぶというよりか、ずっと政治的な選択になりました」

　どんな基準で選ぶのか？　ピエール・アベルは顔をしかめて言った。

「仕事が一〇分の一。そのほかは何もなし。教師としての質はまったく重要性を持ちません。医師としての振るまい、患者の評判もまったく考慮に入れられない。候補者の診療科がどういうふうに機能しているか、全然関係ありません。考慮されるのは研究だけです。それが権威を計る唯一の指数ということなんですね」

　こうした運動を通じて何が得られるのか。まず初めに金である。病院の勤務医は月給が二万フランくらいなのに対して、アグレジェになると三万二〇〇〇フラン［八〇万円。一フランおよそ二五円と仮定］になる。*これは教師としての給料に医師としての手当が加算されるためだ。その次に喜びだ。自分の研究成果を、自分

＊この本が書かれた当時の為替レートで日本円にして約五〇万円。しかし一般に給与水準の決定に関する諸要素がそれぞれの国で異なるから、給料の単純比較はできない。

の痕跡を若い人たちに伝える喜び。自分が教えた学生たちによって、後になって参照文献として自分の論文が引用される喜び。「ぼくはアベルのところにいたんだ」と言われることは、貴族の称号を受けたようなものだ。師匠のスケールが弟子の資質を決めるのである。そして、名声がある。専門誌、学会、医療鑑定、出張。権力もある。自分の思うままに自分の診療科をつくっていく権力。役割と優先順位をより自由に割り振る権力。

しかし、ここでアベル教授は私をさえぎった。権力は昔のようではなくなったというのだ。あの有名な《医学部教授》は、それ自身の影でしかないというのである。《医学部教授》は科学的な権威と、倫理的な権限と、テリトリーと市場の管理、すべての決定権を握っていた。ところが今では教授たちは支配している振りをしているけれども、自分たちの知らないうちに(知っているかもしれないが)、監禁状態になっているのである。行政は教授陣に対して大きな拘束力を持つ厳密な事務機構を対立させている。ピエール・アベルが皮肉っぽく語る。

「私の同僚たちは、かつて彼らが持っていた封建的な権力を今でも持っているというばかばかしい妄想を育んでいます。誰も抗議するもののいない大先生、何をしても処罰を受けることがない。まるで一七八九年のルイ一六世の宮廷にいるような感じになることがあります。私のまわりでは誰のほうが上席だとか、病院内の駐車エリアに記される部長の名前(部長だけです。ほかの医師のことは話題に出ません)のことだとか、オフィスの広さや照明、カーペットの柄のこととか、そんなことが話題になるわけです。こんなことを話しているうちに、本当の権力者が台頭してきました。病院の経営担当の、レンヌにある病院長養成学校出身の院長たちです。彼らの給料はアグレジェの半分にも達しません(しかし、彼らには官舎があり、公用車が使え、特別手当があります)。しかも昔は事務職である病院長が医学部の教授である部長に来てくださるようお願いしていたんです。ところが、今では部長が院長にお目通りを願い、会っていただく前に控えの間で待っていなければならないんです」

年老いた専制君主の敗北が、最近アグレジェになったばかりの若い人を動揺させることはない。一九六八年よりも後に医師になったピエール・アベルは、医学の黄金時代を知っているわけではない。この黄金時代は幻想ではなく、実際に存在したのである。昔々、一九五〇年代から六〇年代にかけて、経済成長のおかげで、金が大量に流れていた。社会保障制度は若い労働力が納める拠出金で潤い、返還金は即金で全額支払われていたのである。医師の処方の自由は無限だった。どこに開業してもよかった。

その昔、教授は公立病院と私立病院を掛け持ちし、すごい金を稼いでいた（一九七五年、パリの公立病院アシスタンス・ピュブリックの泌尿器科の医師で、税務署への申告額が月額で五〇万フラン［当時一フランが七〇円くらいであったと記憶している。従って月額三五〇〇万円］という医師がいた）。

そして、地方の産婦人科医でも、開業費用を四年で減価償却していたのである。それに一般医でさえも、患者さえつけば、まったくの無から顧客を作り出し、ほどなく別荘を持つことができた。医療の消費者は永遠に支払い能力があるように見えた。さらに、研究がめざましく進歩していた。世間では医師は人を救う人であり、怪しげなところは一切ない人であるというイメージを享受していた。今となっては、理想的な時代であった。

今は金を扱う者を考慮に入れざるを得ない。ピエール・アベルが言う。

「病院の経営陣は、医師と医師の無責任さについて話すとき、かなり辛辣になります。この無責任さというのは公務員であるということそのものから出てくることなんですがね。学問のためという口実で、病院の仕事はそっちのけで世界を駆けめぐる部長も、現場で汗水垂らして働く部長も、給料はまったく同じです。しかし、面白くないのは経営の方法ですね。例えば《活性指標》というのがあります。各病院の予算はこれに左右されるという指標ですがね、私はこれで旧ソ連でのトラクター製造をからかった冗談を思い出します。

長い間にわたって、支配的な指標は入院日数でした。はっきり言うと、できるだけ長い間患者を入院させておけということだったのです。土曜に退院させるよりも、週明けの月曜日にしろ、とね。今では、この指標が入院患者数になりました。それで、いちばん理想的なのは一つのベッドに二人か、三人の患者を寝かせることです。例えば、こんなのが私の病院の院長が私に書いてよこすことです。〝活性指標が七五％に達することだけが追加予算を獲得する手段です。従って、あなたの診療科の目標を再度以下に記します。あなたの診療科では一月から八月までに九七七人の患者を治療しました。目標は一四八二人です。まだ五〇五人足りません。一ヶ月に一二六人です……〟

私のところが力を注いでいるのは、日帰り入院と訪問診療なんですが、病院の経営のほうは何がなんでも入院させろと言ってきているわけです。これは治療的見地からも、患者にもそのほうがよいということからも、正反対のことです」

これは文化革命の一つである。パリの公立病院組織、アシスタンス・ピュブリック（五〇の病院をかかえ、ヨーロッパ最大の病院組織）の元事務局長フランソワ＝グザヴィエ・スタッスはそのことを認めている。

「活性指標というのは予算のことだけを考えた、馬鹿げた制度です。予算枠という論理でしてね、これは予算省の論理とほとんど同じです。私たちは分析会計を模索しているところなんですが、数量化がうまくいきません。それに医師は本来《細部》だけを見ていて、経営者は《全体》だけを見ているものでしょう。しかし、私たちは遥か遠くからやって来て、ここまで到達したのです。私の前任者の一人などは一七年間事務局長をしていましたが、出費が毎年一〇％上昇していったといいますから……」

そう、私たちは遥かな地平からやって来た。私たちは出費を管理しない世界からやって来たのだ。そこからの改革は厳しいというのを通り越している。そして、この改革は完成からはほど遠い。ピエール・アベルは、病院の組織の改革の方法に批判的であるにしても、私が会った人の中では最も理解のある人だった。若い年齢層の病院勤務医のさらにその少数派は、患者がいくらでも支払える時代は終わりを告げ、医療費の合理化が必要であるという考えを受け入れているものの、その他多くの医師たちの剣幕は穏やかではない。それは官僚主義、役所の無用な書類、行政権力が行使する強権に反対する叫びである。多くの証人の意見を聞くと、私たちは些細なことにこだわる残忍さと全体主義的なハラスメントをつき混ぜたような、チャウチェスク失脚前のルーマニアのような状況のほうに傾いていっているのである。

例を挙げよう。大規模な麻酔・集中治療科の責任者であるアラン・マルトは、急性呼吸不全を治療するための優秀な器械を入れることを決めた。

「私はこの設備投資は適切だといって、同僚たちと院長を納得させました。県や地方の監督官庁にも予算の正当性を説明しました。そして、それに対応できるように、看護婦を訓練したのです。スポンサーも見つけましたし、スポンサーの足下に這いつくばることまでしたんですよ。そして、病院は一八万フラン〔四五〇万円。一フランおよそ二五円と仮定〕だけ負担すればいいところまでもっていきました。きちんと作成した書類も保健省に提出しました。八ヶ月にも及ぶねばり強い交渉の結果、答えは「ノー」です。なんの説明もありません。私は保健省を包囲しようと考えています……」

事実、自分の診療科の細かいところまで面倒を見ようという部長は、コンピュータシステムのメンテからペンキの剝げ具合、インターンの採用にいたるまでの管理面の雑務に自分のエネルギーの三分の一を割いている。しかし、この人たちが不平を言うのはこの類いの仕事のことだけではない。《実力本位の個人主義》の環境の中で育ち、資格を獲得してきた彼らは、二重に攻撃を受けているのである。

一種のギルドに由来する彼らの職人・芸術家的な個人主義は、新たな潮流によってまともな反論に出会った。医師たちは伝統的に、自分たちにとってよければ、患者にもよいという単純な考え方のもとに生きてきた。そしてそこに現れたのがこの基本的な価値観を平然と打ち砕く《テクノクラート》だったのである。テクノクラートは、医師の利益——医師という職種にとっての利益と金銭的利益——は場合によっては患者の利益に反すると言うのだ。かくして、良心を守り、滋養をもたらしていた確固とした壁が強力に揺さぶりをかけられたのである。

だが、このテクノクラートとはいったい誰のことなのか。天才か、学者か、大先生か？　とんでもない。死すべき運命にあるただの人で、その就学期間は医師たちよりもずっと短いにもかかわらず、ひどく不当な権力を行使する人たちのことだ。

現在消滅しつつある古い世代の大学教授たちは、学者は自分の専門分野の知識の保有者であるばかりでなく、人類の案内役であると考えていた。ところが、誰よりも人間をよく知っていた学者、そしてそのことのためにすべての権力を行使する資格を持っていた学者が、その権限を完全に奪われてしまっている。学者は裸だ。人は学者が少し病気にかかっていると思うかもしれない。

普通の人

医学部のエリート教授たちは困難に直面している。それでは《下界》の人間、一般内科の一番下にいて、勇敢にも船底でボイラーに石炭をくべている水夫たちは、天上界を席捲するアイデンティティ喪失症候群から逃れられているのだろうか。下界でも弱気の程度はかなり強く、苦情はもっと深刻さを帯びている。

ここでパリの南に位置する環境の《良い》郊外で一六年前から開業しているポール・トラジャンの意見を聞いてみよう。彼の医院ははやっている。一日に三〇から四〇の処方箋を書き、一週間に六日間働いている。一週間あたり二〇〇人ほどの患者を診る勘定になる。月当たりの収入を計算すると八万フラン［当時一フランが二五円だったとして、二〇〇万円］ほどになる（大学教授のほぼ二倍）。家は広く、快適で、広大な公園のそばにある。しかし、ある日曜の朝（当然のことながら日曜だ。彼は事実上、日曜にしか自分の家に住んでいないといえる）、彼が利用することのほとんどない感じのいいテラスで話したとき、彼は幻滅していた。

私はまず彼の外見上の繁栄について質した。彼は自分の職業からさまざまな面を切りはなすことを拒否した。

「これから私が描く絵は暗い絵です。私は自分がずっとしてはいけないと言い続けてきたことをせざるを得ませんでした。同業の親しい人たちと一緒に、私たちだけで診察料を五〇フラン［一二五〇円］値上げしたんです。患者がどういう人かによって、値段を変えていますが、そのこと自体に私は罪悪感を覚えます。原則の問題なんですがね。

夜の十二時まで往診できる態勢を取っているのに、悪く言われるのは我慢できません。医者を始めた頃、この仕事は夢のようでした。私は間違ってはいなかった。夕方七時には家に帰って、子供と一緒にいる時間がありました。今、私は朝五時半に起きて、午後十一時時に帰ります。子供のことは分からないけれども、患者のことはよく分かっているという状態です。

私の贅沢といえば、子供のヴァカンスにあわせて五日間の休息をとるくらいでね。もっとスローペースで行きたかったんですが、友人の医者なんかの意見では、患者を断ったら、雪だるま式にいっちゃって、患者がいなくなっちゃうぞと言うんですよね。それから患者を私たちに紹介する医療関係者のプレッシャーがあるんです。殊に新しい患者を紹介してくれる薬局のね。息子といっしょに仕事ができればよかったんですけど、文学のほうにいってしまいました。結局のところ、彼は正しかったですよ。私はピアニストになりたかった……」

はっきり言って、私にはよく理解できない。私はあちこちで法定最低賃金も稼げない若い医師を見てきた。

成功し、忙しすぎるからといって、なぜこのように激しく不満を述べなければならないのか。ポール・トラジャンは私をさえぎった。

「そうじゃないんです。お金を稼ぐことには何も不満はありません。そうじゃなくて、ちゃんとした医療ができていないことが不満なんです。もう、いろんな制度があります。社会保障制度の監督医が、なんだかんだと言って私たちを苦しめます。

彼らに見えないことは、私の患者のうちの二〇%が九〇歳以上だということです。医学は寿命を延ばすことはできませんが、うまく使えば、これらのお年寄りを最後までボケさせずに過ごさせることができるのです。それを役所は、年寄りをいたずらに手厚く扱う処置だというんですよ。納得できますか？　役人は老人をガス室に送りたいんですかね？　私は処方の自由を守ります。役人に、馬鹿もん！　おまえら何も分かっとらん、と言いたいからです。彼らは私たちを追っかけ回しますが、病院の出費に比べたら、一般開業医の医療費など、たいしたコストではないのです。

私たちの世代は、症候を正しく診るということで試験に通るか、通らないかが決まっていました。私たちは医者になりたくて医者になったのです。けれどもいま医学部に入ってくる連中は、グランド・エコールの試験に落ちた連中です。彼らは最後の瞬間に方向転換して医学部に来るのです。しかし、医学というのは他の職業とは違います。滑り止めみたいにして入ってきてもらっては困るんです。こういうふうに医者になった連中が、初めにすごい数の検査をさせて、その後でようやく診察するんです。ＭＲＩの三〇%から四〇%はなんの役にも立っていません。私は必要だと判断したときにしかＭＲＩを処方しません。一ヶ月に一回ほどでしょうか。それでも、社会保険からは、おまえはなんで年寄りのためにそんなにたくさんリハビリを処方するのかと言ってくるんです。というのは、私のやり方が指標に反するからなんですよ」

同業の医師について、医師自身はどう思っているのだろう。この点に関して、ポール・トラジャンはあまり本音を明かしてくれない。公立病院勤務医だって？　傲慢、敵対的、閉鎖的な世界の住人。自分たちのぬぼれが実際の治療に比例して現れていない。

「私の患者の一人が地下鉄でころんで、すぐに救急病院に運ばれました。長いこと待たされた後、インターンがサッと、時間をかけずに診たんですが、翌日この患者から電話がかかってきて、診てみると、三ヶ所に明らかな骨折がありました。それが病院では見つけられなかったのです。もっとひどいのになると、もう何年も前から知っている一人の患者が胃が痛くて専門医のところに行くと、内視鏡検査を受けさせられました。二週間後にその時はこの患者の奥さんが具合が悪くて、往診したんです。そして雑談しているうちに、まだ病院の検査結果が来ないけれども喉が痛い、というのです。〝チューブを飲み込んだからでしょう〟と私は言ったんですが、ちょっと気になったもので、スプーンを借りて、喉を診たんですよ。そしたら、そこにものすごく大きな腫瘍があったのです。喉にチューブは入れたけれども、腫瘍は見なかったんですね。看護婦がチューブを入れて（これがだいたい普通じゃないんですが）、医者が胃をちらっと見たわけです。ハイ、終わり。結果は郵送しますというわけです。私がこんなことを言うと、あの人は胃の検査に来たんだからなんて答えるんでしょうがね」


ポール・トラジャンは大病院に自分の患者を付き添って行けないことと、特に見舞いに行けないことに不満をもっている。病院ではとるに足りない《小ドクター》は尊大な態度で迎えられる。

「病院では、患者を一人一人知っているわけじゃありません。私たちはそういう関係を作れるんですが、邪魔だ、邪魔だという感じで扱われるんですよね」


それでは他の同業者は、開業している専門医についてはどう考えているのだろう。

「競争がすごくて、チームを組んで仕事をするなんて、できません。市場が飽和状態ですから。うまくいっているのは超スペシャリストだけじゃないですか。その典型が白内障だけしか診ない眼科医ですよ。診察費が三〇〇〇とか五〇〇〇フラン［七万五〇〇〇〜一二万五〇〇〇円。一フランおよそ二五円と仮定］なんです。それでも患者が来るんですからね。高けりゃ、高いほど腕がいいと信じているんですね。つまり、この制度は不備な点だらけなのです。細かいところにはいちいち文句をつけてきますが、大がかりな逸脱は野放し状態です。この調子では、いずれ私が自由診療制に移らないとは言い切れません」

《大先生》であるピエール・アベルと《底辺》の医師であるポール・トラジャンは穏健派だ。前者は職業的に認知され、頂点に立った。後者は不平、不満はあるものの、皆が羨むような条件で仕事をし、収入も高い。私がこの《幸福な》二人の医師の証言を取り上げたのは、他の医師たちの動揺と欲求不満を表すためである。出世が思わしくない医師、患者が減っていくか、患者がいない医師。全員が恵まれていないわけではない。だが、この本を書くために医師の話を聴くまでは、これほど多くの医師が自分たちのイメージの低下を嘆いているとは想像もしていなかった。収入の減少はその一つの反映に過ぎない。

社会学者たちは私のこの印象を確認している。かくして、保健省病院局が依頼した監査の際、報告者は不機嫌な発言を長々と引用している。

外科医「敬意が払われなくなってますね。完全に普通の人になってしまいました。テクニシャンと見られていますよ。当直してると、朝三時頃にののしられたりします……」

放射線科医「私たちの社会的なステータスは、クソみたいなもんです。中間管理職の下っていうところでしょうか。社会的に認められなくなったし、暮らし向きも高くなくなりました……」

いきり立つ者、他人事のように言う者といろいろだが、同じような内容が繰り返し語られている。

放射線科医で自分の勤務する病院の医療委員会委員長であるジャン＝クロード・ビゾンは、私がこの点について質問した時、もっと緻密な論理で答えてくれた。

「人々にとって、治療を受ける権利とは（それ自体が大きな進歩ですが）、私たちが地下鉄の従業員と同じようなものだということなんです。私たちはストライキをしてはいけないし、故障をしてもいけないことを意味しています。病院が二四時間開いていることは〝ノーマル〟なことです。アポイントを取って、それを守らないのもノーマルです。救急部を昼間の病院のように使うのもノーマルです。

同じく医者である私の父との関係では、私と彼とでは四〇歳の年齢差があるような感じですね。二〇歳じゃありません。父の世代の医者たちは尊敬できる名士と見られていましたし、医者同士もお互いに尊敬しあっていました。私たちは名士ではなくなりました。私たちは尊敬されていません。医者同士も尊敬しあっていません」

医学雑誌の読者からの手紙は、大なり小なりこうした不満や悲嘆であふれている。医師たちは仲間内ではときには激越な意見を言うことがある。それは患者たちには想像もできない。例えばここに *Le Quotidien du médecine*［医師の日刊紙］が一九九二年十月八日に掲載した手紙がある。問題は社会保険（手紙の発信者によると《国家の社会保険機構》）との新しい協定に署名をすることをめぐる議論の核心に触れている。

「死刑が復活した。死刑執行人は準備ができている。首を切る斧が打ち下ろされるだろう……開業医の収入は処方箋の数と処方箋に記されている薬品等の合計価格によって凍結される。医療費の使いすぎということで、罰金を科されることもある。こういう政策に同調するに適した《喰うや喰わずの貧乏人》を選ぶには、ゴミ箱をひっくり返すだけで十分だろう。同業者諸君、開業医諸君、瀕死の職業の立役者よ、祈れ！」

元保健大臣のミシェル・バルザックは、落ち着いて、こうした不平とその動機の源を分析する。

「医師というのはその職業自体の中に矛盾をはらんでいる職業なのです。この職業は個人的な選択の結果で、そして、生と死との孤独な関係の中に入ります。同時に、この仕事はますます複雑になってきていますから、他の人に援助を求めたりするわけです。医師はアイデンティティの問題をかかえているんですよ。この仕事は患者に対してきつい要求をする仕事ですから、医師としての強い意識が要求されます。このアイデンティティが脅かされると、不安が急速に増大するのです。

私たちに降りかかっていることは、かつて小学校の教師たちの身の上に起こったことに似ています。教育が広く行きわたっていなかったときには、先生たちは共和国の英雄だった。それからしばらくして今度は、自分たち自身の成功の犠牲になった。今や一般人にサービスを提供するテクニシャンと考えられるようにまでなったのです」

ともかく、この両者を接近させる一つの点がある。つまり、医師は《普通の人》になってしまったのだ。これは医師の数と市場の拡張の影響である。医師がまだ少なかった時代には、たとえ能力がなくとも、医師には謹んで来てもらっていたのである。医師に来てもらうときは改まって懇請したのである。ましてや、専門医、それも教授に診てもらうなど、例外だった。だから、教授が気分が向いて患者を診るとしても、尊大で、けんもほろろな態度をとることができたのだ。しかし、今は医師の数が多い。それに、社会保障が充実した。誰でもが、社会保険証をもっていさえすれば、高度な医療サービスを受けることができる。医師がそれを悔やむのは間違っている。購買力のある、数多い患者が、医師たちの繁栄を支えた力だからだ。そして今、医師たちはこの繁栄の衰退を恐れているのである。

次の原因は、教育水準が突如上昇したことである。教育水準は上がり続けている。恐ろしい勢いで上がり続けているといってもよい。学業年限の長期化は止まるところを知らないのである。

弁護士は二七歳にならないと法廷に立てない。ジャーナリスト志望の若い人は国立政治学院に行った後、ジャーナリスト養成センターへの入所試験を受ける。順調にいって、ここを出るのは二五歳のときで、出たからといって、ジャーナリストとしては青二才だ。エンジニア志望者は高校を終わってから二、三年間の準備クラスを義務づけられ、その後二、三年のエンジニア養成学校を終え、企業に入ってからまた二、三年かけて仕上げをし、ようやく仕事を始める。若い研究者が国家博士号を取得するには、長い長い年月がかかる。幼稚園・小学校の教師でさえ、高校を終わってから少なくとも五年間勉強をしないと教室に立てなくなった（職に就いてからも、継続研修がある）。つまり、長い就学期間であるとか、広範囲にわたる分量の多い学習に割かれる犠牲などという医師に独特だといわれた伝説的な特殊性が、巷では高収入と尊敬を正当化する理由となっていたのだが、今では長い教育課程を選んだ者たちと比べても、大した違いとして認められなくなってしまったのである。

教育水準の上昇という現象が医師が普通の人になったことを説明し、そのインパクトを強めている。もちろん限定された狭い専門分野では、医学の専門家の間でしか通用しない言葉が使われることは確かである。ほとんど無限に細かく枝分かれした専門分野が認識論的に必然性を持っているのか、縄張りの分割なのか、総合的学問への一種の抵抗なのか尋ねてみたい気がする。いずれにせよ広く一般の人が情報を受け取る能力を備えてきたことには変わりがない。賢明な一般人のなかには、医療行為に疑問点をもてば証拠や、再鑑定を要求するものまで現れはじめた。

また病院内では、医師ではないものがそれぞれの分野にしたがって法律問題だとか、倫理、経済、経営、情報工学、コミュニケーションなどの問題に介入するようになってきた。これは説得力のある徴候である。フランスの病院ではできうる限り、あらゆるポストに医師を配置するようにしてきたが、アメリカの病院では、もうずっと以前から、複数の専門家からなる医療チームの中に医師以外のメンバーが入っているのである。要するに、フランスの医師は身動きができなくなっているのだ。それは一方で大発行部数の雑誌には医学欄が必要不可欠になったように、医学が一般化してきた事態があることと、もう一方では細かく枝分かれしたことによる知の拡散化によって、医師がテクニシャンとなり、かつては彼らに集中していた尊敬の独占状態が損なわれているからである。

名士の時代の終焉は、医師が《普通の人》になったことの論理的な帰結である。とは言っても、名士は必ずしも金持ちではないし、出自が恵まれている人間とは限らない。一つの言葉のもとに、プロフィールが異なっている医師たちをやや急いでまとめてしまった。金持ちの医者の息子で、金持ちの医者。これが地方都市のブルジョアの典型的な姿だろう。それから、(ピエール・ブルディユとジャン=クロード・パスロンが使った意味において)奨学金をもらって医師になった人がいる。奨学金は社会的な進歩のしるしだ。確かなことは、医師は注目されもしなければ、区別もされないという限りにおいて、もはや《名士》ではなくなったということである。

医師は場合によっては優れたサービスの提供者である。医師は自分の行動領域の中ではかなりの権力を持っている。その領域では、人々は彼を恐れ、敬意を払っているかもしれない。しかし、医師としての能力が彼に権威を与えるということは全くない。昔風の医学部教授の最後の生き残りが、名士に伴う最後のほのかな光を使い果たしているところだ。この光は彼らとともに消え去るのである。次は《普通》の男たちの出番だ。

反対意見がすぐに出てくるだろう。医師たちが政治の世界にこれほど身を入れたことは今までになかった、と。一九九三年の総選挙の結果、国民議会[下院]にこれほどの医師が大挙して選出されたことはなかった、と。事実、国民議会には議員として五〇人の医師と、一三人の医療・福祉関係者がいたのである。比較のために挙げると、教師出身が七〇人、管理職が八一人、農業者が二一人となっていた。比率から言うと、いかなる同業者組合もこのような高率で政治に介入していることはない(二五年ほど前から、国民議会議員の約七%が医師である。職業別で見ると、医師は三番目に多い)。

五〇人の医師議員のうち、社会党員は一人だけである。医師は保守党に投票する。この点については曖昧なところはない。一九九三年の総選挙の前日、*Le Quotidien du médecine* は非常にはっきりした世論調査結果を掲載した。五六・六七％の医師が保守政党に投票すると答えている（一般医は五〇％、専門医は六四・二九％）。社会党系への投票は七・六七％（一般医が八・七五％、専門医は六・四三％）だ。エコロジストが一一・六七％とかなりのポイントをあげた。これに反し、左右の両極政党への投票率はフランスの一般国民の平均よりもずっと低い（極右の国民戦線に三％、共産党に一・六七％）。

医師は同業組合の利益にかかわることで騒ぎ立てることがある。少数派ではあるが、激しい闘争の中で有名になる医師たちもいる（妊娠中絶に強硬に反対する医師たちがその例。最近また陣容を強化した）。しかし、主な傾向は穏やかなリベラリズムである。

国民議会議員のほかにも、地方議会議員の大部隊がいる。この中には重要な地位についている議員も含まれる。県議会議長の実に三〇％が医師なのである。地方分権法のおかげで、県議会議長職*は国民議会議員職よりも大きな権限を持つようになった。

ここにしっかり根を下ろした伝統の継続を見ることができるだろう。医師の政治的正当性は地元での医師としての仕事から来る。医師の専門的知識は政治の分野でも公衆衛生と社会問題の分野でしばしば求められ

＊訳者註：フランスには日本のように公選される県知事はいない。辞書に〝知事〟と出ている言葉を肩書きとしている人は内務省の高級官僚である。一九八二年に地方分権法が施行されてからは、県議会に予算が部分的に配分されるようになった。県会議員は各政党の立候補者リストに投票するかたちで選ばれるから、個人が別々に立候補するのではない。県議会議長になる人はある政党の立候補者リストのトップにいる人で、県会の中での最高実力者である。日本流には、この県議会議長が知事に当たる。

てきた。私は市長補佐または市長の職にある一般医と出会ったが、彼らは自分の町にある公立病院の運営理事会*で大きな影響力を持っていた。つまり、医師の地位としては自分たちよりずっとランクの上の同業者に対して監督権限を発揮できるのである。絶対に秘密を守る約束で、そうした一般医の数人が私に告白したところによると、喜びに打ちふるえる復讐の感情を抑えがたいとのことだった。

しかし伝統とその存続は、現在では改修された建物の偽りのファッサードのようなものになっている。実際には、医師で議員でもある人は、持続よりも断絶を求めているのである。かつて、医師は医師であるというだけで名士であった。そして、政治の中にこの名士であることの延長を求めていた。ところが今は、医師は医師としての地位低下に苦しんでおり、自分が下降線をたどっていると判断している社会的な認知を政治を通して奪還しようとしているのだ。

議員職はその町に根付く行為というよりも、逃避の一手段なのである。日々の医療行為の単調さを解決する手段。たくさんいる同業者とは異なることを示す手段(能力主義の教育制度が他人はすべてライヴァルという傾向を生みだす)。行政に左右されない権力を獲得する手段。さらには役人たちに対して、あなたたちの任務はこれこれであると言い、その任務を課すことによってこの権力を行政に対して行使する手段なのだ。

《天職》という概念が急速に古びてしまったことには疑いの余地がない。あらゆる調査で一致する結果だが、医師のうちの三分の二が、果てしのない多肢選択式試問〔医学部の試験によく出される問題形式〕という状況に置かれた自分たちの仕事と学習が、開けた精神をもって文学や美術に興味を向けたり、映画館に行く機会を奪っていると考えている。つまり、医師は自分たちをあまりよく評価していないということだ。仕事に夢中になっている医師(長い勤務時間、さまざまなことを同時的に進めていかなければならないこと、研究への興味、論文を発表して目立ちたいという欲求)がいる一方、医療とは別のこと——ピアノ、絵を描くことなど——に情熱を燃やしている医師がいるのも事実である。政治に傾く医師たちの話を聴いてみると、彼らも同じような欲求の虜となっているのである。彼らは閉鎖された単調な世界を離れて、危険をはらみ、比較的予測の難しい世界に乗り出して行く。《人々》は診察室ではなんの感謝の気持ちも表さないが、その《人々》があなたに向かって拍手をし、あなたに傑出した人間であるという社会的地位を与える、そういう世界に乗り出して行くのである。

金持ち幻想

私の驚きをここで告白する。毎日同じことの繰り返しが、殊に開業した専門医にあっては、すぐに定着するということは本当だ。労働人口の中にしめる管理職のパーセンテージは大変な数に上り、統計的にいうと、医師はこのカテゴリーの中に埋もれてしまうということも正しい。だから私には医師が新たなアイデンティティを求めているということが理解できる。

ところが、私はこれほどの権限を人々の上に奮うことができる人種を知らない。治療をする権限、治す権限、触れる権限、同伴する権限、死を告げる権限、死を告げない権限。この権限は強すぎるだろうか、あるいは隠れて見えないような権限だろうか。それとも途方もなく大きな権限だろうか、あるいはもう損なわれている権限だろうか。

＊訳者註：フランスの公立病院には運営理事会があり、病院の医療陣代表と一般職員代表、それにその病院が担当するとされる周辺の市町村選出の議員の代表が理事となる。理事長にはその病院が所在する自治体の首長がなる。実務は保健大臣が任命する事務官である病院長が行うので、理事長は名誉職のようなものだが、地域医療について強力な指導力を発揮することも可能。

医師たちは、人々が教師に対して生まれつきの不公平を是正することを期待しているように、彼らに傷つくことのない強靱な精神を人々が期待しているという印象を持っているのだろうか。医師たちのところへ通い始めてから、私は彼らに多くの形容詞を当てはめてきたが、《平凡》という言葉は決して当てはまらない。彼らはその反対であると確信している。だが、私は黄金時代を経験していない……

このような状況の中で、収入はただ経済的な豊かさを計るだけの指標ではない。それはむしろ社会的な地位に関係する問題である。つまり現実生活の快適さと象徴的な証が混ざったものだ。失われた権威を再び取り戻そうとすると、医師は結局のところ金を追い求めることになる。過去においてはふんだんに稼いでいたから尚更のことだ。異論が多く、さまざまな噂によって汚染されている医師の収入の問題を見ることにしよう。このことを落ち着いて見るならば、医師の困難を明確にするための材料には事欠かないはずである。

まず初めに、《最低賃金》医師という膿瘍をつぶさなければならない。

一九九〇年、医療経済研究・調査・資料センターが経済的な困難に陥っている一般医を対象にした調査結果を発表した。それによると、五五〇〇人の一般医が年間に二〇万フラン〔当時一フランが二五円だったとして、五〇〇万円〕以下の収入しかないと答えている。これから社会保障費などの醵出金を差し引くと、月額にして手取り四七〇〇フラン〔一一万七五〇〇円〕くらいにしかならない。医療経済研究・調査・資料センターは、このうち六〇〇人は意図的に仕事を減らしていると指摘している（その多くは女性）が、そのほかの人たちの事情ははっきりしている。医師が多い地域に最近開業したもの、前任者の顧客を譲ってもらわずに開業したもの、孤軍奮闘（同業者と協力しない）、別に本業をもっているなどである。この調査で三分の一の一般医が危うい過渡期（二、三年）を通過することが分かったが、二二四〇人の医師が法定最低賃金ライン上にあり、難しい状況にあると同センターは結論している。この二二四〇人が余計だということになる。しかしよく分からないことは、なぜ医師だけが市場調査と経済制裁を免れると考えられているのかということである。

エティエンヌ・リボはもう五〇歳を過ぎたが、開業地をリヨンの郊外に選び、診療所のかたちでほかの医師とグループを組んだ。彼は医師の数が多いことと、あらかじめ勝負はついていないことをよく自覚していた。

「それは、昔はどこにでも開業できたからですよ。同業者はそれを続けたいんでしょうね。その地域にどのくらいの医療需要があるのかも考えずに、両親が住んでいる近くとか、自分が勉強した医学部のそばに医院の看板を掲げたいんでしょう。それから、夜と日曜の宿直も避けたいんでしょうねえ。けれども、それじゃうまくいきません。彼らは、それはスキャンダルだと言うんでしょうけどね。私はそうは思いません。

私と共同で仕事をしている医者たちは、私もですが、私たちの地方の開業の市場調査を念入りにしました。結論は、仕事があるのは郊外の町だということになりました。次にどういう仕事の仕方をするかを考えたんです。結論が、グループでということです。医療機器を一揃い持ってですね。結果はというと、私は年間に七〇〇〇の処方箋を書きます。ということは粗収入が七〇万フラン［一七五〇万円］です。ここから約半分を社会保障拠出金として差し引いたものが、私の税引き前の収益ということになります。もっと診察する患者をふやして、研修も受けなければ、もっと稼げますがね。二年前に私たちのグループに入った若いのがいますが、彼の患者数なんか、私のとほぼ同じくらいですよ」

これは成功した医師が、行き先も分からず、漂流しているくちばしの黄色い若い医師を高みから見下ろしていっている言葉だろうか。私はそうは思わない。ミシェル・デュポンはパリ市内に開業するというほとんど無謀ともいえる危険を冒した。しかし、彼は大きく変貌しつつある地域を見つけ出したのだ。そこは職人が多く住んで仕事をしていた界隈だった。職人たちは、年老いていなくなり（彼はそれを残念に思っている）、代わりに若い管理職層が移り住んできて、あちこちに新しい集合住宅が建った。幸いにも競合する同業者もまだ少なかったのである。

「地下鉄の駅に近いところに部屋を借り、建物の入口わきの壁に看板*をねじ釘で止めました。結婚することになっていましたから一か八かやってみようと決めたのです。数万フランを投資しました。一年間、ずっと赤字でしたが、翌年には必要経費が払えるようになり、そのまた翌年には採算がとれるようになりました。五年経った今、一週間に一二〇から一三〇の処方箋を出します。今年、税務署に五三万フラン［一三二五万円。一フランおよそ二五円と仮定］の収入を申告しました。社会保障制度に支払う分担金等を差し引くと、月に二万三〇〇〇から二万四〇〇〇フラン［五七万五〇〇〇〜六〇万円］になります。裕福というわけではありませんよ。とりわけパリではね。でも貧乏というわけでもありません」

次は開業したばかりの二人の若い一般医の証言である。一人はパリからかなり離れた郊外、もう一人は地方の中都市の郊外にいる。

「開業に伴う苦労話を聞くと、ぞっとしますよ。組合は我々の不幸については空涙を流してくれますが、すでに開業している医者を新参者から守ろうとするんです。医学部にいる間じゅう、ずっと開業は無理だという話を聞いてきました。私たちを思いとどまらせようというわけです。それで徴兵にとられていたときに出会った医者と一緒に、医師人口についてのデータを細かく調べてみました。医師向けの新聞 *Le Quotidien du médecine* や県の社会公衆衛生局、医師倫理審議会、いくつかの製薬会社が情報を提供してくれています。そして私たちはここが落下地点としてよいのではないかというところを探して、場所を見つけたわけです。銀行もついてきてくれました。しかし市役所に影響力のある二人の同業者が、建築許可を出さないように画策したんですね。それで私たちは方法を変えました。新しく建てるんじゃなくて、借りようということになったのです。

四ヶ月後に経費が払えるようになりましたが、利益がでるようになるまでには二年待たなければなりませんでした。今は離陸してから四年になりますが、一日に二〇の処方箋を書いています。税務署には年間三五万フラン［八七五万円］の売上げを申告しました。そのうち利益は半分強で、これに病院での当直手当が月に二〇〇〇フラン［五万円］くらい加わります。この病院は私がずっと研修を受けているところですけど」

二番目の医師は開業してからまだ二年しかたっていない初心者である。

「一番難しかったのはどこに開業しようかってことではなくて、候補地の狙いはつけてあって、以前からヴァカンスに行く医者の交代要員を買って出ていました。それでその場所と将来性を知ることができるようになったんです。

何が一番苦労したかというと、あまり多くない顧客を残して（でも場所がいいことと、仕事はもっとずっとうまくいくはずだということは知っていました）ちょうど年金生活に入ろうとしていた医者の医院を引き継ぐことが決まった後、すでに開業していた一般医たちからのプレッシャーに耐えることでした。彼らは私を隠れ撃つことに決めていたのです。私は譲られた患者をきちんと受け継いでいない、競争条項に違反していると言われて、県の医師倫理審議会に訴えられました。それをなんとかやり過ごした。今、年間売上げは二〇万フラン［五〇〇万円］です。月になおすと八五〇〇フラン［二一万二五〇〇円］くらいの収入になります。病院の当直と無料診療所での仕事で、少ない収入を補っています。あと二、三年もすれば水面下から出られるでしょう」

私が聞いた話はみな同じ傾向を持っている。遠征は冒険をはらんでおり、入念な準備を必要とする。背後

＊訳者註：フランスでは街角に大きく広告の看板を出して、医院または病院の宣伝をすることは禁じられている。医師がただ一つできることは、自分の診察室のある建物の道路に面した入口わきの壁に縦三〇センチ、横五〇センチほどの真鍮色の板を打ち付け、そこに名前、専門分野（一般医、心臓内科、小児科、耳鼻咽喉科などなど）、電話番号などを刻印しておくことである。人々はこれを見て、電話で予約をしてから、医師のところに行く。

から悪意のある一撃に襲われる。しかし、後から振り返ってみると、緑色のダイヤを追い求めるのでない限り、企業家精神を持っているならば、試みは馬鹿げたことでも、不可能なことでもない。ただし、ニースにだけは開業しないほうがよい、というのだ。

医師の収入に関して、問題となるのは比較の対象を間違えてはいけないということである。私が救急部門のインターンの給料明細で見た手取り五四七三・一四フラン［一三万六八二五円。一フランおよそ二五円と仮定］と三つのクリニックを掛け持ちする外科医の月給手取り二三万一〇〇〇フラン［五七五万円］をせっかちに比べてみても何にもならない。恐る恐る開業した若い一般医の九八〇〇フラン［二四万五〇〇〇万円］と（彼は一ヶ月に一五回ほど病院で夜勤をして収入を補っている）、しっかりと顧客を持っていながら、自由な時間も確保している心臓内科の開業医の三万四〇〇〇フラン［八五万円］を比べてもしようがないのだ。

説明が一番簡単なのは病院勤務の公務員医師である。これには驚きがない（関係者は驚きがなさすぎると言って嘆くが）。これは計算表、職階、階級による給料等級の世界である。その制度の中では勤続年数がすべてを支配する。一九九三年、保健省発表によると、年間の社会保障醵出金を差し引く前の給料で、インターンの給料は八万二九〇〇から一二万九〇〇〇フラン［二〇七万〜三二三万円］までだった。勤務医の場合は二三万二六六〇フランから四八万八五〇〇フラン［五八二万〜一二二〇万円］、教授で三八万五八〇〇フランから七一万七五〇〇フラン［九六五万〜一七九〇万円］までである。

社会保障費を差し引く前と差し引いた後では、われわれの誰もが知るように、非常な開きがある。従って、私は医師たちと話をしていくときに、解釈が容易な手取りの月給に関するデータを集めるようにした。定年前の教授兼部長が四万五〇〇〇フラン［一一二万円］。同じ肩書きをもつがまだ年がいっていない医師は三万五〇〇〇フラン［八八万円］。ガンセンターの定年前の部長が四万フラン［一〇〇万円］（ガンセンターの医師は一般公立病院の医師よりも三〇％給料が高い）。教授ではない五〇歳くらいの部長が三万二〇〇〇フラン〔八〇万円〕。同じ年齢で教授だが部長ではない医師も同じ。SAMUの責任者をしている医師が三万フラン〔七五万円〕。普通の病院勤務医は一万六〇〇〇フランから三三〇〇〇フラン〔四〇万円〜八二万五〇〇〇円〕。これらの収入は宿直をするかしないかで多くもなれば、少なくもなる。宿直の報酬（勤務医の場合、一晩で一三〇〇フラン〔三万二五〇〇万円〕）は週末は倍になる。私はここで定年間際の病棟婦長――給料的に医師にもっとも近い看護職の管理職看護婦――の給料が手取りで約一万四〇〇〇フラン〔三五万円〕であることを強調しておく。

こうした比較を大まかにまとめてしまうと、公立病院の公務員医師の大部分が中等教育課程の上級教員の資格を持っている教員と同じくらいの給料しか受け取っていないと言える。《部長》すなわち《最上層》の医師でさえ民間企業の中間、上級管理職の給料くらいにしか当たらない。これは悲惨でも、繁栄でもない。これは医師が《普通の人》になってしまったことの証拠の一つなのだ。

ただ、病院で最初に耳にする不満は給料に関するものではなかったことを私はここで付け加えておく。確かに、パリの公立病院でインターンを勤めた病院勤務医で、難しい患者を担当し、最先端の医療を行っている肝臓専門医が、これほどの長い年月をかけて経験を積み、これほどの責任を持っているにもかかわらず、毎月二万フラン〔五〇万円〕かつかつしかもらっていないというのは、これは給料がよくない。しかし、抗議の一番の中心点は病院の組織の問題（特に巨大な総合病院では、仕事が過重で、人員が不足している）と昇進の仕方、官僚的な仕事の遅さ、行政のみみっちさだった。不満をぶちあけた医師たちは、雇用者（フランスで二番目の雇用者）がもっと自分たちを認め、意見を聞く耳を持ってほしいと願っていた。彼らは内部でもっと尊敬されれば、外部でももっと尊敬されるだろうという確信を持っていた。

声を限りに叫んでいるのは開業している医師たちである。なぜなら、病院勤務医は不幸の中にいるとしても、彼らは銀行と交渉することもなければ、会計事務所に書類の処理を依頼する必要もない、患者が支払う小切手に手を伸ばすこともないし、企業の行方を案ずることもない。病院勤務医のかなり多くは、それこそが自分たちが公共サービス機関にとどまっている理由だと言っているくらいだ。ジャン＝クロード・ビゾンは病院に勤務している放射線医だが、彼の意見は多くの医師たちの意見をよく反映している。

「まだ学生のとき、車を売っていました。* でも、医者という職業をそういう仕事と同じように実践したくないのです。もしそうしていたら、お金がどんどんたまって、パリの高級住宅街に立派な医院を構えているでしょう。私は二つ目のカテゴリー、つまり市場経済に左右されず、小企業を経営する必要もない王道のほうを好んだんです。それでも私はお金は重要だと考えるブルジョア階級の出でして、私が開業しようと思えば、両親は助けてくれたでしょうね。そうすれば、今とは全く違う性質の責任を負うことになっていたでしょう」

開業医は、そのレッテルを受け入れる、受け入れないは別として、れっきとした商店の経営者であり、需要供給の法則に縛られており、商人と同じ感覚を持つ。そして二枚舌を使う傾向もある。車の整備工場主やケーキ作り職人、魚屋の親父のように、開業医は「破産する！」と叫ぶけれども、車の整備工場主やケーキ作り職人、魚屋の親父と同じように、一番脅威にさらされているものが一番声が大きいわけではない。

ここでも、比べられるものを比べなければならないのだ。全国疾病保険金庫は、非難と論争を呼んだ調査の中で、一九八〇年から九〇年の一〇年間で、一般の上級管理職の購買力は五・七％下がったけれども、医師の場合は一三・六％上昇したことを示した。当の医師たちは憤激し、仕事量が多い、労働時間が長いと反論した。しかし、この最後の点については、彼らの主張は到底受け入れられるものではない。もはや医師は過剰な長時間労働を強いられる代表的な職種ではなくなった。営業担当の管理職なら、どんな地位の管理職でも、経済危機のためもあって、絶え間なく行われる会議、出張、セミナー、見本市等々をこなし、法律違反になるほど働かざるを得なくなっている。医師は自分たちの時間が他の誰の時間よりも希少で、貴重だと信じ込んでいる最後の人たちなのである。

収入・価格研究センターの調査がこの診断を肯定している。一九九〇年の開業医の手取り年収は足踏みをしたが、一九九二年からは年間六%と、はたから見て羨ましいほどにはっきりと上昇した。しかし専門医と一般医の間の収入の差が大きくなったということは言える。前者の購買力が一五・九%上昇したのに対し、後者は四・五%しか増大しなかったからである。

それでは開業医の《本当の》収入はどれほどなのだろう。平均して、一般医の月額の手取りが二万五〇〇〇フラン［六二万五〇〇〇円。一フランおよそ二五円と仮定］、専門医が三万八〇〇〇フラン［九五万円］ほどだ。とは言っても、平均は大したことを意味しない。例えば、一般医では、その半数の年間売上げが五〇万フラン［一二五〇万円］ほどだが、二〇〇〇人は一五〇万フラン［三七五〇万円］、五一人が二〇〇万フラン［五〇〇〇万円］の売上げを記録している（一九九二年）。必要経費は売上額の四〇%から五五%までの幅がある。これは医師の売上げが少ない地方（南部地方、パリ地方）の一般医に対しては高く、北部地方では低い。パリの真ん中にあるサン・シュルピス広場に面したところに診察室を構える一般医には、北部地方のアラスの町の一般医よりも貧しくなる二つのもっともな理由がある。顧客が少なく、必要経費が高いからだ。

専門医の《本当の》収入も同じように読み解くことができる。売上額では、二二〇万フラン［五五〇〇万円］と放射線医が一番高い。しかし、彼らの経費は七〇%にまで達することがある。心臓病の専門医の売上げは九〇万フラン［二二五〇万円］に〝しか過ぎなく〟、必要経費は五三%〝でしかない〟。口腔外科医は素晴らしい比率の恩恵にあずかっている。売上げが一〇〇万フランに対し、必要経費が四五%だからだ。婦人科、

＊訳者註：一昔前、フランスでは車を売ったり、アパートを斡旋したりする学生のアルバイトがあった。手数料が高いため、効率の良い仕事だった。

眼科、皮膚科はバランスのとれた専門分野である。売上げが六五万から八五万フラン［一六二五万〜二一二五万円。一フランおよそ二五円と仮定］で、出費が五〇％から五五％である。これらが平均値だが、これには多くの修正を加えなければなるまい。

具体的には、現場ではいろいろなニュアンスを加える必要がある。利益は能力と戦術が重ね合わさった成果だけでなく、さまざまな選択の結果でもある。

ブルターニュ地方で一般医として開業しているポール・トレグーは収入について不満はない。

「開業してから一五年になりますが、一年に一万の処方箋を書き、売上げは一〇〇万フラン［二五〇〇万円］です。そのうち六二万フラン［一五五〇万円］が課税対象になって、所得税は一八万フラン［四五〇万円］払っています。収入はいいと思いますが、もっとゆったりと仕事をして、少しヴァカンスをとりたいですね」

ポール・トレグーは中都市の周辺部に開業した。同業者のアンドレ・モーデは彼と同じ年齢で、不満もないけれども、異なった生活のかたちを選んだ。彼は人口二〇〇〇人弱の町に大きな家を買った。それは彼が猛烈にヨットが好きで、自分の家の窓の下にこのあたりの海辺でいちばんいい港があったからだ。

「一〇年間はとても苦しかったですね。初めの五年は、一日に六人の患者を見れば、満足していました。一日に一〇人になればいいなと思っていましたがね。困ることはありませんでしたが、余計なものは買えないという、ぎりぎりの生活でした。そのうち一〇人の大台を越えて、今は一七人です。時々は二〇人になることもあります。収入としては、平均的な開業医の数字に近いでしょう。自分の選択に後悔はありません。この辺のことはよく知っています。ここの人たちが好きですし、子供たちは歩いて学校に行けるし、向かいに自分のヨットはあるし、診察と夕方の往診の間に犬とジョッギングをします……」

シャンタル・マトゥックはパリの小児科医だが、彼女がいるためにかなりの顧客を奪われる一般医に不快感を抱かせる専門医の一人である（婦人科医とともに、小児科医は一般医の嫌悪の的になる）。しかし、彼女は一般医と結婚した……陽気で、エネルギッシュというのを越えて、朝から晩まで走り回っている。日曜日の午後の遅い時間帯には電話相談に応じ、救急部に運び込まれる子供を診察し、やがて母親、父親となる人たちの指導をする。彼女にとって、仕事はすごくうまくいっている。一般医であるその夫にとってそれはまた別問題だ。シャンタル・マトゥックは言う。

「私の収入は経費、税金なんかを全部差し引いて月に三万五〇〇〇から四万フラン［八七万五〇〇〇〜一〇〇万円］ですから、稼ぎとしては悪くないです。でも、一日に十二時間働いてますからね。社会保険当局が決めた料金体系を崩さない立場からは、一回の診療報酬を上げてもらいたいと思っています。すべての人が同じ質の医療が受けられるためには、低料金は必要だといいますよね。そんなの完全な嘘です。医者のやる気をなくすだけです。私の夫がそのいい例です。夫は脊髄の理学療法［背骨を伸ばしたり曲げたりする治療］が好きで、一人の患者に一時間以上もかけます。背骨を調べて、関節の痛みがどこからくるかを突き止めるのにはじっくり時間をかける必要があるのです。ところが一〇分もあれば、同じ料金で、痛み止めの二本の注射を処方できちゃうわけですよ。これではあんまりです。私たちは社会保険が決めた料金をきちんと守っています。それを超えることはしていません。それでも、時々私は思います。病院のように、医者と患者との間にお金が介在しなければいいのになってね」

ビジネスチャンスにおどる

大学での教育程度は同じでも、何とたくさんの異なる状況があることか！　アラン・フィリップは婦人科医で病院の部長だ。その月給が三万二〇〇〇フラン［八〇万円］なのに対し、同じく婦人科医で仲間の医師とグループで診療所を作り、そこで開業しているその妻は手取りで二万五〇〇〇フラン［六三万円］に〝しか過ぎない〟。ただし、一週間の勤務時間を四日半と決めているけれども。シモン・レミーは心臓専門医だが、その輝かしいタイトルにもかかわらず、収入は同業者の平均収入に届かない。この人は診察室にもっと長時間いれば、なんの苦労もなく高収入を得ることができるのだが、ヴァイオリンに情熱を傾けているのである。麻酔医のドミニック・ジャゾンはある製薬会社から月額二万二〇〇〇フラン［五五万円。一フランおよそ二五円と仮定］の手当を受けて麻酔機器をテストし、私立のクリニックで一日三〇〇〇フラン［七万五〇〇〇円］で非常勤医をしている。

それから社会保険との協定を結ばず、規定外の高い料金を要求し、その高さを自分たちの技術的な質と患者対医師の良好な人間関係の証拠として振りかざしている医師たちがいる。ベルトラン・リラは病院勤務医だったが、自由で無料の妊娠中絶をいち早く唱えたために、その経歴が断たれた人である。そして、婦人科医として開業した。中絶の自由を獲得するために闘った医師は今では自由診療制で診察し、多くの忠実な患者である女性たちに、一回につき六〇〇フラン［一万五〇〇〇円］を請求し、いかなる束縛も受けないことを喜んでいる。

「お金を稼ぐということが、技術的な行為に対してよりも、知的行為に対してある種の高貴さを回復させるのです。超音波診断装置を買いました。しかしですね、すでに私の診察料のほうが超音波診断よりも高いわけです。だから超音波診断は無料にしています。生活するために必要じゃありませんから。

患者との良好な関係は良質な医療を行うために基本的に大切なことです。お金は信用を回復させます。支払うことも信用を回復させます。私はお金に関心があります。これは普通のことでしょう。朝三時に呼ばれても、喜んで行きます。病院勤めだった頃と比べて、購買力は三〇倍になりました」

贅沢である。本物の贅沢。立場をひっくり返してしまうブランドの力。ヴィトン氏はカバンを売らない。ヴィトン氏のところに人々がカバンを買いに来るのである。ベルトラン・リラは、一九六八年五月に味わった〔五月革命のこと〕ような挑発の美味をいま味わっている。彼は金に《関心》があると言った。彼に満足感を与えているものは、銀行口座の残高以上に、自分が選ばれているという確信なのである。

魅力と噂によって演じられる贅沢医療は極端な少数派である。そして特に外科のように、限られた分野でしか行われていない。大部分の医師は規定料金を守っており、自由市場に出て行こうとはしない（自由市場という考えに反対する医師もいる）。とは言っても、医療の経済と地理は一貫性に欠け、不透明でもある。それは、社会保険当局と協定を結んでいる医師にあっても二つのグループがあるからである。医師の四分の三を占める第一グループは、当局と交渉した料金を守らなければならない。しかし、第二グループ――フランスの特殊性だが――は規定料金を超えた金額を患者に請求することができる〔社会保険制度から患者に返還される医療費は規定料金だけである〕。一九八九年まで、第二グループへの登録には何の制約もなかった。二七・三％の開業医がこのグループに登録していた。しかし、共済保険会社と健康保険金庫の圧力のもとに、ある時突然これが《凍結》されてしまったのである（医学部の臨床教育担当医か総合病院のアシスタントのタイトルを持った医師だけはこれ以降も第二グループに登録できる。この突然のルール変更は医師たちから酷評されている）。

請求金額を割増しするのは、大部分が専門医だ。一般医にあっては、八〇％が恐怖心からか、美徳のなせるわざかは分からないけれども、規定料金以上の請求をためらっている。しかしパリとニースに限っては、一般医でも五〇％が割増料金をとっている。医師の態度は地域住民の購買力に即して決まるので、これは理屈に合っているといえるだろう。リヨン、パリ、ニース、ストラスブールでは、婦人科医の五人に一人しか規定料金を採用していない。ところがカンペール、サン・ブリユー、ポー、ダンケルクといった都市では九五％の婦人科医が規定料金を守っているのである。

平均して四〇％の専門医が割増料金をとっている。その主役は婦人科医、泌尿器科医、内分泌科医、外科医である。この現象が特に顕著なのは平均所得の高い地方だ。しかし、医師同士で競争をなくす談合をしている場合も、同じことが観察される。ロアンヌの耳鼻咽喉科医、マンドの皮膚科医は患者に選択の余地を与えていない。金持ちか、貧乏かによって決まるレベルの異なる医療は、単なる見せかけの脅しとしてあるのではない。フランスには高水準の社会保障制度があるにもかかわらず、すでにそれは日常茶飯事として存在するのである。

当たり前のことである。零細企業にはざらにあることだ。そこには倒産もあれば、駆け引きもあり、物々交換、取り決め、憎悪もある。《顧客》とは契約に基づいて医師に結びついている患者の集団ではない。顧客とは資産であり、投資であり、運用、獲得物、売買の対象となる商業権でもあるのだ。

零細企業が悪意のあるライヴァルと競争するというありきたりのことである。呼吸器科医は心臓専門医やアレルギー専門医、ガン専門医に客を取られ、外科医は放射線医と競争せざるを得ない（外科医が腹鏡手術をしたがるのは、新たな市場を開拓する一つの方法である）。一般医は患者が直接専門医のところに行くことに抗議している（専門医は開業医の全医療報酬の六〇％を稼ぎ、管理職層と知的労働者の四〇％は一般医の紹介を経ずに、直接専門医のところに直接行く）。専門誌はこの叫びと怒りで満たされている。*Le Quotidien du médecine* の一読者は書いている。

「エソンヌ県では私たちリウマチ専門医は四、五人しかいなかった。それが今では三五人以上いる。これがだんだんと一般医に紹介されずに患者が私のところに直接来るようになった理由だ……」

同業者意識は危機に瀕しているのである。《ツバメ医者》と呼ばれるずる賢い一般医たちが、ひと夏の間だけ砂浜に近いところに臨時の看板を出し、出不精の医師とヴァカンス客を取り合いしていることはご存じだろうか。ほんの少しの表示も医師には禁止されている広告と見なされ（SOSメドサン*の車が医師倫理審議会の逆鱗に触れた）、数え切れないほどの告発の対象になることをご存じだろうか。こういう中にあって、患者は射撃演習場で標的にされるカモのようなものである。

こうしたゲームで、女性は伝統的に敗者の側にまわっている。妊娠、夫婦間の役割分担の代償として、彼女らは女性であるが故に不利になっている。一般医を例にとると、女性の一般医は男の五八％しか稼いでいない。リウマチ専門医だと五〇％、麻酔・集中治療医だと七五％である。女性がよく選ぶ小児科と婦人科においても、収入のピークに到達するのは男よりも女性のほうが遅い（男は四四歳、女性は四八歳）。公立病院ではこの問題は理論的には重要性を持たない。つまり、公務員においては男女の差別をしないからだ。公務員というのは男でも、女でもなく、給料等級上の差異でしかない。しかし、事はそれほど簡単ではない。

一九八九年は大変象徴的な年だった。女性の医師が五万人を越したのである。パリの公立病院組織、アシスタンス・ピュブリックは一万二七〇二人の医師を雇用していた。そのうちの三分の一は女性だった。しかし、五三八人いた部長のうち、女性で部長だった人は四七人に過ぎなかった。きつい言い方をすれば、こうした役職外しにはやはり複雑な背景がある。ますます激しくなる競争を前にしての、男たちの抵抗ということもあるけれども、女性自身が部長になることをためらっているという事情もあるのである（若い世代の女性のためらいかたはずっと少ない）。

コッシャン＝ポール・ロワイヤル病院［パリ］の教授で、フランス女医協会会長であるジョゼット・ダラヴァは反対例だ。彼女は皮肉っぽく言う。

「アグレガシオン［二九一頁〈註＊〉参照］の試験は、審査員のほうがこの答案は誰のものだって分かっちゃってるんですよ。審査員はまだほとんど全部男で構成されています。これが女のアグレジェが少ないことに

＊ＳＯＳメドサン［SOS Médecins：médecin は医師の意］は深夜などに具合が悪くなったときに呼ぶことのできる、言ってみれば医師の派遣会社だが、医師が乗る車にはっきりとＳＯＳメドサンと書いてある。

無縁ではないと思います。それで私の友人（女性）が言うんです。アグレジェという名詞の女性形は病院勤務医だ、とね」

そして、ダラヴァ教授は痛いところを突く。

「女医がもっと多くなることは、よいことだと思います。それでも女性の医者がたくさん出現したことは、医者全体の数が増えていることと並行して起こったことなんです。このことが収入の漸減と、医師という職業の価値の低下という結果となって表れたのです。女性は今でもお金を儲けることよりも、天職として医師という職業を選んでいるんですが、女医が多くなったことと医師という職業の価値の低下との間に因果関係を見るとしたら、それはとても危険です」

これは本当にひどい話だ。給料のいちばん低い者が現在の厳しい状況の原因にされてしまっているのである。女性の医師たちは、男たちから不当な競争を仕掛けているとして非難されかねない。黄金時代は、当然のことながら男たちの時代だったのである。

ポール・リュバンは四〇歳になってから配属されていた総合病院の集中治療科――あまりにも非人間的で、技術的でありすぎる――を辞め、中程度の大きさの私立クリニックで自分の専門である心臓病の専門医として働き始めた。

彼はすぐに幻想から覚めた。

「クリニックというのは、ドラマに満ちた世界です。昔のクリニックは家族経営企業で、信頼をもとにしたサービス、つまり職人的なサービスを提供しようと努力していたものです。ところが今では、雰囲気はがらりと変わってしまいました。実業家、投資家が参入してきたからです。彼らは巨利を得ようとしていました。結局、彼らは間違ったたんですけどね。

彼らが投資家の論理で考えたということについては、私は許します。しかし絶対に許せないのは、自分も実業家だと思って行動した医者たちです。彼らは完全に医者の仕事から離れてしまって、まるで石鹸を売るかのように医療を売り始めました。コミュニケーションの専門家を雇って、客寄せ商品のプロモーションをしようとします。そして彼らは同業者に圧力をかけます。クリニックで働くためには上納金を余分に支払わなければならないとか、独立するならば、自分のクリニックから何キロ以内には開業しないと約束させられます……」

ポール・リュバンはさっさとクリニックを辞め、独立し、自分の看板を出した。後悔は全くない。そうは言っても、職人的なクリニック、昔のクリニックがよいことづくめであったわけではない。麻酔医のドミニック・バローは、多くの麻酔医と同様に、危険な状況に何回か遭遇したことを思い出す。

「常勤の麻酔医の代わりとして行ったんですがね、そこでは患者から患者へ走るようにして、危険を冒しながら仕事をしていました。手術後に具合の悪い患者が出たとしても一人くらいなら、まあ問題ないでしょう。でもそれが二人とか三人だったら、お手上げです。こういう条件で仕事をしてくれといわれて、断ったのは一度や二度ではないですよ（麻酔回復室のことは話すのをよしましょう）。こんな曲芸みたいなの、公立病院では見たことがありません」

熟練の看護婦ならば、公立なら避けることができるような私立のクリニックでの《事故》の思い出を持っている。公立病院で婦長をしているジャッキー・ランティエは言う。

「あれは私の人生の中でも最もつらい思い出の一つです。小さな男の子が虫垂炎の手術の後で敗血症になったということで、あるクリニックから送られてきました。その時、男の子は息も絶え絶えでした。外科医は、この子は〝ひどいへま〟の犠牲者だと言いながら、できるだけのことはしたのです。子供は死にました。二、三年して、この子の母親に偶然に会いました。彼女はあれがクリニックの過失が原因だったことは知りませんでした。公立病院も過失や誤りから守られているわけではありませんが（私が少しの間いたことのあるパリの北側にある大学病院センターでは、前立腺の手術が腎臓の摘出手術と取り違えられた）、一般的には潜在的な危険には限度があって、多数のスタッフが関わることで最小限にくい止めることができるのです」

一昔前の私立クリニックには親しみ深くはあるけれども、雑な仕事をするところがあった。ポール・リュバンもこうした失敗を否定はしない。しかし彼がいちばん心配しているのは、新しい〝採算〟の定義である。採算のとれる有望な〝市場〟が極めて限られているからだ。

「入院は利益が出ません。利益が出るのは手術だけです。しかしそれも条件付きでね。眼科、耳鼻咽喉科、美容整形で手術した患者が二、三日入院をする、というのがいいビジネスなんです。胆嚢、虫垂炎、ヘルニア、お産なんかが昔の良心的なクリニックの稼ぎ頭でしたが、今ではあまり利益のあがらない商品です。血管外科とか、整形外科といったすごく複雑な外科はよい投資対象ですが、投資金額がかさばります。同じように、高度な画像の分野もおいしい運用先ですね。初期投資金額が高いですけど。私の感じでは、放射線医は公立にとどまって、業者からのこまごまとしたリベートをため込んだほうが儲かるんじゃないかと思いますけどね」

ポール・リュバンはなかなか手厳しい。しかし資料を調べてみると、彼は正しいことを言っていることが分かる。私立クリニックにとっても、黄金の時代は終わった。社会保険からクリニックに支払われた総額は、一九八九年には一〇・一％増大したが、一九九〇年には七・六％、一九九一年には二・一％増えただけだった。

一九九〇年、社会事業大臣クロード・エヴァンが手術室使用料を一律料金とし、多くの医療行為の料金を下方修正し、市場の動向を変えた。大臣の論理は単純である。私立クリニックは巨大な数の患者を吸い寄せていた（一九八五年から一九九〇年までで総売上額の四四％、入院収容能力の三五％）。外科医に限ってみても、公立病院の外科医を引き抜いていた（この現象は今でも続いている。大学病院センターのポストは全部埋まったが、その他の公立病院は三分の一しか埋まっていない）。影響が出るのに長い時間はかからなかった。一九九一年、四〇あまりのクリニックが倒産したからである。

われわれの父親の時代の私立クリニックや、繁盛していた産院は死に、埋葬された。社会保険が目をつむって何でも支払った祝福された一時代が終わったのだった。クリニックのジャングルの中で生き残るためには大資本系の系列に入るしかなかった。巨大グループに入らない場合は、吸収合併が進んでいった。強いクリニックが二、三のライヴァルのクリニックを吸収していくのだ。

収益を第一とした私立クリニックでは、まだ扁桃腺を取ったり、（公立病院よりも高い帝王切開の率で）分娩をさせたりしているかもしれない。しかし、一般的な傾向はハイテク医療である。CTスキャン、MRI、体外衝撃波結石破砕装置の台数は公立より速いスピードで増えている。口腔ガンと咽頭ガンと腸ガンの半分、乳ガンの六〇％はクリニックで治療されている。疑いもなく、私立クリニックは収入の増大を計っているのだ。公立病院との競争は激しさを増している。私がインタビューした公務員医師の中には、個別のイデオロギーは別として、いつかは優良な私立クリニックに移るかもしれないという人たちがいたことを付け加えておく。研究レベルが低くなく、官僚的な締め付けがずっとゆるければ、という条件付きだけれども。

医師という職業についている人が《普通の人》になってしまったということを報告している章に、自分だけの利益のために働く企業家としての医師は急速に消滅しつつあるということを付け加えておくべきだろう。これに代わるものは、もはや国家公務員と、独立開業医と、こつこつと富を蓄積していく私立クリニックの経営者ではない。現在では、（社会保障制度の監督下にある）開業医か、公共または民間機関から（直接または間接に）給料を支払われているサラリーマン医師の、二つの選択肢しかないのである。医療市場は医師に任せておくにはあまりにも複雑になりすぎたのだ。

パスカル・ブランには今でも痛みが残っている。昔は《人道主義的医療活動》を実践していたこの麻酔医は、パリ郊外の金持ちの住む地域にある中規模の私立クリニックに入り込んだ。スタッフは優秀だったが、家族経営の経営陣はそれほどでもなかった。あまり遠くないところにあるもう一つのクリニックが経営不振に陥った。それでスタッフ有志でこのクリニックの買収を決めたのだ。四年後、パスカル・ブランが告白する。

「あれは私の生涯の最大の失敗でした。私は医者で、ビジネスマンではないからです。私は夢見たのですが、夢見る時代じゃなかったんですよ。私たちは一五人で、一人につき八〇万フラン［二〇〇〇万円。一フランおよそ二五円と仮定］ずつの株を月賦払いで買いました。私たちは病室と手術室から十字架像を取り除いて、一〇〇万フラン［二五〇〇万円］かけて手術室をその名にふさわしいものに改修しました。ところが、一九九〇年にエヴァン社会事業相が出した省令で状況が突然変わってしまったのです。それぞれの外科医療行為にコード名がつくようになりました。例えば虫垂炎は外科医にとってはK50ですが、麻酔医にとってはK25、クリニックにとってはK75というふうに。この最後のK75が値下がりしたのです。私たちはみんなでインチキをしていたクリニックの勘定を払う羽目になりました。私たちの減価償却計画は水の泡になってしまいました」

破産はしなかったけれども、再買収者探しが始まった。パスカル・ブランは予言する。

「そうせざるを得ないのです。収益性がいいとされていた病気、例えば口腔外科の病気の医療費が大幅に下げられました。一〇％か一五％の利益率で回転していたクリニックが、数％で満足しなければならなくなりました。私たちにとっては地獄です。一週間おきに週末当番をして、すごく働いて、嫌になるくらい繰り返し、繰り返し、同じことをしています。とにかく点数を稼がなければならないんです。給料は月給にして二万五〇〇〇から三万フラン［六二万～七五万円］くらいになっていたでしょう。株は月賦払いで買ったわけです。でも、実勢価格がいくらか、将来いくらになるのか分かりません。外科医は経理をしないわけですよ。私たちのような医者グループがクリニックを運営していける時代は過去のものになりました。近隣のクリニックは、私たちと協力関係を結ぶというんじゃなくて、私たちを食いつぶそうとしています。サメは細心の注意を払って私たちを見ています。彼らはこの商売は中期的にはすごく儲かるけれども、長期的にはそうでもないと考えています。私たちは五里霧中で進むしかありません」

保健省の元病院局長ジャン・ド・ケルヴァスドゥエは物静かにこうした数字の全てのまとめをしてくれた。「医師たちの財政状態は、彼らが言うほど破局的ではありません。高級管理職と同じように、医師の収入が相対的に低下したとしても、彼らは高級管理職に比べてむしろ優遇されていたのです。医師は建築家よりずっと恵まれています。健康保険制度がありますから、患者は潤沢にいるし、支払いの問題がないからです。ただし、極めてまれな例を除いて、大変な金持ちになる職業ではなくなったということでは真実ですね。

普通じゃないことがたくさんある、これも本当のことです。例えば、保健険行政の一貫性のなさから来るのですが生物学が専門の病院の研究職がベテランの集中治療医よりも給料がいいんですよ。医療行為の点数によると、小児科だったら病院の医師のほうが開業医よりも高くなっています。放射線治療でしたら、開業医のほうが儲けが大きいです。まあ、小さなスキャンダルというのはたくさんあるんですよ。インターンにとっては専門医になれば短かい間で高収入が得られるというので、それになろうとします。それでも、このままだと皮膚科医があまって、外科医が不足してくるでしょう」

私はこの旅行ノートの初めに、医師というまとまった職業集団というのは見つからないように思えると書いた。名だたる《医師の権力》も微塵に砕けてしまっている。医師たちは、黄金の時代が過ぎ去ったために、嘆いている。これこそ《普通》の極みではないだろうか。

9章　取引される医療

病院のいろいろな診療科や開業医の診察室に赴くたびに、私は何くわぬ顔で一つの質問をした。その言い回しは上品なものではなく、質問はいつも同じだった。

「どうしようもないのが、この辺にたくさんいるでしょう？」

私が使った言葉は意図的に選んだものである。ある病院なり、地域なりに無能な医師がいることがはっきりわかっているときは、この質問はしなかった。私はそういう医師がいることを想定し、その人たちが厄介な問題の原因になっているかどうかを尋ねたのである。質問をするたびに、私の勝ちだった。私の口調にはいかにも「それが当然だ」という調子が含まれていたために、私が医師ではないという事実を意識させなかったのだ。医師たちは遠方の地域で仕事をしている同業者の前で話すときと同じくらいの率直さで私に話してくれた（近隣で仕事をしている医師の前だと、それが友人でない限り、話し方はずっと外交的になる）。

私の予想はあたっていた。各病院は誰もが認める無能な医師をかかえている。各界隈にも、もっと広い地域に対象を広げても、状況は変わらない。医師たちは信用できる医師と、この医師にかかるくらいなら逃げた方がよいという医師をよく知っている。良心的な医師ならば（医師はだいたいみな良心的だが）、患者をよい方面に導いてくれる。しかし、無能な医師がのうのうと罰を受けないでいることもあるのである。その犠牲者がお人好しで、アドヴァイスを受けられない患者ということになる。

例えば、この質問への典型的な答えはモーリス・グランヴィルのものである。この人は人口六万人の町の一般医で、この町には公立病院がある。

「私たちの世界にもね、ほかの世界と同じように、汚いやつも、無能なやつもいますよ。でも、汚いやつが優秀で、無能なやつが人間的には素晴らしいということもあるんですよ。いい加減な医者が必ずしも一番下の階層にいるとは限りません。学生だったとき、三人の私の先生なんか、極め付きのいい加減な医者でした。一人はメスを振りかざして看護婦を追い回していましたし、もう一人は犬を連れて回診してました。三人目は〝細菌は、そりゃー、いるがね、誇張することはないだろう、そんなにたくさんいやせんよ……〟といった具合でした。みんな笑っていましたが、敬意を払ってもいましたね。

この地域には海軍の軍医上がりの外科医がおりましてね、われわれは困らされました。一〇年ほどいたんですが、あまりにも多くの患者が犠牲になったので、とうとう県の社会公衆衛生局が調査に乗り出しました。この外科医のところにまず行った後、どのくらいの患者がほかの外科医のところで再手術を受けたかを調べたんです。

そうですね、無能な医者というのは昔に比べて少なくなりましたね。私が自分の体を預けたくない医者とか、ここには行きたくないという病院の診療科があります。この町の病院を例にあげると、心臓では一つの集中治療チームは素晴らしいんですが、もう一つのチームの世話になるようだったら、できるだけ早く出たほうがいいですね。外傷外科は昔はスキャンダルもので、運び込まれてきた怪我人のうち三分の一は殺されていましたが、今はとてもよくなりました。開業眼科医の一人に危険なのがいます。それでも、この医者のところに患者が来るんですよね。ほかの医者たちがこの医者を紹介するなんて考えられません。でも、そうなっているんです。これは偶然のなせるわざではないはずです……」

医師の世界は評判と噂で支配されている。一つの町で、病院で、病院の中の各診療科で、それぞれの医師の技量と欠点がすぐさま採点される。ある医師が特定の医師の能力を知らないとき、そのことを教えてくれる医師を見つけるのにそれほど手間はかからない。患者側には情報がなく、優秀な医師を捜すためには手探り状態で多かれ少なかれ有効な手がかりとなりそうなもの――肩書き、診察室やクリニックの建物の立派さ、薬局での評判、親戚の体験談――に頼らざるを得ないが、医療関係者であればすぐさま情報は得られるのだ。インターンの募集の様子を見るだけで十分だ。二、三回の電話での応対だけで、その志願者が将来部長になる素質があるかどうかが分かる。しかし、それが分かる者の世界と分からない者の世界の間には、完全に閉ざされた空間があるのである。片一方では秘密は公然の事実だが、もう片一方では周知の事実でありながら、他方には一切明かされない秘密が存在するのである。

二つの世界を出入りしたことによって、嘆かわしい、ひどい情報が私のところにいとも簡単に届くことに驚いた。パリの公立病院で婦長をしている人が説明してくれた。

「医師は無能でも、その無能さによって処罰されることはないのです。私はどうしようもない外科医に抵抗したことがあります。部長をはじめとして、病院中が彼の無能を知っていて、この医者にかかる患者はみんな死んだのです。でも彼はフランスが誇りとする人物の息子で、誰も手をつけられなかったんですよ。でも今はもうのさばらなくなりました。ついに県知事の奥さんを殺してしまったからです。

私たちは防護柵の役割もしています。看護婦学校では、処方は聖なるものであって、看護婦はそれを執行する者だと教わるでしょ。でも実際には、誤りを発見した時には、私たちに責任があることになります。私たちには知識がありますから、誤りを発見しても、そのまま執行してしまったら、危険に曝されているのを知りながら、その人を助けないっていう救助懈怠《けたい》罪というのになっちゃうんですよ。今も一人だけですけど、外来に、もう完璧に馬鹿がいます。かなり年配なんですが、人の話を何も聴こうとしません。この医者の診察室から患者が出てきたら、私はそのまま帰さないことにしています。何かの理由をつけて処方箋を見て、チェックしなくてはいけませんから。そして、誤りが明らかなときには、例えば五〇〇ミリグラムを五ミリグラムというふうに訂正します。疑問なときはカルテを出してきて、それをほかの医者に見せて、直してもらうんですよ。

外来患者の六〇%は非常勤の嘱託医が診察するんですね。私自身、この制度はとてもいいと思っています。開業医が公立病院に来て、レベルの高い医療に触れられるからですけど、ただ当の医者の能力のチェックを怠ってはいけないと思うのです。それが十分には行われていないんですよ」

高度な先進的医療が行われる病院では、この種の異常は考えられないことだろうか。それが違うのである。ピティエ・サルペトリエール病院といえば、フランスで最も大規模な大学病院センターだ。ここである外科の部長が前例のない嘆願書のターゲットになったことがある。これには二〇人の《ランクA》、つまり部長および教授が署名をし、彼らの同僚である外科部長の無能力を公然と非難し、救急部はその部下の教授に託されるべきだと要望したのである。嘆願書は「われわれの沈黙はもはや良心に反するものになった」という文で始まっていた。非難の対象になった人物にとっての最大の恥辱は、麻酔部部長が署名者の中に入っていたことだった。

この運動を進めた人たちはこのことが外部に漏れないように全員が気をつけることで一致していた。マスコミに大きく報道されることと、スキャンダルが病院全体に波及することを恐れたからだった。最初に話す者は裏切り者と見なされることになっていた。従って、外部には何も漏れなかったのである。四年後、敢えて言わせていただけば、この《超無能者》は相変わらず同じポストに居座っていた。緊急手術はしなくなっていたが、身分と給料と専用駐車スペースと外部の人々が彼の肩書きに捧げる敬意には変わりがなかった。

このことについて、病院の経営者たる事務職である院長は、無力で、何も打つ術はなかったと告白している。一九八三年から病院経営に《包括予算》が採用されて以来、病院に割り当てられる予算の枠を超えない限り、院長に院内での予算配分の振替えをする権限が与えられるようになった。従って、院長はある特定の診療科を《罰する》ことができるのである（とは言っても、院長は病院の方針の是非を決める医療委員会の決定に従わなければならないのだが）。しかし、ある特定の個人を罰することはできない。医師の専門家としての能力の判定は、同僚の専決事項だからである。保健省病院局長を務めたジャン・ド・ケルヴァスドゥエは言う。

「医師たちはよく教育を受けています。昔の医師よりも確実に程度は高いでしょう。しかし、彼らは罰を受けることのない環境の中で仕事をしています。私は一人の医師の資格を一時的に剝奪したことのある唯一の局長です。この男は外科医としての訓練を受けたことがないのに、手術を続けて、何人かを死なせていたんですよ。人々は、そういうことをしているのはあの男だけじゃないと言って、私に反対しましたがね。私は、この医師に関しては事実ははっきりしている、厳罰をもって処すべきだ、と反論しました。奇妙なのは教授たちの対応です。病院での診療行為がでたらめなのに、咎め立てできないんですよ」

以下はパリの公立病院組織全体（アシスタンス・ピュブリック）の事務局長だったフランソワ＝グザヴィエ・スタスの意見である。

「一九八七年に、保健大臣だったミシェル・バルザックが、各診療科の部長の任期を五年ごとに更新するという法律を成立させました（従って、更新されないこともあり得る）。けれども、アシスタンス・ピュブリックにいる四〇〇人の部長のうち、更新を拒否された者はたった三人だけでした。おまけに、そのうちの一人はすぐ復職できたんです。ところがですね、もう目の前に、弁護のしようのない三〇ほどの科があったんですよ。医療スキャンダル続きだったり、部長がしょっちゅう外国を飛び回っていて、その科にはいっこうに顔を見せないというような科がね。比較のために付け加えますが、同じ期間に私は一五人の院長を追い出しました」

私はピティエ・サルペトリエール病院の外科医についての資料を見ようとした。この医師はむかしは優秀だったのが、人生の偶然がそれを台無しにしたのだろうか（社会事業監督総局は、アルコール中毒または精神疾患をわずらう外科医についての調査をしたことがあるが、その結果は公表されていない）。ところが全然そうではないのである。この医師は部長に任命される前から無能だった。もっと面白いのは、彼は無能の故に、部長に任命されたのだ。私には読者が、そんなの本当かな？と思ったり、面食らっている様子が見えるようだ。私もそのからくりが分かったときは、呆れてしまった。こうである。

パリのある病院の外科に有名な某教授がいた。この教授がピティエ・サルペトリエール病院のライヴァル外科が自分の科の影を薄くしていると考えた。この某教授は当時パリ市長、ジャック・シラック［つまり形式的には、アシスタンス・ピュブリック総裁］の顧問もつとめていた。この肩書きの影響力を行使して、誰もが認める馬鹿者を自分が恐れる外科のトップに昇進させるように働きかけたのである。巧妙な仕掛け。素晴らしいギャグである。人々はこのことに今でも笑いころげている。

そして患者は？　患者はあまりのおかしさに笑いすぎて、しゃっくりが止まらず、身体を震わせているだろうか？

裁かれる医者

ここで問題になっているのは医療ミスではない。医療体制の無責任である。同じ現象は教育界にも見られる。教師たちは優秀で、良心的で、熱心だ。しかし、この人たちのうちのほんの一握りの人間——二、三％を超えることはない——はさまざまな原因（怠惰、鬱病、個人的な諸事情、倦怠、継続研修の不足）でまったく職責を全うしていないのである。最初に取った資格免状が、一生を通じてある人に何の疑義も差しはさませない一つの能力を付与していると考えられている限り、調整機関がきちんとした罰則を適用しない限り、ひとたび沈黙の壁が崩れ落ちると、少数派の欠陥が教師集団全体の信用を傷つけることになる。

不幸なことに、教師たちはこの少数派に対して先手を打つことも、内部事情を透明に見せるようにすることもできない。その逆に、教師集団は態度をこわばらせ、憤慨し、隠し、かばい、第三者の介入を恐れるあまり、自殺的な団結を誓うことになる。教師たちがあの人はこの職業には向いていないと言うのを私は何度聞いたことか。内輪の話として。そして、私は医師たちがこれこれの同僚が無能で困ると嘆くのを何度も聞いた。しかし、同じ職業に就いているという内輪の論理がいつも優先された。だが、それは医師にとっても、患者にとっても災厄となるのだ。

この種の態度の根本には、幾つかの伝統が絡み合っている。フランスの大学の伝統では、学位を持っているということはその保持者にある特定の能力があることを認定することであり、その後のチェックをしない。その上、この伝統は役に立つ実用的な知識というものを警戒し、そのような知識をあやつる器用な独学者よりも非実用的な学問を修めた不器用な学位保持者を重く見る。教授会による新教授の選出というのも、外観は厳しい選出方法——最も学識の深い者だけが最も学識の深い者を識別することができ、指名することができる——を尊重しているようだが、望ましくない外部の影響を受けることが多々ある。競争相手のグループが力を発揮し、凡庸な人物を戦術的に昇進させるに至るほど、ライヴァル関係が激化する。この凡庸人は優秀な敵方の進撃を阻止したり、遅らせる兵士の役をするのだ。

真実に奉仕するはずの《科学者の共同体》は、暗い情熱によってつき動かされるすべてのものを巻き込んだ閉鎖された戦場と化す。しかしながら、一般人、部外者がこの戦場に入り込もうとしたり、戦場を覗こうとすると、基本的な生命を守ろうとする本能が働くのである。

医師の文化の深層には、外部に向かって報告するということへの恐れがある。一八三五年、ある男が一人の医師を民事裁判所に訴えたとき（これは初めてのことだった）、医学アカデミーはこれを侮辱として憤慨し、「医学上の責任ということでは、私は一つしか知らない。それは私の良心の道義的な責任である」と言って、一撃のもとに告訴人の信用を失わせた。

判例が医師に医師としての能力を持ち合わせることを義務づけ（成果を義務づけたものではない）、従って医師の（失敗ではなく）過失を処罰することができるようになるまでには一世紀の時間が必要だった。医師の患者に対する責任は契約に基づいた責任となったのである。つまり、医師は患者のために自分の専門知識と技術を役立たせるのであり、患者がこのことに対して疑いがあれば、医師が的確に仕事をしなかったということを明らかにすることもあるということである。

現実には、一九八〇年代の初めまで、医師はまずほとんど手の届かないところにいた。告訴まで行くことはごくわずかで、鑑定は甘く、その審理には異論が多かった。補償金が出るとしてもごくわずかで、支払いはゆっくりしていた。無能による過失にしても、多数の健康を損ねるような重大な違反にしても、医師たちは長い間自分たちは法の外にいると信じてきたのである。

このことは医師が効果のある治療をすることなど考えていなかったということを意味するものではない。このことは、同業者の眼差しと彼ら自身の評価が医師にとって十分な防御壁と考えられていたということを意味するのだ。何らかの過ちが起こっても、患者もその家族もほとんど何も知らされなかった。科学は科学が与えることができるものを与えたのであり、従って、審判は仲間内の中で下されていたのである。医師倫理審議会は紛争を握りつぶした。ただ（危険性の明らかな）危険分子だけが恥をかかされ、集団から離れていったのだ。

ここでも医師が《普通の人》になってしまったことが機能している。普通の市民と同じように、普通の職業人と同じように、今日では医師も法廷に引きずり出され、有罪か無罪を言い渡されるのである。これはまず医学そのものの成果だ。訴訟の回数が多くなっているということは、医学の凡庸さを示しているのではなく、その水準が高くなったことを示しているのである。ジャーナリストで、自分自身医師であるフランク・ヌッシが言うように、《進歩の逆説》というわけである。

「よく効く治療と、ますます高性能になってきた検査技術を駆使して治癒の可能性を高めることによって、医師は治療と診断にともなう危険を増大させた。言い換えると、治療と検査の精度が高まるにつれて、失敗の危険も高まる。現代医学は神聖化されているが、危険な医学でもあるのである」

私はある私立クリニックでの曲芸的な手術を思い出す。患者は心臓が弱った血流状態の悪い老人だった。膝にものすごい痛みを感じていたが、それは多分一〇年ほど前に入れた人工関節のせいだった。しかし画像を見るかぎり、そうはっきりとは結論を下すことができなかった。問題を見極め、痛みをなくすためには、切開手術が必要だった。手術をするにあたって、長い話し合いが行われた。外科医と麻酔医は、この手術は簡単ではないこと、危険が伴うかもしれないこと、現在の痛みか、手術の危険性かを選択するのは患者であることを患者に対してはっきりと知らせた。男はきっぱりと、こんな痛みに耐えて生きているよりも手術の危険のほうを選ぶと答えた。

その朝、手術室では外科医と麻酔医が落ち着かない様子をしていた。私は患者が二人の医師を励ましたとは言わない。けれども、ほとんどそれに近かった。手術は長かった。しかし問題はなかった。麻酔からの回復は何時間もかかった。その間、麻酔医であるクリニックの院長がつきっきりだった。私たちが患者の枕元で様子を見ている間、院長が私に説明した。

「ほかのクリニックだったら、この手術をしたかどうか分かりません。私たちは互いの責任と義務にもとづいて事を進めたのです。それはこの患者さん自身の決定によるものだったし、私たちが彼のことをずっと前から知っていたからできたのです。アメリカだったら、どの病院もこんな手術は断るでしょうね」

治療法と医療機器のレベルが高度になったことは、治癒の可能性を高めると同時に、失敗の率を一〇倍にも増やした。すべてのクリニックに脳の酸素欠乏というまれな事態を警告する大変高価な酸素濃度測定器を設置することは必要だろうか。すべての眼科医が、白内障の手術の際、硝子体《がらす》の減少を防ぐのに役立つヴィデオトロムを持っている必要があるだろうか。さまざまな医療機器メーカーでは創意工夫がなされているけれども、一方では各医療機関では緊縮予算が敷かれている。そういうことを承知しながらも、病院にある医療機器は容認できる範囲にあるものの、最新式の救命機器を購入しなかったといって、一般の人が病院やクリニックを攻撃することは考えられるだろうか。一〇人のうち七人までが自分の家ではないところで死んでいる時代にあって、これらの死を医療上の失敗であるとし、いちいちチェックしなければならないのだろうか。

国家諮問院［政府の行政、立法の諮問機関。行政裁判所の最上級審でもある。行政という言葉には公立機関も含まれるから、公立病院にからんだ訴訟は行政裁判所で争われる］が一九九三年四月九日に下した判決は、専門家から《歴史的》という形容句を与えられた。一〇年にわたる訴訟の後、国家諮問院は動脈造影の後で四肢麻痺になったビアンキ氏に対してマルセイユの公立病院組織に損害賠償を支払うよう命じたのだった。すべての調査が病院側にはいかなる落ち度もなかったとしながらも、ビアンキ氏は《過失ではない医療行為の結果として障害者になった》と判断されたのである。

これは情報の停滞と受け入れがたい方針のためにエイズにかかった受血者のケースではない。あくまでこれは《治療にまつわる危険性》なのである。この《治療にまつわる危険性》という表現も、あらゆる治療が本質的に危険性を含んでいる限りにおいて、同義反復になっている。ビアンキ氏に損害賠償を支払うのであれば、輸血を受けてC型肝炎に感染した一〇万から三〇万人の人たちへの賠償責任も回避できないことになる。要するに、一五年ほどの間に、無処罰から全面的な責任にまで移行したのである。成長ホルモンを使用した後、子供がクロイツフェルト・ヤコブ病［プリオン蛋白により感染する極めて珍しい病気で、脳などの神経系が侵される］の犠牲になった家族に国が賠償金を払うとき、国が引き受けるあの責任である。

毎年、《治療にまつわる危険性》は、その大部分が大事には至らないものの、一万件ほど発生していると推定されている。そのうち二〇〇〇件が提訴され、実際に審理が行われた七五〇件で、五〇人の医師の有罪が確定した。損害賠償額は裁判所によってまちまちだ。過ちによって腕を切られた場合は、二〇から三〇万フラン［五〇〇～七五〇万円。一フランおよそ二五円と仮定］。人工心肺装置の停止で植物状態となった子供に三〇〇万フラン［七五〇〇万円］。賠償額の算定は恐ろしいことだ。しかし必要なのである。雑誌〝*50 Millions de consommateurs*［五千万人の消費者］〟によると、一九七七年から一九九一年までに医師個人が加入している保険によって処理された苦情の中で、損害賠償の支払いにまで至ったのは四分の一以下である。また、病院が加入している保険会社に一九七七年から一九八六年までに届けられた三五〇〇件の事故のうち、八五〇件に対して損害賠償が支払われた。

損害賠償が支払われる率はまだ低い。しかし、こうした事件の経過をたどると、過失と治療にまつわる危険性の境界が明確にされるとしても、賠償されるケースは増えていると思われるのである。事故の損害賠償支払いが、いつまでも個人や組織が加入している保険会社でまかなわれることはないだろう（医師が病院勤務の公務員である場合、病院が責任をとることになる)。政府は源泉徴収か、拠出金支払いによる財源確保を検討している(ベルナール・クシュネール[人道的医療活動NGOである「国境なき医師団」および「世界の医師団」の創立者]が保健大臣だったとき、法案を提出し、連帯基金をつくろうとした。しかし首相がストップをかけた)。

過失については、医師が直接非難の対象になっている。患者は沈黙の掟と、かくも長い間支配的であった無処罰規定に従わなくなっている。八〇年代だけでも、告訴は六二%も増えた。それと同時に、事故の申告も一三二%増というエスカレートぶりだ。治療者と被治療者の関係が根本的に変わろうとしているのだろうか。

権利と義務と責任と

多くの医師が訴訟を恐れている。私が会った医師たちでも、多くの人がそれが心配だと言っていた。強い不安感というのではなく、職業に内在する心配の種のようなものである。地方の病院で外科医をしているエマニュエル・プレランは、そういう心配をしていない医師の一人だろう。

「裁判になったらどうしようという強迫観念は、どういうかたちで仕事をしているかに関係してくるんですよ。私は公立病院のほうがいいと思いました。パリに友人がいますが、彼らは二つか三つのクリニックを掛け持ちしています。あっちへ行ったり、こっちへ行ったり、大変ですよ。移動中は携帯電話で追いかけられるしね。手術する患者のことは、三週間くらい前に一回診察しただけで、彼らはほとんど知らないんです。誰が麻酔をかけるのかも、術後は誰が診るのかも知りません。もちろん、稼ぎは私よりずっといいですよ。

でも私のほうがずっと快適です。スタッフは信用できますし、診察にも時間をかけられます。ピンと張った綱の上を渡りませんから、落ちる危険も少ないわけです。私がお金のために何かをしたなんて誰も考えないでしょう。私が八〇歳のお婆さんを手術するとしたら、それは私の喜びのためでもなければ、病院の予算を潤すためでもありません。それはただこのお婆さんのためなのです」

同じ病院の産婦人科医であるアラン・フィリップはほとんど同じ意見だが、エマニュエル・プレランほど冷静ではない。

「訴訟ですか？　ええ、気をつけていますよ。あまり神経質にはなってませんがね。私たちは地方にいます。私たちは条件付きで、誤る権利があると思いますね。その条件とは、まず私の知識を最新のものにしておかなければならないということですが、ここの文献検索は結構お粗末なんです。第二に、首尾一貫していなければいけません。

私はある時技術的なミスをしました。膀胱を切ってしまったのです。これは修復可能です。きちんと説明し、自分の犯した過ちとその理由を明らかにできるならば、問題はありません。許されないのは、知らなかったということです。きちんと評価できていない状況を軽率に扱うことです。分娩する女性が出血を始めたら、昔から変わらないチェックの順序があります。誤りは、医学ではまずほとんど全部軽率さが原因なのです」

地方とパリとでは雰囲気がやや違う。パリの大学病院センターで免疫の専門医として働いているジェラール・バレの患者の大部分はエイズ患者だ。

「われわれの医学は悪くはないんですが、イメージとしては悪くなってきています。大多数のプロ意識はとてもいいし、よそよりもかなりいいと思います。それでも、昔は医者の集団というとエリートの集まりだったんですが、今はそうじゃなくなりました。以前よりも医療訴訟が頻繁に起こっている事実がそのことの証左です。そう、私は自分を守り、身を隠し、治療内容は機密だとして入念に錠前をかけ、電話をかける時には、じっくり考えてから受話器を取ります。病院は私が学生だった頃は素晴らしい防弾チョッキでした。紛争とか訴訟のことなど考えもしませんでした。今は、病人と医師の対話の中に法律家という第三者が介入してきます。もしある患者が私の忠告に反して治療の中断を決めたら、この患者に免責文書にサインするように頼むことがあるんですよ。エイズ患者はいつもインチキ医者に狙われていますし、調子がいい時と悪い時を繰り返していますからね。エイズ患者というのは自暴自棄な心境にも陥りやすいのです」

診察室のわきに隠れている法律家は、医師の具体的な仕事を何に変えるのだろうか。一般医のマルセル・ルムーがそのことを率直に説明してくれた。

「裁判というのは、ある時突如私たちの身の上に降って湧いてくるものだという印象があります。ここではそういうことから保護されているような感じですが、それは地方にいるからです。一般医は外科医や麻酔医に比べて危険への曝されかたが少ないという言い方がありますが、それでも曝されていることには変わりがありません。患者が私の前でここが痛くて動かないとか言うとしますね。その説明だけでは解釈が難しい。器質的なものと、心理的なものが混ざっています。そこで私は警戒して、自分の身を守るために、幾つかの検査を処方します。そして、これこれの専門医に診てもらったほうがいいでしょうと念を押すわけです。こういうことで夜中に目が覚めるということはありませんけど、慎重なうえにも慎重に振る舞っているということは確かです」

自分の身を守る。ついに問題の言葉が発せられた。

「自分の身を守るために、乱用するんです」と一般医のノルベール・ベンサイドは告白し、続けた。

「予防だ、予防だとメディアが騒ぐでしょう。それに検診を勧めることで、何から何まで早期に、積極的に治療しなければならないという風潮を生んだんですよ。リウマチにかかったら、タイミングよく治療しないと将来は車椅子ですよとか言ってね。医者がこの論理の中に入って来なかったら、医者があなたを車椅子の刑に処したということになるんです」

婦人科のベルナール・フォンティも同じ考えのようだ。

「患者が要求することは度が過ぎます。応じたくないんですけど、応ぜざるを得ません。処方したくないんですけど、不承不承マンモグラフィー（乳がん検査のためのX線検査）を処方します。雑誌マリー・クレールのなかで一つの記事が検診を勧めると、私の患者も検診を要求してきます。私にはよく分かっているんです。そんな検診は五〇歳には役に立たないし、寿命を延ばすことにもならないとね。それでも三八歳の女性がすごく心配しているとき、私にはもう他の手立てはありません。彼女を安心させることには反対ではありませんから」

最大限の治療。テクノロジーが奇術のように何でも可能にするという考えと、健康保険へ保険金を支払っているのだから、健康は当然の権利であるという考えにどっぷり浸かっている消費者の頭には、はたして自分は最大限のサービスを受けているだろうか、チャンスは自分のほうについているだろうかという強迫観念がある。《世界で初めて》とか《不可能の境界》が好きな医学関係の報道が、ますますこの傾向を強める。そして、近親者が死に、その死が無惨で、不当であり、容認しがたい時、《最大限》が行われなかったのではないか、医師の努力の中に軽率な振る舞いが混じっていたのではないだろうか、と考えがちである。

これは死を悼む作業を始めない、その作業から逃れる一つの方法ではないのか。近親者を亡くした苦しみを不器用な振る舞いのせいにし、非難に値する組織のせいにする一つの方法ではないだろうか。死はスキャンダルである。一人の人間の精神にとって、この死について自ら悩むより、医学のせいにするほうが受け入れやすいのではないだろうか。

病人は《すべて》を期待し、医師は《すべて》をしなければならないという関係の中で、処方は病気を退治すると同時に、身の安全をはかることをも狙っている。医師の業界紙とでもいうべき新聞の〝読者からの便り〟の欄には次のような証言がたくさん見られる。

「私は病院で当直をしたときに同僚の医師が出した処方を見る機会があった。そして、ヴァカンスの間じゅうの患者や主治医を変えた患者に対して降圧剤、高脂血症治療剤、脳血管拡張・酸素供給・なんだかんだ剤、毛細血管強壮・抗浮腫保護剤、ベンゾなんとかを含んだ処方箋、ウイルス性鼻炎に新世代薬を含んだ処方箋の量の多さに驚いた。私はこれらの薬品の値段とか、社会保険の赤字という問題は無視すべきではないと考えるが、ここでは一応そうした問題は除外しておく。ただ私は、これらの役に立たない、時には明白に危険な薬品で処方箋を埋め尽くしている同業諸氏が、どんな理由でこれらの薬品を処方したのか疑問に思っているだけである」

この手紙には同じ雑誌の中で一年後に返事が寄せられた。内科医のジャン＝フランソワ・ベルグマン氏は自由討論ページを利用して、因習を破る驚くべきコメントを寄せている。つまり、医師の不安に患者の不安が加わる時、自分たちの仕事には二重の不合理性が刻み込まれているのだ、と。

「われわれが治療法を決定するとき、揺るぎのない科学的な論拠に基づいているのはほんの一部分である。われわれが処方を選択するときの重要な要素の一つに、恐怖心がある。正しい診断から外れているのではないかという恐怖、しなければならないことをしなかったのではないかという恐怖、合併症の恐怖（まれで、予測不可能であり、かつ予防不可能であるとしても）、われわれに〝最大限のことをしなければ〟と思わせる恐怖心だ。多くの場合、この最大限は不必要で、役に立たない。危険がないこともない。しかし、これがわれわれの不安感を和らげてくれる。悪魔を遠ざける悪魔払いの儀式のように作用するからである」

この手紙を読むと、医師たちがみな初歩的な科学主義の砦の中に立てこもっているわけではないことが分かる。別に自己批判をする医師が人が好いというのではないが、ジレンマは強烈である。一方で、医師たちはすべての手段を繰り出す義務を持っている。もう一方では、すべての危険を最小にする義務も持っているからである。

具体的な問題を取り上げよう。心臓の冠状動脈撮影ではカテーテルを使って動脈の状態を検査する。これは大変な進歩である。そして動脈に問題がある患者はすべてこの検査を受ける権利がある。しかし、冠状動脈撮影による検査は一〇〇〇人に一人が死亡し、五%に事故が起こるのだ。この検査には危険が付き物なのである。医師が冠状動脈撮影を拒否したら、患者は抗議することができるだろう。冠状動脈撮影によって事故が起きたら、患者は抗議することができるだろう。このジレンマからどのように抜け出せるのか。法律によって、解決できるかもしれない。しかし、患者との良好な関係を作ることによって、事前にこの耐え難い矛盾から逃れられるのではないだろうか。

医師と患者との間で法律を介在させることは、《防衛的》な医療の出現を招く。医師は可能性として考えられる患者の苦情を先取りし、これこれの選択をしたら自分自身にこのような支障があるかもしれないということを考えて行動の仕方を決める。この分野では、アメリカが悪い先例を示してくれている。それを幾つか列挙してみる。

ほんのわずかな危険性しか考えられない場合でも、冠状動脈撮影検査が受けられない。患者には十分な説明がなされ、納得してもらっているにもかかわらず、家族からの仕返しを恐れて手術をしない。妊婦が必要以上の厳しい監視下に置かれる。ニューヨークのある産科医は、私がかの地で知らされた数字によると、民事責任を保証するために一年に一五万ドルもの保険金を払っているという（私の知るフランスの開業婦人科医たちは一万五〇〇〇フラン［三七万五〇〇〇円。一フランおよそ二五円と仮定］ほどである）。重病にかかっている病人に病名を告知するかどうかという難しい問題については、それが問題になることもない。あなたのガンが悪化すれば、医師はそのことを告げるだろう。あなたに闘えと促すためではない。自分を守るためだ。診断と予後についての誤りで、非難されないためである。

アメリカの弁護士は代理人のように振る舞っている。裁判に勝てば、何パーセントかの手数料を手に入れるのである。個人の保護ということが至上命令である伝統を持つ国で、消費者運動が大きな重みを持つ国で、医師に対する訴訟の市場は巨大である。一九九〇年には、一〇〇〇億ドルの報酬が法律家に支払われた。そしてこの法律家は、地下鉄内の広告や大衆紙の広告に一億ドルを費やした。

毎年、五万件に及ぶ訴訟が審理される。裁判に引っぱり出される確率は医師全体の三八％に上る。しかしこれが外科だと五二％に、産科だと七八％になるのである。これは尋常ではない。そしてまた転倒でもある。なぜなら、医師を攻撃する弁護士は、彼ら自身、医師の資格を持つアドバイザーに囲まれているからだ。これら医師＝アドバイザーが同業の医師を打ち負かすための必要書類を集めているからである。同じく、病院や開業医の仕事を注意深く観察している共済組合や保険会社は、フランスの社会保険金庫が雇用している医師たち（同業医師からの評判は極めて悪い）とは違ったかたちだが、非常に攻撃的な医師をエキスパートとして多く雇用しているのである。

フランスも、このような恐ろしい方向に向かおうとしているのだろうか。あの医師と患者との一対一の対話は過去のことになったのだろうか。フランスのすべての外科医は、手術の状況を録画し、希望する患者には与えるあのリモージュの大学病院センターの整形外科医たちを真似るのだろうか。

何人かの火消しが、タイミングよく火を消し止めるために動いている。一九九二年十一月、国立科学研究センターで研究部長をしているフランソワ・エヴァルドが医療事故についてのレポートを保健大臣に提出し、治療者と被治療者との《共通の解決策》の概略を示した。それによると主な点は三つある。つまり、医療技術を維持する。訴訟という対立的な手続きに訴えずに真実を究明する鑑定機構の制定。《治療にまつわる危険性》の損害賠償と過失による損害賠償の区別、の三点である。フランソワ・エヴァルドがコメントしている。

「医療は科学ではなく、常に個別的な例を対象に決定を下す術である。日々行われる決定に一定の枠を与えるためには規準を持たなければならない。そしてこの決定の合理性については、医師と患者の両者が理解していなくてはならないのである」

そして、レポーターは今までにあった最も恐ろしい例を示唆する。

「エイズの場合、八二年から八三年にかけて、アメリカからの最初の報告があったときに、フランス輸血センターが血友病患者に血液製剤が汚染されている可能性を警告していれば、患者たちはいろいろな意見を参考にでき、結果的にはよい決定か悪い決定かは分からなかっただろうけれども、自分のことは自分で決められたかもしれなかったのである。そうすれば裁判はなかったであろう。患者があまりにも医師に依存しすぎている状況は、不健全である」

事態を沈静化するためには、政治家が法的な枠組みを作り、財政的な基盤を整える必要がある。また、医師たちは人々の中にくすぶっている疑いを募らせるようなことはやめなければならない。HIVに汚染された血液の問題についてはすでに子細に報告されているから、ここではそれに立ち入らないことにする。しかし私はある病院で二人の責任者が私の目の前でエイズ患者を迎え入れたとき、無力感と恥の感情の混じった視線を交わした情景を思い出す。この患者はこの病院に入院し、この二人の責任のもとで輸血されたのだった（二人の医師は輸血された血液の危険性をまったく知らなかった）。私はまた三三人のノーベル賞受賞者がジャン＝ピエール・アラン医師の恩赦を誓願し、一〇〇人ほどの医師と科学者が血液汚染事件の責任者である四人の拘留者を釈放するよう求めたというニュースを目にした時のこの二人の医師の驚きと動揺をも思い出す。

二人の医師は最大限の辛辣さをこめてこうした動きを評した。

「これは二つの違った考え方が合流したものです。まずジャン・ドーセ（ノーベル医学賞受賞者。元フランス輸血センター研究所長）や、嘆願書にサインはしなかったものの、夜のテレビニュースで支持を表明したジャン・ベルナールなどの最後の大物教授の頑張りがあります。事件が明るみに出たときのこの人たちの沈黙は異様でした。彼らは栄光に輝く大学者ですが、いまだに完璧な非処罰性ということを夢見ているんですよ。科学者は法律に縛られないというわけです。

もう一つは研究者や医師、病院の経営トップなどに見られるもので、責任を漠然と認めるんですけど、あるいは認めるような振りはするんですが、難しい事態からなんとかして身をかわそうとします。ところが、自分たちの振る舞いが、医学界全体のイメージを損なわせることに気がついていないんですね」

傲慢と迷い。私が話した多くの人(特に免疫学専門医)によると、実はこうした振る舞いは単純かつ防衛的な二つの論拠で《正当化》されるという。まず初めに、事件の張本人全員が被告席にいるわけではないということである(これは確かなことだ。しかし、ほかの多くの裁判でも同じことが言える)。第二に、前例が作られてしまって、その余波が恐ろしいというものである(これは間違ってはいないが、一般人に与えられた無実であることの自己弁明よりも有害度は小さい)。

大方の反応はジャーナリストのエリック・ファヴローが日刊紙リベラシオンに書いた記事の内容に近いだろう。

「ミシェル・ガレッタ医師は軽罪裁判所で行われた二回の裁判で自己を守るために、〝私は治療をしない医師だ〟と繰り返した。ふと口をついて出た告白だが、恐ろしい告白である。あたかもこの否定によって、一人の医師が医師としての責任から逃れられると言っているかのようである。ミシェル・ガレッタ医師だけではない。嘆願書を出す時、自分たちだけが判断を下す資格のある者であると見なし、大統領に恩赦を求めたあの〝偉大な医師たち〟をどのように位置づけるべきだろう。自分で宣言をして一日だけ裁判官になった人たちが、少し後になってまた医師に戻り、同じ嘆願書の中で自分たちは患者の側にいると言う……」

元保健大臣のミシェル・バルザック[女性、婦人科医]が私に言った。

「人は誤りをおかす権利を認めないことはできません。ですけど、医師はその誤りに責任があります。列車の運転手が誤って事故を起こしたときに責任を問われるのと同じで、医師だけが過失の責任を逃れられるということはないでしょう。難しいのは、この責任から逃れられなくなったことです。医師を守っていた錠前がはずれてしまったことです。アメリカでずっと前にこの錠前がはずれたんですが。この事態はどこまで行くのでしょう。あまり行き過ぎると、医師の仕事自体が危険にさらされることになります。でも、どこにリミットを置けばいいのか分からなくなっているんですよ。バランスのとれた限界がどこにあるのか分からないんです」

憂慮すべき弁証法が始動しはじめた。一方では、一部の医師が決定的に時代遅れになってしまった流れを元に戻そうとし、有罪の判決が下りると、自分たちは犠牲者だと宣言する。もう一方では、医療サービスの利用者の間に消費者運動的傾向が定着し、強まり、正面対決をあおる。消費者に向けられた雑誌が救急部門を問題にして《あなたの命を救え》というタイトルの記事を掲載する時、そこでは救急部門の組織のありかただけに抗議が向けられているのではなく、医療という職業全体が殺人者の巣窟として名指しされる。

これは二つの面でやりすぎだ。医師こそは実際に危険を秘めている救急システムの不備を指摘し、当事者として改善を迫るべき立場にある人たちであるだろう。逆に、病院の廊下の隅々まで過ちがないか追いかけまわすことは、医師の仕事を妨げる。また、医師は身の保全を図るために、危険性を伴う治療は避け、新しいことを試みなくなるだろう。

医師の責任範囲の過度の拡張は、逆に医師を無責任の追求に立ち返らせることになるだろう。しかし、この責任が確立されることこそが、医師にとっても患者にとっても利益となるのである。現代の医師はテクノロジーに振り回されず（フィリップ・メイエールは《新しい医学》の特徴を《技術、分子生物学、情報科学》として記述している)、医師自らが自由に判定することを妨げる外圧をはねつける必要がある。そして現代の病人には内視鏡や臓器移植は確かに必要であるけれども、患者と人間的に接して対話する医師も必要なのだ。私たちは二つの世界、二つの文化の間にいる。だが、私たちは疑惑と迷いの悪循環から抜け出すために、いつまでも待っているわけにはいかない。

困ることは、時代の趨勢がこの雰囲気を一向に鎮めないことである。医師たちは、インタビューや文章の中で、一般の人々および患者を《過剰に情報を持っている》としている。奇妙な表現だ。これは情報が確実で、当を得ているというのか。あるいは情報が不正確で、その曖昧さを取り除くのは専門家だということなのだろうか。民衆は未成熟すぎて、医師にとって迷惑になる知識を消化することはできないとする考え方は、一方的で安易に過ぎる。この考え方には、現代の民主主義社会はコミュニケーションの社会であるということが抜け落ちている。ところが、あたかも《五里霧中方針》、《曖昧方針》が科学者と医学者の共同体によって採択されたかのように、すべてが運ぶのだ。ところが、原則として、この共同体は曖昧さを忌み嫌うのではなかったか? それで結果はというと、医学者共同体がまとっている霧は、この共同体を隠すと同時に、危険のほうに引き寄せるのである。そして、あちこちに現れる情報の断片は人々を不安に陥れるには十分だが、正しく解釈されるには支離滅裂すぎるのだ。

医師または医学と決着をつけなければならない問題など何もない読者は、公式筋から発表される情報に面食らわせられる。たった一年の間に、気がかりな事件が何件起きたろうか。テストをしてみれば十分だ。

一九九三年四月。前内閣の保健大臣、ベルナール・クシュネールの依頼を受けた社会事業監督総局がその後任大臣に報告書を提出した。その中で、同監察総局は死体からの組織の摘出条件を槍玉に挙げた。そこには《整形外科または血管外科には、これらの科で行った手術から得られた篩骨《しこつ》または伏在静脈[下肢の表層静脈の血液を集める血管]をストックするための冷凍庫があるものと思われる》と書かれている。つまり、死者に対する敬意がないと書いてあるのである。

落ちくぼんだ眼窩、大腿骨の代わりに急いで箒の柄を突っ込んでおくといった具合に、摘出の終わりに行われる《修復》がぞんざいである。《ある一定の礼節は義務である。摘出拒否が表明されなかったことによって同意が得られたと見なせるとしても［一九七六年十二月二二日に採択されたカイヤヴェ法による］、皮を剝がれた人の体が見えることは許されることではない》と報告者は記している。また、組織またはいろいろな要素（とりわけ心臓の弁）の料金の決め方と流通がかなり無秩序であるとも記されている——報告書は病院の摘出医に支払われる高額の謝礼（八〇〇〇フラン［一二〇万円。一フランおよそ一五円と仮定］）にも言及している。

このようなことを黙って見過ごすべきか、あるいはきちんと秩序を与えるべきだろうか。臓器不足で困っているフランス・トランスプラン*の感動的な呼びかけにもかかわらず、臓器の提供が毎年六％ずつ減少している理由を考えたことがあるだろうか。摘出医と移植医の仕事は称賛に値するとしても、人はみな別離の儀式を通して近親者の死に近づき、身体に触れて、通夜をしてこの死を確認するということを彼らは考えたことがあるだろうか。この移行段階を乱暴に省略することはできないということを彼らは考えたことがあるのだろうか。

一九九三年十二月。四人の形成外科医が第一チャンネル（TF1）のヴァラエティー番組、《サクレ・ソワレ》に招待されて出演した。全国医師倫理審議会と医学アカデミーは動揺した［フランスでは医師の広告は禁止されている］。そして、レターヘッドに美容整形外科と印刷している医師の数が、正当な資格を持っている

＊移植医療の初期に医学部教授たちが協力して作った協会（非営利団体）。脳死ドナーからの移植臓器摘出と、その配分のためのコーディネーションを行っていた。この団体は廃止され、現在では公共のフランス移植機関がその仕事を引き継いでいる。

医師の数に比べてどのくらいいるか調べたのである。その数字は人々を仰天させるものだった。一九九三年七月一日現在、四六二人が必要な専門的訓練を受けて医師倫理審議会の認定証を持ち、フランス形成外科、美容整形外科学会の会員になっている（その副会長自身が、美容整形には《マフィア》ばりの逸脱がはなはだしいと言ってはばからない）。ところが、美容整形手術をカバーする保険契約をしている医師、つまり形成外科医でないにもかかわらず、美容整形の保険契約を交わしている医師が二〇〇〇人以上いるのである。そのうち最も著名な医師はパリ一六区［パリ一番のブルジョワ地区として知られている］にクリニックを構える静脈外科専門医で、広報担当者を雇っているとされる。液体シリコン、微粒子シリコン、ゴルテックス、しわをとるための金の針金が使われる。脂肪吸引手術は八〇〇〇フラン［二〇万円。一フランおよそ二五円と仮定］とも、二万五〇〇〇フラン［六二万五〇〇〇円］ともいわれる（社会保険からの払い戻しはない。また税務当局への申告もされない）。

このような事情から、医学アカデミーは、こうした器用な修理屋たちに《新しい器械》を警戒するように言っている。これらは《素晴らしい進歩の賜物かもしれないが、危険でもあり得る》からである。その上、医学アカデミーは、医師倫理審議会と同じく、《直接、間接の広告行為》を非難した。特にそれが《診断器具、または十分に安全性が確かめられていない治療器具》の場合である。

一九九四年二月。エソンヌ県輸血センター所長は、フロリー・メロジス刑務所［パリ南方郊外にあるフランス最大の刑務所］での献血（この献血は一九八五年八月まで行われた。併設の女性刑務所では十二月まで行われた）が、県内で異常な高率で発生している（パリで四・八％のものが一二％）輸血によるエイズ感染の原因であると認めた。

一九九四年四月。八人の眼科教授が角膜の不足を糾弾し、それを保健大臣ベルナール・クシュネールが出した幾つかの通達のせいだとする声明を発表した。ベルナール・クシュネールは医師に対し、摘出をする前に《死者の遺言か、家族・近親者による事前の同意》があるかどうか確かめなければならないと通達したのである。声明の署名者によると、オランダやアメリカ、ベルギーにある臓器バンクを経由して輸入される角膜が使われているという。免疫学的な危険がないことはない。そしてこの角膜は私立クリニックでは三〇〇〇フランから五〇〇〇フラン［七万五〇〇〇〜一二万五〇〇〇円］もの値段がつき、公立病院にかかる収入の少ない患者が少なからず影響を受けているという。この点について質された保健省公衆衛生局は、こうした現状を《不明確である》とした。

これはもちろん婉曲法を使ったのだ。新聞の読者は目をこすった。なるほど、移植臓器が足りないというのは嘆かわしい。請求金額が高すぎるというのも嘆かわしい。しかし、なぜ声明文の署名者は輸入移植臓器がどこから来ているのかという疑問を発さないのか。ボスニアで《盗まれた》角膜が、旧ユーゴスラヴィアとイタリアの間で商売になっていることを知らないのだろうか。これよりも一年前に、カモラによって子供の売買が組織され、その子供たちから臓器が摘出されているということが論議の対象にならなかっただろうか。そして、アメリカ市場向けに、同じようなおぞましいことがコロンビアとアルゼンチンで行われているということが話題にならなかっただろうか。新聞の読者はこんな記事を読んで思わず身震いしなかっただろうか。

二ヶ月後、この事態に憤慨した医師のグループに促された全国医師倫理審議会は、全国の医師に対して《厳重な注意》を払うように促した。一方、保健省は社会事業監察総局に調査を命じた（実際は、社会事業監察総局は一九八四年から政府に対して警告を発していた）。

一九九四年五月。公立病院の事務と医療責任者たちが、以前からの違法行為を暴露した。一回使用したら廃棄処分にするはず（一九八六年の通達）の使い捨ての器具が、消毒をした後、かなり使われていたことが分かったのである。《一括予算》の制約がある中では、患者への感染の恐れと毒物的な危険性を持たないのであれば、重大な規則違反などではなく、むしろ賞賛されるべき倹約であって、咎められる筋合いのものではないのかもしれない。だが政府の指令は正確かつ断固としている。しかし、指令があっても違反を回避できるとは限らない。何回にもわたって医学部の教授たちは国の予算の増大と、医療関係者による厳しい管理を呼びかけた。だが、彼らの呼びかけは届いていない。

消えゆく医師の特権

私はスキャンダルを集めているのではない。この本を書くために会った人たちはこのような事件によって私よりも気分を害しているだろう。自分の意志にかかわらず、スキャンダルに巻き込まれていると感ずるからだ。大多数の医師がもっともな憤りを表明した。しかしそこにはちょっとした不安が混ざっていた。立派な志を持って発憤しても、細かい規制を設けても、この危機的状況を回避できるとは彼らには到底思えないからだ。地方の大学病院センターの若い教授がため息をつきながら言った。

「スキャンダルですか？　私はこう答えたいですね。どうしてこれらの事件が問題にされて、ほかの事件は問題にされないのか、と。ほかにもたくさんあるんですよ。能力を確かめもしないで臨時職員を雇うことや、看護婦の不足は破局的な医療事故につながります。病院運営がもっと透明だったら、新聞にはもっとたくさんの病院関連の不祥事の記事が載るでしょう。でも病院は、しーっ！　ですから。

私のところのようなとても専門化している科に、運を天に任せたようなかたちで短期契約の医師を雇うなんて想像できますか。集中治療科で看護婦役をしている精神科医を見ましたよ。私の病院に看護助手が入院していましたが、緊急手術される前に二日間も待たされていました。またある時、女性患者を診たんですが、私が診るまで誰も大腿骨頸部が骨折していて、おまけに肺塞栓にかかっていることに気がつきませんでした」

私の目の前にいた人は、ある種の怒りをこめて、こうした不満をものすごい早さでまくし立てた。

医師たちを十把一絡げにして集団的な不名誉の責任を負わせることはばかげている。しかし、こうした事件の中に、メディアの悪意によって意図的に誇張された過ちしか見ないというのも慎重な見方ではない。実際、この種の事件は増加している。その理由は、現在、私たちの社会にはこうした事件を起こしやすい要因がたくさんあるからだ。

まず、巨大な市場（年間六〇〇〇億フラン〔一五兆円。一フランおよそ二五円と仮定〕。国家予算の半分）がある。これに対しては必ず引き締めが行われ、新たな規制が適用されるだろう。また、社会的な要求がある。そしてこの要求をすべて満足させることは到底できず、要求自体もさまざまに矛盾している。テクノロジーの急速な多様化があり、旧態依然たる特権意識にいまだ支配された職業集団がある。医療組織は幾つかのモデルの間を揺れ動き、医師の身分規定そのものも確立していない。要するに、《曖昧さ》は心理的な態度というだけではない。それはわれわれの時代のしるしなのである。

《スキャンダル》の概念にしてからがぼんやりとしていて、いろいろな出来事を含む。一番典型的なのは金銭的な詐欺だ。人工関節の闇取引などがその例である。英仏海峡に面したディエップの町の整形外科医とメーカーの社長が、原材料の値段を三〇％水増し請求したかどで有罪判決を受けた。会社は百％の利益増、外科医にはたっぷりとリベートが渡されていた。ナンシーでは県の疾病保険金庫が、大学病院センターで一万七〇〇〇フラン〔四二万五〇〇〇円〕の膝の人工関節が、幾つかの私立クリニックでは四万二六〇〇フラン〔一〇〇万六五〇〇円〕していることを突き止めた。ル・マンでは、プロリグ社の顧客である二九人の整形外科医が、常にこの会社から調達していたことの見返りとして、三年間に数十万フラン（人によっては一〇〇万または二〇〇万フラン〔二五〇〜五〇〇万円〕）を受け取っていたのを警察が摘発した。この会社の社長は、競合会社よりも二倍高い価格で人工関節を売り、しかも、在庫が切れたときは競合会社に仕入れに行きさえしたが、価格は変えなかった。そして、疾病保険金庫はこの金額を払っていたのである。

これらは分かりやすいケースだ。なぜこのようなことが起こるかというと、人工関節の価格を規制する取り決めが全然ないからである。わかりやすいケースだが、これは医療の世界だけに特に起こっていることではない。建築業界と保険業界でも、同様なケースのリベートと書類操作は普通である。ただ、あれほど《普通の人》になってしまうことを恐れている医師たちが、これほどまでに普通のことをしていることを残念に思うだけである。

賄賂となると、問題はより複雑になる。金銭的な関係が治療者と被治療者の関係を悪化させるからだ。ナンシーの医学部の著名な泌尿器専門医であるレルミット教授が財物強要、文書偽造および行使で告訴され、一九九二年に裁判にかけられたとき、教授の患者たちが証人として法廷で証言した。これは例外中の例外であり、被告はこの証言に抗議したほどである。教授が手術した一人の女性が証言した。

「教授は私のベッドに座って、現金で一五〇〇フラン［三万七五〇〇円。一フランおよそ二五円と仮定］払えと要求しました。はじめ私は払いたくありませんでしたが、夫が払うようにと言ったのです。もう一回手術しなければならなかったからです」

年金暮らしの女性の証言によると、彼女の夫は検査のときに六〇〇〇フラン［一五万円］を強要された。教授はナンシーの大学病院センターでプライベートな顧客として患者を診るときは、規定料金の三〇〇％増しを請求することがあることは否定しなかった。そして、それは自分の名声の当然の代償であると言うのだった。その他のことについては、教授は《医療権力》の陰謀の犠牲者であると考えていた。結局、控訴院は教授を執行猶予一五ヶ月、罰金一〇万フラン［二五〇万円］の有罪とした。

私は私立クリニックで起こる同じような話を幾つも知っている。そのうちの一つは、少し前にパリの植物園の近くにあるエレガントなクリニックで起きたことだ。若く、美しいG夫人はごく普通の静脈瘤の手術のためにこのクリニックに入院した。外科医はG夫人を診察し、翌日の手術のために皮膚の上から瘤のできている血管にしるしをつけた。翌日、外科医は一人の看護婦をともなって現れ、G夫人にテーブルの上にあがれという。彼女は裸で、陰毛は剃られている。怖じ気づいてしまう。外科医は彼女のまわりを回る。そして看護婦に言う。「ああ！　内股に限局性の炎症があるな……」看護婦は「はい」と言い、G夫人は顔を赤くする。そして、G夫人に言う。「せっかく麻酔をかけるんですから、これもとりましょうか？」そしていきなり、「これを一緒にとります。八〇〇〇フラン［二〇万円］です」と言った。もちろん、現金で。

G夫人はこれを断った。しかし、死んではいない。それでもいまだに思うことは、なぜすぐに荷物をまとめて、その場を立ち去らなかったかということである。

「裸だったでしょう。それにやはり手術を恐れていましたしね。コンプレックスがあって、少しでもお金があれば、きっと〝はい〟と言ってしまいますよ……」

私は公立病院でもこのような事件がよく起こっていたのを知らなかった。私は廉潔な公務員の息子で、それを誇りに思っている。逆に、そのことが私を盲目にしたのだろう。しかし現場へ行ってみると、レルミット教授は特殊なケースではないことを認めざるを得ない。それどころか、彼は人数は極めて少ないが、強大な力を持っている少数派の代表だともいえる。それだから、陰謀だといって非難できたのである。結局のところ、自分が非難の対象になっていることは、ほかの奴もしているじゃないか。奴らはほんのちょっとのことで名誉を失わずに済み、犯罪歴もなしということになっているんだ、というわけなのである。

取材中、私は信用できると思われる何人かの証人に出会った。彼らは現金を払うか（六〇〇〇から一万二〇〇〇フラン［一五〜三〇万円］）、活動内容が不透明でよく見えない慈善団体に会費を払うかしなければならなかった人たちである。金は病院内ではなく、ほかのところで払う。多くの場合、金を受け取るのは外科医だ。そして、こうした医師は皆その分野で知られた名医だった。いわば、人は伝説的なメスさばきの名手に手術されたり、診断が確かだという評判の医師に診断されることを《買う》のである。そしてこれらの医師は人に買われるままになっているのだ。それはこうした医師が金が好きだからであるし、この種の報酬に値すると考えているからである――これらの医師は私立クリニックの医師よりも給料が低く、一昔前の制度のもとで仕事をしていた病院勤務医よりも稼ぎが低い［昔は教授として公立病院に勤務しながら、自分の名声を生かしてクリニックを経営することもできたが、今は禁止されている］。思うに、このように治療費の高い医長たちの全部ではないが、一部の人たちにとって、金は天からの授かりものであるとともに、償いの象徴という意味合いを持っているのである。

このように、確実なことははっきり分からない分野であるから、人数であるとか、パーセンテージであるとかは持ち出さない。しかし一つのデータがいろいろなことを教えてくれる。ほとんど野放図ともいえる公立病院内のプライベート診療に関する規則である。これは昔から論争の的になってきた。

一九五八年、優秀な医師を公立病院に引き留めるために、病院内での部分的なプライベートな医療行為が許可された（この制度は公立病院の《常勤医制度》が一般化された一九六六年に更新された）。一九八一年から一九八六年まで政権を担当した左翼がこの特別認可に終止符を打った。しかし、その後に続いた保守党政権の保健大臣ミシェル・バルザック［女性。彼女自身、婦人科医］は、一九八七年にある条件のもとにこの制度を再開することを決めた。その条件とは、半日を一回とし、一週間に二回を超えないことと、監視委員会の設置だった。

すでに一九七八年に社会事業監督総局の調査が、《プライベートのベッド数》がインフレーションを起こしていることと、《施設使用料の歪み》に政府の注意を促している。審判は厳しかった。《公立病院内のプライベート部門は、常勤医制度を選択した医師にとって理論的な制限枠をはみ出そうとさせる恒常的な誘惑になっているために、常勤医制度の性格を大きく変えている。しかし、何もはっきりしたことが分からないため、不正をしている、または乱用しているという印象自体が弱められている》。保健大臣に当てられた部外秘の覚え書きによると、社会事業監督総局局長は多くの部長たちが「病院にゲシュタポが来た……」と言って監察官を迎えるという。

それから一五年たっても、ゲシュタポは一点も得点していない。全国疾病保険金庫が実施したもう一つの調査では、野放し状態と不透明性が支配していることが明らかにされている（この調査は年間の診療報酬が五〇万フラン［一二五〇万円。一フランおよそ二五円と仮定］を超える医師を対象に行われた）。プライベート診療の部分を引き延ばすために、一週間に半日を二回というルールのさらにその半日の細分割化。闇ベッド。水増しされた医療費。三〇〇パーセント増、またはそれ以上の診察費。患者への診察料に関する情報提供の不足（原則として、料金提示は義務となっている）。プライベートの診察をする権利を持った医師ではなく、助手による医療行為。あらゆる手口、策略が使われている。監察官は「プライベートな患者を診ることのできる医師の少なくとも一一％、病院の二三％が規則を守っていない」とその報告書に書いている。

ミシェル・バルザックが設置を望んだ監視委員会のほうは、各病院にそれが存在しないか、委員が会議に出席しないかのどちらかだった。同じ病院内でも公立部分か、プライベート部分かによって患者の取り扱いが異なる。一回の診察料が八〇〇フランとか一二〇〇フラン［二～三万円］というのはざらだ。教授の秘書は《最良の方法》で患者を振り分ける。そして、このプライベート診療部門がこの秘書を養っていることも多いのである。

全国疾病保険金庫は医師に対して六九五件の裁判を起こした。しかし、裁判をしても真実は分からないだろう。患者が恐怖し、自分も共犯者ではないかと漠然と感じて、証言しないからだ。監督官庁もお人好しではない。正しい情報を集める手段を備えている。監督官庁は監視委員会が設置されている病院で、その委員会の構成メンバーがプライベート診療を行う資格のある医師たちだけで成り立っていないかどうかチェックできる立場にある。そんな医師だけで委員会ができていたら、それは監視にはならない。また、当局は病院勤務医の大多数がプライベート診療そのものに批判的であることも知っている。これは公立病院のイメージを損なうものであり、職員全体のまとまりを乱し、組織そのものを破壊するかもしれない。ある病院では放射線医によってプライベートの患者のためにCTスキャンが使われ、その患者を救急車ですぐ隣の私立クリニックに運ぶということだって起こるのである。監督官庁はこんなことをすべて知っている。しかし何もしないのだ。

なぜか？　怖いからだ。当局も《スター》を失うのが怖いのである。スターたちにとってはこの類の特別扱いが最後の特権であり、消えゆく《医師の特権》の残滓なのである。当局は実のところ、ヤミで行われる特権乱用よりも、大っぴらに行われる特権乱用のほうがいいと考えている。公立病院内のプライベート診療は、法律をそのまま守ると採算がそれほどいいとはいえない。しかしそれを迂回すれば、すぐさまよくなる。これは明らかなスキャンダルだが、昔の幻影を持ち続け、欲求不満にかられている医師のために、その不満のはけ口として許可され、意図的に作られた固定膿瘍なのだ。

当局はこの医師たちに限られた不法空間を割り当てる。これはいろいろな自治体が界隈の悪童たちに空き地をあてがい、そこを《冒険ランド》と名づけたり、お金を使い果たしてシャトーを博物館にせざるを得なくなった貴族が、見学者たちが立ち去った後、旧体制ごっこをするのと少し似ている。私はまた、地位の高くない病院勤務医がプライベート診療をしているのを見た。これは彼らが大家であり、自分たちの技術の見返りとしてそれをお金で認めてもらいたいということを目指しているのではない。彼らは教授になる試験に通らなかったのである。プライベート診療をすることによって、エリート集団に属しているという幻想を自らに与えているのだ。

不明確さ。幾つかの芝居じみた事件も、この不明確さを消し去ってはくれない。一九九二年八月、栄光の頂点を極めたビセートル病院腎臓病科部長、ダニエル・フリエス教授（この人はフランス人としては初めてヨーロッパ移植学会の会長になるはずだった）はフランス・トランスプランの理事職を辞任した。フリエス教授は心臓移植の権威、クリスチャン・カブロル教授とともにフランス・トランスプランを支える柱だった人である。翌月、同教授は部長の職を放棄した。移植の順番を待っていたイタリア人の女性患者が、教授に金を払わなければならなかったと告訴したからである。

フリエス教授は外科医ではない。しかし、申し立てによると、一回の手術につき五万フラン〔一二五万円。一フランおよそ二五円と仮定〕を受け取っていた。教授はそれを《中傷》だとして退けた。それでも教授は《寄付金》が小切手によって自分が会長をしている協会に振り込まれたことは認め、それでパソコンとファックスを購入したと言ったのである。ここが不明確なところだ。フリエス教授がちょっとしたしくじりをしただけの罪ならば、この懲戒処分は重すぎる。教授が賄賂を受け取ったのなら、この懲戒処分は軽すぎる。彼がもっと大きなシステムを守るためにヒューズとしてとばされたのなら、この懲戒処分は曖昧だ。

スキャンダルが度を超しているように見えるとき、この不明確さは頂点に達する。その一番いい例はトゥールーズで起きた事件である。二人の泌尿器科医が文書偽造および詐欺、計画的傷害で告訴された。国際的に高名なジョルジュ・ロシニョルは、膀胱切除を正当化するために検査結果を偽った疑いがもたれたのである。そして、禁固二年の刑に処された。他にもある詐欺の一つだったのだろうか。私が質問をした医師たちはそうではないだろうと言った。

彼らが強調したことは、この事件の主犯が有名で、金持ちであり、褒めそやされていたということだった。待合室に人々が押し寄せていた。自分が受けた治療の質の高さを推奨する患者もいた。これほどの医師がどうして刑務所に入るような危険を冒すのか、と言うのである。プールを大きくするためだろうか、ベランダを作るためか？　あるいは、自分にはどんな行為も許されていると思ったのだろうか。それとも何か明確な目的があったのだろうか。いずれにしても、私が話をした医師たちは、この事件の動機は金銭ではないと言った。そして彼らによれば、手術の成功率が目的だというのである。健常者を手術すれば、生存率の高さは保証されている。そうすれば、学会でその空前の成績を競争相手の医師たちの鼻先にちらつかすことができるというわけである。

ジョルジュ・ロシニョルは自分の秘密を明かさなかった。だから私はこの仮定が正しいかどうかは分からない。しかし興味深いと思われることは、この仮定がよく引き合いに出されたことである。ということは、この医師の《イメージの失墜》の季節にあって、栄光への道は兵士のように闘って獲得するものになったということを意味するのだろうか。ということは、国際的な舞台で勝利を収め、いわば科学を材料にした西部劇——何らかの発見や、ウイルスや、新しい治療法の知的所有権をめぐる争い——の幕を勝利で閉じるためには、人々の身体を勝手に切ってもいいということを意味するのだろうか。ということは、個人的なつまらない軽犯罪や小規模に商売をしている人たちのけちくさい策略などは、どんな手でも許される死を賭しての馬上槍試合と比較したら、ほんの些細なことでしかないということを意味するのだろうか。

パストゥール研究所で生物学の研究をし、メリユー製薬［パストゥール研究所と並ぶ大手のワクチンメーカーだったが、現在この両者は合併している］の研究部長でもあるフィリップ・クリルスキーは、本格的な不正というよりは《ちょっとしたごまかし》があると言い、そこには本物の《逸脱》があると見て取っている。

「制度自体が野蛮なんです。研究者同士、テーマを盗むんですよ。生き残るための闘いです。優れた科学者がメディアによく出るのも、下心がないことなどありません。そこにはある領域を占拠するとか、権力を勝ち取るとかといった欲求があるんです。大家の仲間に入るための絶え間のない闘いです」

《医師の権力》、あの封建的な権力が崩壊し、金持ちにもなれない（ちょっとした金持ちというのではなく、大資産）としたら、医師のエリートたちにとって後に残るのは科学的な名声という権力、それがもたらすさまざまな恩恵である。もっとも大家の世界は狭き門であるけれども。

マーケティングの罠

私は疑わしい目でアベル教授を見た。教授の廉潔さは疑いようもなかったからだ。しかし彼はこだわった。口の端に微笑をたたえて。

「本当ですよ。私は主な学会に参加しています。必要だからですが、こういう学会というのは製薬会社からのお恵みがないとできないんです。どんなお金で私が五、六日シカゴに行くと思いますか？　私の三万二〇〇〇フラン［八〇万円。一フラン二五円と仮定］の月給から旅費を出せると思いますか？　それとも、絶対に支給されることのない補助金で？　いろいろな学会にはテノールがいて、その人たちがいないと学会に何の意味もなくなってしまいますが、パリの公立病院組織（アシスタンス・ピュブリック）が主催者の時でさえ、こうしたテノールの参加を保証する登録料を誰が（間接的に）払うと思いますか？　製薬会社です。製薬会社はわれわれを一人ひとり、個別的に知っています。われわれ一人ひとりに値段をつけています。私は一五〇万人の患者に関係するある病気を専門としています。私の〝市場〟はとても大切ですから、私の交渉の余地は大きいわけです。

ヘキスト社のためにパンフレットを一つ書いたことがあります。彼らはインテリです。私が書いたことは、私が考えていることで、それ以上でも、以下でもありません。私はまったく自由に振る舞いました。私のスポンサーは抜かりのないマーケッティングをしますから、私を買うことはできないと知っているんですね。この仕事の謝礼は私の科で使う遠心分離器と自動血圧測定器三台、プリンター三台、患者の教育用テレビとビデオカメラ二セットに化けました」

私は食い下がった。それで、どこに《腐敗》があるのか、と。ピエール・アベルはまったく私腹を肥やしていない。彼の研究プロトコルは将来の薬品の品質にとって有益ではないか。彼はずっと微笑んでいたが、そこにはほんの少しの苛立ちが含まれていた。

「問題はですね、私は金儲け第一主義と偽善の時代に生きているという印象があるんですよ。私のところの看護婦にしても、きちんとした訓練を受けるためにはスイスで研修を受ける必要があるんです。普通の手続きを踏んでいては、三年たっても研修のチャンスなどやってこないでしょう。それで私は製薬会社と協定を結ぶわけです。しかし、これをすることによって、私は需要をつくることに貢献しているんですよ。そして、製薬会社が手拍子を打って、あの大宴会を催す力を与えているのです。そして、全員をお客さんにする力をね。この波及効果はすごいというだけでじゃなくて、製薬会社の経営に直接影響するんですよ。役所はみんな知ってますよ。でも恥て目をつぶってます。それのほうが都合がいいからです」

製薬業界はとても羽振りがいい。総売上は九〇〇億フラン［二兆二五〇〇億円。一フランおよそ二五円と仮定］（一九九二年）で、年間成長率は八％にのぼり、貿易収支ははっきりと黒字だ。昔はもっとよかった。税引後の利益は国外市場での方がずっと多い。企業合併の動きは情け容赦がない。社会保険は財布のひもを締める。それでも、他の産業分野に比べて、製薬業界は繁栄している。しかし、このためにはすでにある薬よりも収益性のよい新薬を絶え間なく売りつけるという条件がある。販売方法が強引なのはこのことによる。現場に近いところにいて、他社とは異なることを執拗に試みる。

こうしたゲームを知り尽くしている営業担当責任者のエリアンヌ・ミシェルが、私にそのルールを伝授してくれた。

「マーケティングの戦略は、まずある一つの処方目的に分類されている製品の消費量を調査することから始まります。その結果が同じ処方の他社製品の消費量と比較されるのです。そうすることで医師と営業部員を同時に評価することができます［フランスは完全に医薬分業。医師は処方し、患者は処方された薬を薬局で買う］。私たちは世論調査会社みたいな役割をする道具を持っています（調査の対象になるサンプルができていて、回答率はとてもよい）。医師一人一人にコード番号がついていて、その処方が0から800までに評価されます。ですから、営業部員は薬品のカテゴリーと地方、県ごとに自分が会いに行く医師のプロフィールをとても細かく知っています。

医師にある薬品を処方してもらうための戦術は、何らかのかたちで報酬を払って、〝治療テスト〟を依頼するのです。医師は〝継続治療票〟という用紙に必要事項を書き込みます。患者はそのことを知らされます。これはユリエ法という法律が最近できて以来、義務になっています。ある薬を投与する研究プロトコルがあるとしたら、それは患者の同意なしにはできません。最初はみんなブツブツ言ってましたね。営業の難しいところは、ある薬品の名前が処方を書く医師のペン先に立ち現れるまでもっていくことです。営業部員が直接薬品の名前を名のることもあります。「失礼します。わたくし、アルファティルと申します……」なんてね。

開業医と病院の違いは、それはもうはっきりしています。病院では要求されるレベルが高いですし、営業の話もずっと技術的になります」

ここでもすべて曖昧である。地方で一般医をしているマルセル・ルムーが、《獲物》の視点（彼は狩猟が好きである）からユーモアを交えて話をしてくれた。

「あれは倫理にかなっていますかね。それはね、製薬会社がお膳立てして、私ら一般医たちが出会ったり、セミナーのかたちをとった贅沢な食事会なんかがあるんですよ。それをダメというのではありません。私なんか、シャンペンを半ダースもらって、それを飲んじゃうことがありますからね。それよりも頻度は少ないですけど、私が〝小者〟だからでしょうか、旅行をプレゼントされることがあります。これもセミナーのかたちをとっているんですがね。でも、旅行となると私も警戒しますよ。借りがあるという感じになりたくありませんからね。

治療テストですか？　あれは冗談ですよ。私は自分でその薬をこれまでに処方したことがあるかどうかを見て、処方したことのある薬なら、テストします。プレゼントは受け取りますが、小切手はもらいません。医者がアメリカや日本に招待されることがありますけど、私はそれほど大物ではありませんから、そういうことはないです。それでも、仲間たちと一緒にハンティングには誘われますね。画期的な新薬というものはそうあるものではありません（あるとしたら、それが市場に出てくるのにはしばらく時間を要します。というのは、そういう薬は外国から来ますから、政府は自国の製薬会社と共同でマーケッティングした後じゃないと、販売許可を下ろさないですから）。それから、ベテランの営業がいます。彼らのことは一〇年も、一五年も前から知っていて、一緒にハンティングしたり、釣りをしたり、新しいワインを飲んだりしますよ。彼らは時々やって来ては、こう言います。〝地方支社からの圧力は、あんたには分からないだろうな。パリの本社が督促してきたんだ。あの薬を、あんたがちょっとでも使ってくれたら、ぼくはブラジルに褒賞旅行ができるかもしれないんだよ〟。彼の薬がほかのに比べて悪くないなら、処方します……」

こうした証言は、《反プレゼント法》といわれている一九九三年一月二七日法第四七条が施行される前に聴いたものである。パニックの風が開業医と病院勤務医の間に吹き荒れた。《諸君！　今年、君たちの少なくとも五人は刑務所で寝ることになるだろう！》とパリの大学病院センターの長老教授がからかってみせた。絶望の波がレストラン業界と旅行業界を襲った。プラハでのシンポジウムが寸前のところでどれほどキャンセルされ、ただの販売説明会に取って代わられたことだろう。規定通りに医師倫理審議会に届け出がなされる《研究、評価活動》によって生じる費用以外、突如として違法になってしまったのだ。

たまたま雷鳴は私がちょうど学会という儀式に参列している時にとどろいた。その晩、レストランで、製薬会社の社員たちが私の耳元に囁いた。《ゆっくり食事してください。倫理審議会には知らせてあります。ルール違反じゃありませんから》。私は静かに食事をした。それでも私のまわりにいた人たちは落ち着かなかった。そして、それぞれが面白い話をしはじめた。一〇〇〇人の心臓専門医が（一〇〇名あまりのガン専門医の後に）北京に招待された話。消化器専門医のあの有名なナイル河のクルージングの時、フェラッカ船（大三角帆をつけた小型帆船）上でディナーをとった話。オフィス用品とか、パソコン、電子手帳等々のプレゼントの話はこの時には出てこなかった。

製薬会社の管理職で、意地の悪い連中の何人かは、サービス合戦のエスカレートが止むことは製薬会社としても悪くないと思っていると私に言った。彼らも、契約に自動的に特典がつくことは常軌を逸していると判断し始めたのだった。内視鏡の大会社の営業部員が私に打ち明けた。

「特に私立クリニックではそれは本当に腹立たしいほどの状態になっていましたね。公立病院では違っていましたけど。私は部長たちをよく連れ歩きましたよ。現金を渡すのは、普通はフィルムなどの消費材が関係するときです。放射線医はいい時代を知ってますよ……」

これは注目すべき発言だ。腐敗の主導権は買い手側ではなく、売り手側が取ったものなのだが。こうした餌にかからないある私立クリニックの院長が私に語ったことによると、スウェーデンの会社の営業部員は、器械を試しもしないうちに、家族と一緒に北欧旅行をしないかと誘ったそうである。

マラケシュへの週末旅行とか、リベートとかよりずっとたちの悪い行き過ぎが行われていることは事実だ。そういう行き過ぎは医師と患者の関係に直接影響してくる。たとえばある一定の処方量に達するとふんだんな手数料をもらうという一般医がいた。その薬を処方しましたよという証拠に、彼らは処方箋のコピーを営業に渡していたのだ。これは医師の職業倫理に二重に汚点をつけるものだった。つまり、これによって医師という職業にとって大変重要な《処方の自由》を放棄することになる。そして、医師の守秘義務は、見事に裏切られてしまったのである。医師倫理審議会の当時の会長だったルネ博士には、このことがショックだった。一般の開業医たちにとっても同様である。

一人の医師が父親とヴァカンス先で合流した。そして、息子の驚いたことには、父親が心臓病にかかっていたのだ。少なくとも、父親はそう信じていて、その証拠だといって、医師が出した処方箋を見せた。この医師はそのあたりに新しくやって来た医師で、患者の家族の中に医者がいることを知らなかったのだ。息子が分かったことは、突然心臓病の患者になった自分の父親は、その当時スター級だった薬品の売上げに協力させられたのだということだった。それはそれほど強い薬ではなかったけれども、心臓病にさせられた患者を不安にさせたことには変わりがない。

私は過去形でこれらの文章を書いてきた。第四七条は一人も刑務所に送り込まなかった（この法律によると、刑は罰金五〇万フラン［一二五〇万円。一フランおよそ二五円と仮定］、懲役二年、医師資格剥奪二年というものである）。小さなプレゼントは少なくなった。特に公立病院で助成金やその他の報酬を通過させる機能をもっていた〝協会〟（非営利団体）の活動内容はより透明になった。しかし事件は起こる。

世界保健機構から支援されていたNGOが、《ミルクタワー》スキャンダルを暴いた。大量生産のミルクを使う見返りに、多くの産科クリニックが、赤ん坊一人につき一〇〇フランから三〇〇フラン［二五〇〇〜七五〇〇円］を受け取っていたのである（これが時には六〇〇から一〇〇〇フラン［一万五〇〇〇〜二万五〇〇〇円］の時もあった）。六人から八人の赤ちゃんをあるミルクからもう一つのミルクに《改宗》させると、赤ちゃんの更衣用テーブルをくれる。私立クリニックや小児科医のところでは、一〇人の赤ちゃんの改宗をはかると、旅行とかクルージングに招待される。この業界では販売促進予算は年間総売上額の一〇％から二〇％にも達し（ネッスルがトップ）、それは二億フラン［五〇億円］ほどになる。しかし、次第にその激しい競争もゆるやかになりつつある。

あのいまいましい四七条自身、一つの省庁間通達で和らげられた。ちょっとしたプレゼント（ペン、ディクタフォン）、カクテル、ビュッフェ、レセプションは大目に見られることになった。旅行への招待も同様である。ただし対象は医師だけで、その家族らは排除される。処方箋の買い取りは厳しく禁止されたままだ。協定書の受託者が医師倫理審議会であるという条件で、スポンサーが研究と研修に金銭的援助をしてもよい。重要なのはこの最後の点である。

製薬会社は鬼でもなければ、悪魔でもない。私立と公立、企業と国家の間の争いには、もうずいぶん前から時代遅れなイデオロギー上の論議はなくなっている。しかし、である。誰の目にも明らかな行き過ぎは正してあるものの、この通達の規定には依然として不明な点が残されている。それぞれの病院の質に関わる重要な要素である研修が、利益を追求する企業と密接な依存関係にあるということには矛盾がないだろうか。公立病院における研究が、計算ずくで、移り気なスポンサーからの財源提供の成果であるのは矛盾していないだろうか。各県の医師倫理審議会は、あまたある関係書類を克明に検討する手段を備えているのだろうか。

私が製薬会社の問題を引き合いに出すのは、スキャンダルにスキャンダルを付け加えるためではない。私は医師集団が、他の社会的な集団よりも健全であるという確信をもっている。しかし、彼らが呼吸する時代の空気が健全ではないのである。

《スキャンダル》というのは、つまるところ、うまくコントロールできない大きな変化の兆候なのだ。部隊の主力が小規模な退却の動きの犠牲になることがよくある。ごくわずかな少数派が自分の欲求を満足させるために、時代の混乱を利用して得をするということもよくある。いつものように、危機を改善できるかどうかはもう一方の少数派に依存している。危機を否定せず、危機に面と向かい、黄金時代を懐かしがらず、伝統の衰退、封建制の瓦解は破局ではなく、むしろチャンスだと思い切って言うあの少数派である。

代替療法の奇跡

あなたは気分を変えたいですか？　職業倫理の厄介な問題を避けたいですか？　あなたは、夜、静かに眠りたいですか？　訴訟を避けたいですか？　ジレンマを、社会医療問題を、技術至上主義を、家族の圧力を避けたいですか？　専門医になるためのあの過酷な試験を受けずに専門医になりたいですか？　もう一つ何か適当な手段を増やして、月末をうまく切り抜けたいですか？　私は医師に質問をしている。しかし、医師はもう答えを知っている。《代替》療法である。

私の意図は科学的な論議に入ることではない。私はこの問題についてあらゆることを聞いた。チューブいっぱいに詰め込まれたホメオパシーの薬品を女性患者の前で呑み込んでみせて、そのチューブの中味はまったく害にならない物であるということを示した一般医を私は見た。私は陽気なシャーマンが私に披露してくれた収集をざっと見てみた。この男はたった一人で鍼灸医、ホメオパティスト、虹彩《こうさい》診断療法医、電気療法医、生物療法医、耳のツボ療法医などなどのすべての役割を兼ねていた。彼のところには憂鬱症や喘息、結腸疾患、リウマチ、気管支炎、不眠症、関節症、乾癬《かんせん》、耳鳴り、偏頭痛、肥満症、失禁症、ニコチン中毒などなどの患者たちが大挙して押し寄せている。私は虹彩の写真を写されるにまかせた（しかしその後、左側の黄道帯のような写真上の四時から五時の間、獅子宮のあたりの領域に急性心臓疾患を示す兆候が見える、ということを私に書いてこなかった。従って私は、一目見ただけで、私の心臓は元気よくポンプの役をしているのだと結論づけた）。そして私は肺を吐き出すと思われるほど激しく咳こむ女性のお伴をして、パリのある病院の救急部に行った。この女性は咳の発作の合間に、抗生物質は《自分の信念》に合わないと言うのだった。

私は問題の核心についてはは何も言うことはないだろう。それは私などには立ち入ることのできない世界である。しかし、この現象の広がりについて触れてみる。現在、七〇〇〇〇人の医師が《特殊診療》を掲げている。これは一九八〇年の倍だ。そのうちの三分の二が社会保障制度が決めた診察費を超える料金を請求できるグループ2の医師で、大部分は大都市で開業し、超過する部分の報酬は彼らの収入の三〇%ほどになる。このうち、医師倫理審議会が認定しているのは鍼灸とホメオパシーだけである。オステオパシー［診断をするときに、筋肉と骨格に重点をおく方法］という表示は看板にも、レターヘッドにも記してはいけない。

医師の資格をもっている脊椎療法士、脈官療法士など《なんとか療法士》については、全国社会保険金庫が一〇年以上前から彼らの活動を認めてはいるものの、科学的な必要性は認められていない。社会保険金庫側の言い分はとても分かりやすい。つまり、こういう医師たちは報酬をいくら請求しようと（超過分は患者が自己負担する）、薬品をあまり処方しない（《普通》の一般医より三分の一少ない）。そして医師を頻繁に取り替えてさまよい、検査に検査を重ねて社会にとってとても高くつく患者を留め置いてくれる、というのである。社会保険側の寛大な計らいは、科学的な根拠を重要視する大学の寛大さよりも遥かに大きいことになる。このことは医師と同数の一五万人いて、医師と対抗しようとしている（と言われる）民間療法士とは何の関係もない。

私が聞いた議論はみなほとんど同じだった。《非妥協派》の人たちは《代替医療は科学的なデータがない》と言う。《人は精神と身体から成り立っている。病院は人を輪切りにし、動物のように取り扱うようになった》と《代替医療派》は反論する。医学専門誌には攻撃的な文章があふれている。*La Revue Prescrire* 誌で手紙が掲載された一人は、あるホメオパティストの発表に憤慨している。このホメオパティストはある会議の席上で、エイズキャリアが真性患者になるのを避けることができる、《うまくバランスを取れば》、キャリアは守られると言ったのだ。では、どのようにバランスを取るのか。《エイズウイルスのなかにサソリの毒に含まれる蛋白質P24があることが分かった。従って、エイズ患者にサソリの毒の希釈溶液を投与すればいい。

このようにして、患者は真性患者にならずにすむ……》

人々（ホメオパティスト自身も含む）の怒りを買うこのタイプのペテン師を除いて、ホメオパティストとは反対のことを行う《逆症療法医》に対しては意外に無関心なのが私には驚きだった。大学病院センターのある部長が私に言った。

「困るのは、そういう連中が自分たちのやり方を固く信じて、疑わない場合です。彼らがくそまじめで、徹底主義者だと、私たちが重症患者を背負い込むことになります」

消化器専門医が付け加える。

「私は具体的な指標しか信用しません。つまり、何でもいいんですが、それがうまくいっているかどうかです。私たちは結腸の機能障害で行き詰まっています。ホメオパティストでも、鍼灸医でも、何でもいいです。患者の症状をよくしてくれるのであれば、私はそれを支持します」

「強い化学療法を施行するときなど、私は患者が自分をリラックスさせたり、気持ちを楽にさせたりする人とコンタクトすることについては、それはいいことだと思うので、何も言いません。鍼灸を勧めることもあります」

一般医の間にも同じ科学的な懐疑があるけれども、反応はもっとはっきりしている。自分の患者が金持ち層で、自分も金持ちの一般医は、大体のところこんなことを言う。

「あの人たちは、まあ、ほら吹きですな。それでも、私らの時間を無駄遣いさせる、ああした心身症の患者を片付けてはくれますがね」

患者がじり貧状態で、窮地に陥っている一般医は、毒づく。

「連中は私たちから奪った患者を引きつけるために、導師になり済ましているほら吹きですわ。彼らは自分たちの万能薬の中に抗生物質を混ぜているんですよ。曲芸はそれでお終い」

代替医療を行う医師には二種類いる。情熱派と、欲求不満派だ。

ガブリエル・サブロンは呼吸器専門医で、仲間の医師とグループを組んで診療所をもっている。彼は長い道のりを経て鍼灸に到達し、それを悔いてはいない。

「開業して数年間は、たくさん喘息患者を診ました。でも、自分の治療に全然満足していなかったのです。ちょっとした偶然で、中国人の鍼灸学校の講師たちと繋がりができたもので、三年間の課程に通いました。一年間に四〇回、土曜に講義がありました。中国語を習い始めました。そこで行われていることをよく理解するためです。喘息に関しては、西洋医学を学んでいなくてはいけないんですけれども、結果はプラスです。皮膚病とか、腹痛とか、神経から来るちょっとした疾患については全部プラスです。ツボを見つけたときのうれしさといったらないです。今でも思い出しますが、チックがあって、どもって、鼓腸《こちょう》のあった子供がいました。ツボに鍼を立てると、治ったのです」

この鍼の一撃は万能薬だろうか。ガブリエル・サブロンは慎重だ。

「その他の呼吸器疾患については、あまり効きません。ほかのもっと強力で、効き目の速い方法があります。それでも、鍼灸を学習したことで、医療に対する姿勢が変わりました。今、私は患者に長い時間をかけて質問をします。その後はもう話をしません。患者に自分自身に立ち返ってもらうためです。一人の神父のことを思い出します。首がねじれて、痛みがありました。その時、彼は信仰を失って、とても苦しんでいました。私は鍼を使って、慰めようとしました。治りませんでしたが、その前まで、私は形而上学的な問題で首が曲がるとは知りませんでした……」

ガブリエル・サブロンは冷めた微笑を浮かべながら言う。

「代替療法に向かう医師の八〇％は、その動機として金銭か、神秘的な資格の獲得かのどちらかをもっています」

アラン・ルナンの道筋はまったく違う。若い一般医である彼は、まず産業医の仕事と休暇を取る同業者の代診をしていた。たくさん駆けずりまわったわりに、稼ぎは少なかった。もっと余裕のある生活をしたいという欲求と、この報酬の少ない仕事とは合わなかった。鍼灸のセミナーに行ってみようかというアイデアが湧いた。次に、ホメオパシーをかじってみた。そして、彼は競争の激しい中都市のど真ん中で開業したのだった。彼は言う。

「一九時三〇分からは電話で連絡できませんと留守番電話に録音したときが、私の生涯で最も素晴らしい日でした」

医院は繁盛し、一人の同僚にも来てもらった。病院の宿直も、往診も、自宅待機もなくなった。彼はさらに守備範囲を拡げていった。リヨンでの耳のツボ療法の研修、虹彩診断療法の研修（「これは百%正確な科学ではありませんけど、稼ぎになりますから……」）、植物療法と、芳香療法を少しずつ。アラン・ルナンは嫉妬する同業者の嘲弄に耐えた。ラジオに出演し、地方の鍼灸医組合の会長になった。彼は《大慌てで養成された》エセ鍼灸士を追い払う。彼は獲得した免状を待合室に飾っている。彼は同じ県内で鍼灸治療をする六三人の医師を激しく非難した。六三人のうち、いくら少なく見積もっても五〇人は《いかさま師》なのだと言う。

彼はやや怪しいエネルギー、怒りに満ちたエネルギーをもって自分の知識を擁護する。彼は医師倫理審議会が自分を専門医として認めることを望んでいる。彼は《一般医たちが階層の一番下に位置している》ことを思い出してもらいたいと言う。自分たち一般医は傷やおできを治すだけの医者ではない、と叫ぶ。私たちは無責任ではない。ガン患者を診たら、どこかの病院に送り届ける。しかも、私たちは重い病気も治療できるのだ。関節症は重い病気だ。不眠は重い病気だ。私たちはこういう病気をうまく治療できるし、ほかより安い。私たちは扁桃炎と抗生物質の悪循環をストップできる。痛みを和らげることができる。免疫学的には、エイズ患者とガン患者にホメオパシーで補足的な治療を与えることもできる。

私は虹彩診断療法のマニュアルと私の対話者が提出した鍼灸についての博士論文、幾つかの処方（風呂の中にスルフォニル・モナルを一袋溶かし、全身の関節をゆっくり動かしながら二〇分浸かる）、トイレとスポーツ選手の更衣室を消毒する調合精油、時間生物学（われわれの病気と気分への時間と天候の影響を研究する）の誘惑的な展望をまとめた一冊を手にして診察室を後にした。

あれは美しく、快適な朝だった。その朝、私は代替医療を実践する医師の定理を発見した。病人が治癒すれば、それは彼のおかげである。治癒しなければ、彼の意に反してである。そして、さまざまな治療法を求めている病人への忠告は、一回の診察料が二〇〇フラン［五〇〇〇円。一フランおよそ二五円と仮定］以上なら、止めたほうがいいということだ。

偽薬でも効果があるということが、フランス人の代替医療への信奉の原因になっているのかどうか私は知らない（二人に一人は代替医療にかかっている）。私が知っていることは、《非妥協派》の医師たちが調査・研究を行った時、偽薬が三〇％のケースで効き目があり、それが薬品ヒットパレードのトップに偽薬を押し上げたということである。私は限りなく精緻な研究（ある実験対象集団に〇・〇三七％の格差があり、他の集団にはなかった理由の追及）をすることができる《非妥協派》の医師たちが、なぜこの神秘的な効能の解明に全力を尽さないのかが分からない。しかし、経験からして、私の印象は次のようなものである。代替医療の《守備範囲》は、ある種の医師にとっては逃避、または穏やかな断絶としてある。その他の大部分の医師にとっては、処罰されないこと、収入、満足感（口コミで集まる患者！　これはなんという歓びであろうか）、資格（これは認められていることを確認されもせず、確認することもできない）、それと、快適な生活だろうか。

私は代替医療が流行であるとは思わない。代替医療は呪術的医学の強く、深い伝統に根ざしている。そして、代替医療は呪術的医学が遠ざかったことを歓迎している。代替医療は大学病院の医学の逆のかたちであり、期せずして出現したのである。代替医療は死と社会的状況、ノスタルジー、国家の制約、階級、製薬会社、検査、研究プロトコル、二重盲検法、医療ミス、敵対関係、恐怖から解放された医学だ。既存の医学のためらいを栄養としている医学であり、不明瞭さがある限り、幸せな日々が続く医学でもある。代替医療は理想的な装飾を見つけた。不明瞭さを美徳とする衣裳をまとっているのだ。そして、病人と医師に共通する動揺をよろこんでいるのである。

10章　医師たちの明日

マンハッタンのワシントン・スクエアは学生とインテリが集まるグリニッジ・ヴィレッジのはずれにある。そこまで来ると、突然高層ビルが少なくなり、しばらくするとまったくなくなる。そうして今度は、列柱と入口に階段がついたレンガ造りの家が並ぶようになる。ここはヘンリ・ジェームズとエドワード・ホッパーの影が漂っている。この界隈で周辺の建物を校舎として併合しながら、キャンパスが少しずつ大きくなっているニューヨーク大学が、通りいっぱいにその旗をなびかせている。公園と呼ばれるところは名ばかりで、木も何も生えていない。子供は子供用の場所で遊び、犬は犬用の場所で遊んでいる。芝生の生えたキャンパスの古い品のよい建物の目と鼻の先で、黒人の売人がごく自然にクラックはどうかと近寄ってくる。

ヴィクター・ロッドウインのオフィスはニューヨーク大学が占拠した美しい建物の一つの屋根裏部屋にあるが、この人はアメリカ人としてはちょっと変わっている。大学人として変わっているし、医療を対象にした研究者としても変わっている。音楽と経済学のマニアなのだが、ちょっとした偶然から医療社会学の分野と出会った。二〇年ほど前から、彼はアメリカの制度を外国（イギリス、カナダはもちろん、サン・ペテルスブルグがまだレニングラードと呼ばれていた時代のロシア）の制度と比較している。そして、同様の研究をしている人たちの中で、フランスの医療制度を最も熟知した研究者になったのである。フランスでもジャン・ド・ケルヴァスドゥエの監修で、今では古典となった *La Santé rationnée? La fin d'un mirage*（『医療は配給制になるか？　幻影の終焉』）に共同執筆者の一人として加わっている。そして最近では、アメリカで、ニューヨークとパリの公立病院の驚くべき比較研究を出版した。

私は社会保険制度の赤字の《穴》の底に降りていく資格はまったくない。さらには、誰の目にも明らかな幾つかの真実を振りかざして、《穴》の底から出てくる資格もない。従って、ヴィクター・ロッドウインに尋ねて、少し距離をおいて問題を見てみようと考えたのである。危機が深刻なとき、いろいろな迷いがあるとき、不明確であるため、何が正しいのか分からないとき、外部の公平な視線は貴重である。おまけに、ヴィクター・ロッドウインの視線は本質を見抜くのである。

ニューヨークのことについて触れた。彼の地は怒濤のごとく社会問題が噴出している。パリには、厳しい状況下にあるパリ周辺部を含めても、あのような現象はない。その現象は何かというと、ホームレスが八万人、猛威を振るう結核の伝染、子供の四〇%が極貧下で生活していること、エイズ、麻薬、住民のうちの一八%が社会保障の恩恵をまったく受けていないというようなことである。

景気回復が始まったとはいえ、まだまだ先行きは遠い。それに、アメリカでは、公立病院は一番たくさん患者が押し寄せるにもかかわらず、社会的な評価は最も低いのだ。公立病院には先端的な研究と質の高い教育はないか、あるとしてもとても誇れるものではない。公立病院が私立大学の医学部に提携を持ち掛け、その医学部の設備を利用しようとする。フランスでは大学病院センターが研究と教育を独占している。その設備は営利目的の私立クリニックのそれと同等か、あるいはそれ以上だ。

図式は簡単なように見える。それは明らかに二段構えの医療である。しかし、ヴィクター・ロッドウインはそこにニュアンスを付け加える。

「その通りなんですがね。私の国は大まかにいって地球上で最も豊かな国ということになっています。そこでは、金持ちが公立病院に入るのは急死した時だけです。しかしですね、彼らが不安になるのは間違いです。救急医療に関しては私立より公立のほうがいいんですよ。例えばマンハッタンで誰かが私を撃つとします。これは決してあり得ない仮定ではありません。それでベルヴュ病院に運ばれるほうが、私が生き延びるチャンスは多いのです。ベルヴュ病院の救急専門医は、特に外傷に関してはどの病院よりも経験豊富です。彼らは銃撃による負傷者を十二分に一人の割で受け入れているからです。

こういう場合、パリでは多分学部の学生か、インターンがまず診るでしょう。ニューヨークでは、患者を最初に診る医師のレベルはとても高いのです。救急はちゃんとした専門科、高度な専門科と見なされています。ところがパリでは、専門分野の中のかすでしょう」

そしてヴィクター・ロッドウインは揶揄するように言う。

「フランスの制度は一番平等にできているとよく言われますよね。ある意味では、それは明らかな事実です。ところが、万人に開かれているこの平等な制度をもっと詳しく調べてみると、これが大きな不平等をかかえていることが分かります。それで、この不平等については全然研究が行われていません。

まず、それぞれの科によって設備に大きな差があります。また、それぞれの病院によって設備に大きな差があります。そしてこれらの病院の患者たちは不平等に振り分けられています。つまり、社会的、職業的に一番余裕のある人たちは先端的な診療科にかかります。管理職層が直接専門医に診てもらって、労働者層が一般医にかかるのと同じですね。こういう現象は避けられないのかもしれません。それでも私が疑問に思うのは、なぜこの現象が隠蔽されているのかということです」

こういう指摘をしたからといって、ヴィクター・ロッドウインが愛国主義者であるとか、ウルトラ・リベラル派であるということはない。彼はアメリカの制度は「狂っています。完璧に狂っています」と言う。「一般的に、雇用者が被雇用者の健康保険を買います。私の大学は私をカバーする保健のために一年に四〇〇〇ドル支出しています。そのうえ、掛け金は毎年上がるわけです。保険会社がリスクを保険料に転嫁するからです。結果はどうなるかというと、保険会社の顧客が保険会社に医療費の出費の抑制や、さらには調整を依頼することになります。検査はそれがきちんとした根拠があって行われたのかをチェックするように頼むわけです。これは払込み金のインフレと医療費管理の双方が追いかけっこしているようなものです。このすべてが極端な疑いと果てしのない裁判という環境の中で行われているのです。馬鹿げているでしょう。これに対する納得できる説明は一つしかありません。この国の歴史です」

ビル・クリントンはこの問題を指摘して選挙での人気を獲得したのだ。メディケイド計画（貧困者、失業者向け援助）とメディケア計画（高齢者向けの医療制度）の後、クリントンは一九九七年までにアメリカ国民全員が被保険者である権利をもち、国庫補助を受けた医療制度を利用できるようにしたいと考えていた。これは三七〇〇万人の患者を余計に負担するということを意味している。しかも、これを予算もほとんど増額せずにしようとしたのである。ではどのように実現するのか。《請求の引き締め》によってである。産業界に強制される《拘束衣》と高価な贅沢品と考えられている医師の選択によってである。将来できるはずの《地域医療計画》では、その加入者が個人開業医（有料）かサラリーマン医師（無料）を選べることになっていた。クリントンは失敗したが、これはフランスの医師たちの議論を刺激する問題だろう。彼らは黄金時代を回顧し、処方の自由を維持したいと願い、ますます強くなる行政の支配に対して蜂起せんばかりなのだから。

ヴィクター・ロッドウインはフランスの医師の不満とアメリカの医師のそれを比較している。それでも、アメリカの医師は裕福だ。

「アメリカの医師の平均収入が一年に一六万五〇〇〇ドル（必要経費差し引き後）なのにひきかえ、フランスの医師は七万ドルです。お金が社会的な評価を決める国では、この差はかなりのものです。それでも彼らはフランスの医師よりも幸せでしょうか。そんなことはありません。アメリカの医師はずっと厳しく監視され、民間と役所の官僚主義に煩わされています。彼らには収入がたった一つの慰めなんですよ。それを除いては、彼らは仕事上の自由を奪われていると考えています。

フランスの医師は、自分たちの医師としての権限が、アメリカの医師がもっている権限に比べて、どれだけ広範囲に広がっているか分かっていません。それにひきかえ、フランスの病院長には権限が欠けているので、こっちの院長がほとんど滑稽だと考えるほどです」

一九八〇年代初頭から、比較広告を含めて、医療に関する広告が認められるようになった。競争を奨励して、独占状態を防ぐことは正当なことと思われたのだ。監督官庁は、毎年、アメリカの六〇〇〇の病院における死亡率を発表している。この数字には説明が必要であり、患者の年齢や、少しずつ詳細に分かってきたさまざまな情報に従って調整されるようになった。これらの数字は誰でも手に入れることができるが、それは医療関係者がそこから教訓を引き出し、医療活動の透明性の実現を推し進めるためである。フランスの医師は院長と、スキあらば自分に襲いかかろうとしている弁護士の群れと、素人に暴露される成績表との間に挟まれて、にっちもさっちも行かなくなっている自分の姿を想像できるだろうか。

ヴィクター・ロッドウインは究極の矛盾を説く。

「私と同じ専門分野の一人に、フランスは国の力が強く、分裂している医師を押さえつけているという人がいます。私はそういう感じを持ちません。医師たちは分裂しています。それはアメリカでも同じことです。それでも私が考えるには、フランスの医療制度は実際はアメリカの制度よりもずっと〝自由〟です。というのは、自由業としての医師の仕事のかたちは、アメリカには一〇分の一しかないからです。

フランスの自由業としての医師の仕事は国家にコントロールされた医療になっているでしょう。供給の構造としては自由だけれども、国から財源が出されているわけです。自由経済の見地からは、これは論理的に矛盾していています。ところが、アメリカにおける規制は、それが国家が行うか、保険会社が行うかの差はありますが、フランスよりずっと厳しいです。例えば、アメリカ政府は老人の医療費総額を決める厳格な法案を採択させました。世界で最も豊かなアメリカでさえこうなのですから、いつまでフランスが医療費に対する財政上の規制から逃れられるか疑問に思いますね」

ヴィクター・ロッドウインによると、アメリカの医師は診療上の自由裁量と交換に、ある一定の減収を認めるだろうという。これはビル・クリントンによって提案されたアメリカ医療安全法の結果である。医師の雇用主は舌を出すだろう。弁護士事務所は訴訟がしにくくなるだろう（透明性はよくなるが、彼らの支払い能力は低下する）。世界で最も収入が少なく、最も厳しく干渉され、軍隊のように団結していると信じ込んで疑わないフランスの医師に、マンハッタンに行ってみてはと勧めたい。心なごむ国フランスは、彼らの帰国後、さらに快適な国と映るだろう。

過剰、濫用、不正の伝統

一般的に言って、私が医師たちの中に観察した態度は、その昔はやった兵隊もの喜劇の台詞「わしゃ、そんなこと知りたくないぞな、もし」に要約される。それは人が遠回しに《デリカシーのなさ》と呼ぶものである。

一九九四年五月、全国疾病保険金庫によって社会保険における大がかりな詐欺事件が暴露された。またしても起こった詐欺事件だった。人工関節を販売する一〇社ほどと、二〇〇人ほどの外科医が巨額の水増し請求事件に関与している疑いがあった。巨額というのは、損害額が四〇〇〇万フラン［一〇億円］から一億フラン［二五億円］と推定されたからである。しかし、問題はもっと根深く、さらなる拡がりをもっている。というのはこの不正は良心的な医師にも、つまり金銭に関してはまったく無関心で、研究への情熱だけが命のような研究者にも波及しているからだ。

証拠として、ある学会の一場面を引用する。発表者は肝臓移植を受けることのできた患者四〇人と、受けることのできなかった患者四〇人を比較検討していた。それによれば、回復が著しいのは移植を受けた患者のうちの三％だった。会場の一人が手を挙げた。

「その結果は無視できないけど、その三％の回復に対して、移植が人的にも金銭的にも、どのくらいの投資に相当するのかを考えなければならないんじゃないかな？　それだけの結果にそれほどの投資をするなら、ほかのことに投資したほうがいいと思うけどね」

発表者は顔が真っ赤になった。

「何を言ってるんだ、君！　またいつものような質問をしないでくれ！」

質問者は的の外れた反対意見を言う者として知られていた。彼はコスト感覚を主張する厚かましさを持っていた。学者同士の学術的な議論——知識に値段はつけられない——の場では軽蔑すべき厚かましさを持っていたのである。

「そんなことは知りたくない」。十一万五〇〇〇人の開業医が六年の任期で地方の代表を選出する選挙（一九九四年春）で、フランス一般医組合が一般医の部では五九％の投票率を獲得してトップに立った。医師の組合の中で一番若い、熱気にあふれたこのフランス一般医組合は、古くからあるフランス医師組合総同盟を大きく引き離した（フランス医師組合総同盟は専門医の間では多数派である）。この選挙結果を歓ぶべきだろう。しかし事態は思わぬ方向へと転じた。フランス一般医組合が、国と社会保険と医師との三者協定にサインしなかったのである。

《カルテ》計画（当初は重症の老人向けに、ついで被保険者全員に適用される。患者に手渡される《パスポート》が最終的にはマイクロプロセッサー付きのカードになる）が発効しようとする時に、一般医は自分たちの代表本部に交渉内容、および協約そのものを拒否するように圧力をかけたのだった。医師の世界はさらなる激震に見舞われた、つまり、フランス医師組合総同盟の会長、ジャック・ボーペールの辞任にまで飛び火したのだ。ジャック・ボーペールは一九九二年に会長になった人だったが、当時の保健大臣が《歴史的》と評価した協定の調印へ傾いたことで、辞任に追い込まれたのだった。毎回、いつも同じドタバタ劇が繰り返される。これは競売価格を競り上げられて、治療する側も、治療される側も全員が損をするようなものである。

「そんなことは知りたくない」。医療支出については、フランスは世界で第三位を占め、国内総生産の九・一％を医療に費やしている。この調子で行くと、人々は食費と同じほどの額を医療費に注ぎ込むことになるだろう（現在のところは一八・九％と十二％）。仕組みは暴走し、医師の数の増大が診察回数の幾何学的な増大を招く。こうした医療費の支払いが適切かどうかをチェックしなければならないが、何も確かではない。

フランスは平均寿命では世界で八位で、子供の死亡率では十一位にある。フランスの制度は、社会全体にとっても、病人自身にとっても、ヨーロッパで一番高価になっている。その恐るべき分析力で知られるベアトリス・マジュノニによると、一九八二年以来、購買力の増大した分がすべて社会保険拠出金の値上がりで帳消しになっているという。彼女はまた、製薬会社が自社製品の販売促進に医師一人当たり一五万から一八万フラン［三七五万〜四五〇万円。一フランおよそ二五円と仮定］を費やしているのに対し、社会は医師一人の生涯研修のために年間わずか一〇〇〇フラン［二万五〇〇〇円］しか予算を組んでいないと指摘している。

さて、現場では一体どんな事態に陥っているのであろうか。四肢麻痺患者を治療する外科医のカトリーヌ・フェラーリは言う。

「家族がいない人は、滑り落ちるにまかせて、もう何もしようとはしなくなります。床擦れに身をゆだねて、いつも手当てを要求してきます。私はできる限り私の外科病棟に彼らを預かります。それ以外、解決策がないからです。落ち着き先がないんです。こうして三ヶ月が過ぎると、社会保険の職員である顧問医が、もう終わりです、ギロチンの刃が落ちますと私のところに知らせてきます。そうするともう、私は何をしていいか分かりません。恐怖です」

消化器専門医のダニエル・フロッケの診療科にはますます多くなるC型肝炎の患者が来る。

「私は彼らにインターフェロンを処方しますが、これはものすごく高価であるにもかかわらず、効き目が確かじゃありません。でも、それを処方しなかったら、患者たちは病院が自分たちにインターフェロンの処方を拒否したんだ、自分たちを救うためにすべての治療を試みてくれなかったと考えるでしょう」

もっと理屈のとおる世界だったら、カトリーヌ・フェラーリの患者は外科のベッドを占拠していないだろうし、ダニエル・フロッケの患者も、インターフェロンが本当に必要なときだけインターフェロンを投与されるだろう。インターフェロンはすべてのC型肝炎の患者に投与されるものではないからである。しかし私たちの住む世界では、いつも理屈が通るわけではない。私たちはアナーキーな文化に浸かっているのだ。

この文化によると、禁止されていない（罰則を受けない）ことは許されるのである。そして、そうした事態を受けて国が取り締まりに出るまでの間、医療関係者と医療消費者はとことん出費し、《見られていなければ、捕まらない》とばかり振る舞うのである。一〇年の間に、一枚の処方箋の平均価格はほぼ三倍になった。高価な薬品（そのために製薬会社の一万六〇〇〇人の委託販売外交員がしのぎを削っているわけだが）は、同じ適用、同じ効能の《後発》薬品よりもたくさん処方されている。そして人々はこういう状態ができるだけ長く続くことを願って将来の見えない霧の中に突進しているのである。

比較のために、外国の事例を見てみるのも面白い。イギリスは公務員の王国だ。地域ごとにその地域を担当する医師が決められている。薬は一錠ずつ配られ、専門医へのアクセスは一般医によってフィルターにかけられる。しかし、一般医の給料は一年で四万ポンド（三六万フラン［九〇〇万円。一フランおよそ二五円と仮定］）で、フランスの《最低賃金》しか稼げない開業医は考えさせられるだろう。だが、このモデルはフランスには輸入できない。

一方でドイツの制度はわれわれに能率の良さと市民意識の高さを教えてくれる。一九九三年から、ドイツの医師は総予算枠制に従うことを受け入れた。この制度のもとでは、医療費の伸びは国内総生産の成長率を越えないところに設定され、医師の組合自らがそれを認めた。そして、制度は自由主義に基づいているから、どの医師にかかるかは患者に任されている。しかし、制度自体が内部調整されるようになっているので、全国疾病保険金庫は黒字だ。

ライン川を越えたこちら側では、このような制度は考えられないだろうか。原則として、ノーである。身についた習慣の重みで、穏やかな変化でさえ可能とは思えない。エコノミストたちが言うには、診療行為ごとの医療費の支払い請求が結果的に財政困難の原因となっている、というのだ。なぜなら、医療行為をたくさんさせることになり、従って処方が多くなる。では、医師の処方が少なくなれば、どうだろうか。確実に財政の支出は抑えられ、黒字分は医師の診療報酬のアップとして還元されるにちがいない。

診療行為ごとに支払う制度が採用されている国々では、患者たちは専門医のほうに足を運び、一般医の衰退を速めていることが明らかになっている。ヘビが自分のしっぽをかんでいる。フランスの女性は妊娠中に六回の超音波検査を受ける。ところがこれは二回で十分なのだ。そして、超音波検査を行う医師は、この馬鹿げたインフレにブレーキをかければ、同じ額の金を稼ぎながら、そんなにたくさん働くこともないということを考えない。しかし、フランス人は《警官と泥棒》といった遊びを好むのである。

「今の時代は前よりも緊張しています。医師たちは、今の状態のまま行かないと承知しつつ、現状をなるたけ維持しようとしているからです。それでも、お金との関係は、その他のことと同様に、変わっていくでしょう」。厳しい調子で見解を述べるミシェル・リュカは問題の本質を知り抜いている。彼は長く社会事業監察総局の局長を務め、退職した後も、種々の事件から遠ざかってはいない。エイズウイルスに汚染された血液製剤に関する報告書の勇気ある執筆者として、政界のボスも医学界のボスもけむたがる独立精神を示した。

「いま医師たちが経験している危機は、市民社会の混乱と国家がうまく機能していないことを二重に表しているものです」

社会事業監察総局。これはその言葉の定義からして、医師たちが民主的な異端審問所として、忌み嫌うものである。医学界の大小の不正を批判し、その保守性を公然と非難するにやぶさかでない医師でさえ、私が監察総局の名を出したり、その役割を正当化しただけで顔をしかめる。社会事業監察総局というのは、秘密の粉砕機なのだ。

その監察総局が一九八五年に心臓内科専門医を狙い撃ちしたペースメーカーを巡る疑惑を暴いた報告書は今でも語り草となっている。そこで明らかにされたことは、忠実な購入者にはメーカーから一台につき一〇〇〇から三五〇〇フラン〔一万五〇〇〇～八万七五〇〇円〕の特別手当が支払われていたことだった。《顧客獲得競争》、ペースメーカー専門医とのうまみの多い研究契約（六〇万フラン〔一五〇〇万円〕の契約も、九〇万フラン〔二二五〇万円〕の契約もある）、そしてこの種の契約が結果としてもたらす《度を超したペースメーカーの使用》。なぜなら、この種の契約はペースメーカーの使用を医療行為として年間最低いくつと決めているからだ。その他多くの問題に関する調査報告資料は残念ながら公表されていない。標的たちは政治家や企業ぐるみの裏工作によって保護されているからである。

《裏切り者》が事務系の高級官僚ではなく、自分たちの仲間内の大物だったらなんと言うのだろう。一九九二年八月、ボルドーの消化器内科主任教授、クロード・ベローは全国疾病保険金庫の首席顧問医の任期（三年間）を終わった。それは社会的、知的好奇心から自分で望んだポストだった。強力な政治的コネのない大学病院センターの医師が、このように戦術的に重要な役職を手に入れたことに驚いた人たちもいた。

三年間の務めを無事に果たした後、彼は全国疾病保険金庫の要請で報告書を発表したのである。すでに主任教授の地位にあった彼には、失うものも、獲得するものも何もない。率直に言って、彼は意識的にパンチを浴びせようとしてこの報告書を書いたのだ。最初の三行でその意図が伝わる。

《医療制度が時代遅れになっている。欧米諸国の制度と比べて、我が国の制度に対する評価は中程度であり、経済的効果は芳しいとは言えず、社会的な成果は不十分である》。そして、事実が報告される。

外科手術の二〇％、医薬品処方の四〇％は《なんの役にも立たないか、危険である》。手術前の検査では、平均して一〇回の生化学検査が行われるが、そのうちの半分以上は正当な理由に基づいていない。公立、私立を問わず、患者が入院するときに一律に行われる生化学検査は、その九七％が無意味である。処方をする医師に検査を要求する根拠を書いてもらえば、検査は四〇％減るだろう。腹部の超音波検査は、その四分の三が無駄である。実際に有効な頭部または腰部ＣＴと言えども一〇％以下の有効性しかない。処方箋、特に高齢者へ発行される処方箋（これらには平均五種の薬品が記載されている）には薬品が多すぎ、その薬効が重複している。フランスでは、胆囊と虫垂の切除が異常に頻繁に行われている。そして、クロード・ベローは続ける。《アメリカでもかつてはそうであったように、フランスでは、入院患者数と日数が三〇％位は減少

できるだろう。》

雪崩現象。

この驚くべき数字、このパーセンテージは報告者のかっと怒った頭から出てきたものではなく、フランスまたは外国のきちんとした調査に基づいている。批判の矛先は更に拡大し、婦人科医を例に、客を引き留めておく目的でないとすれば、なぜ六ヶ月に一回、女性に子宮頸ガン検診を勧めるのかと問い掛ける。なぜ胃内視鏡検査、大腸内視鏡を何回も行わなければならないのか。高血圧患者の場合、一般医が定期的に診察すれば十分なところを、なぜ頻繁に心エコー検査をさせるのか。逆に、なぜもっと糖尿病患者を看視しないのか。これらの問いに対する答えは、はっきりとは書いていない。しかし、行間に容易に読みとれるのである。糖尿病患者の診察は医療機器を効率よく償却することになんの足しにもならない。

クロード・ベローは、特にタラソテラピーにおけるマッサージの濫用に抗議し、代替医療の医師をからかって、代替医療の医師の素晴らしい才能は《医師によって発明された病気（痙攣質、胃炎、結腸炎、消化不良など）》を治療することにあると言い、温泉治療については完璧に懐疑的だ。欧米世界は、中でもそのトップにフランスがくるけれども、《医療中毒》にかかっている。健康は医療の成果としてもたらされるものとは限らない。それどころか、《医療制度の発達は健康の促進には障害となる》のである。

報告者は、まさしくこれらの無益な医療活動がコストを高くしていることを明らかにしているが、そこでは過剰と濫用、不正が区別されている。

過剰は《主に一般医と病院勤務医の行うことである。彼らは入院処方箋の上にさまざまな薬品、補足的検査（放射線、内視鏡）、生化学検査……を付け加える》。

濫用にはいろいろなものが含まれる。病院勤務医と一般医にとっては《自分で歓びを感じることと、患者を歓ばせることである。金銭的な動機は不在か、二次的である》。専門医にとっては、《大変重要な収入源になっている》。クロード・ベローの追求は執拗である。《治療法の進歩にもかかわらず病人の必要をはるかに上回るこれらの濫用が、一九八五年から一九九〇年の間にとりわけ専門医による医療行為が量的に三分の一増えた原因である》。

不正については、《例外的な》大規模な犯罪と事務操作上の犯罪を区別する。後者は医師個人というよりは経営者の間で頻繁に起こり、私立クリニックでは極めて頻繁に起こる。残るちょっとした不正行為は日常茶飯事だ。野放し状態なのである。例えばプライベートに患者を診て得た報酬（社会保障費負担を差し引く前）が毎年五〇万フラン［一二五〇万円。一フランおよそ二五円と仮定］以上にのぼる病院勤務医が四二〇人いる。私立クリニックの八五％に料金体系の異常が見られ、五〇％が社会保険上の規定料金を守っていない。

クロード・ベローは結論として言う。患者を医師のもとに赴かせる身体上の不調と心理上の不安の半分がうまく伝えられていない。社会的要因が原因で起こる障害のやはり半分が診断されていない。彼の報告書はただ単なる会計報告書ではない。彼は《医学と経済の論理が二律背反するものではなく、相補的である》ことを証明したかったのである。逆説的に言えば《質の悪さは宝であり》、その場合、その質の悪さを究明し、その勢いを借りて医療の質と公共財政を改善すればよいということを証明したかったのだ。

ベローへ糾弾が集中した。報告書の内容が漏れるや非難の声があがった。社会事業監察総局、あのゲシュタポならするだろう。しかし、今度は身内の医師がほかの医師たちを《軽犯罪者》扱いしてる……フランス医師組合総同盟は《医療従事者全員を中傷する発言》であるとした。フランス医師同盟は《ドクター・ベローは職業倫理を軽蔑して、楽しみたかった》のだと見なした。フランス一般医組合は《医師全体の日常の仕事に不信感を抱かせた》としてベロー報告者を非難し、保健大臣と医師倫理審議会に提訴した。労働総同盟も、こうした動きに足並みを揃えた。

全国疾病保険金庫の理事長、マレ氏はどうしたかというと、おそらくこの抗議の声に恐れをなしたのだろう、そのタイプの模範となるような声明の中で、顧問医だったクロード・ベローを《突き放した》。《あなたは医療協定の交渉に直接参加したことはなかったとしても、現在の政治的な均衡がどんなに危ういかを誰にもましてよくご存じだったはずです。ほんの些細な時宜を失した発言も、医師との関係を混乱させる危険性があることもご存じです……》

一年後、ボルドーの病院の静けさの中で、クロード・ベローは何も否定しないし、何の後悔もしていない。私に言う。

「ここにアメリカの記事がありますがね、医学犯罪のもとには未成年による犯罪のそれと似たものがあるということが明らかにされています。私が驚くのは、医師が自分の目の前にいる患者には責任を感じても、自分が治療を担当している住民全体に対しては責任を感じていないということです。例を出してもらいたいですか？　今朝、私のチームが一箱六〇〇フラン［一万五〇〇〇円］の薬を処方しました。ところが効き目がまったく同じ薬が、五六フラン［一四〇〇円］であるんです。私は処方箋を破り捨てて、インターンに尋ねました。すると、全員が患者にとってよかれと思ってそうしているんですよ。誰もぼくのようには考えないのです」

頑固な教育者である私の対話者は、たくさんのケースを引用する。「前立腺を温めるのなんか、なんの役にも立っていないことは誰でも知っています。それでも、フランスでは三〇台もの器械が動いているんです。24時間血圧計なんか社会保険の一覧表*に載っていないのに、四〇〇〇人の心臓内科医がこれをもっていて（ま

＊訳者註：社会保険によって有効性を認められた技術および器械のリスト。このリストに入っていると、それによって治療され、検査された患者は医療費の払い戻しを受けられる。

たは、近い将来もつことになっていて)、これを着けるときに診察を一回、外すときに診察を一回、それに加えて、その結果を解釈するための心電図検査をするわけですよ。心臓内科医はこれらすべてを保険の対象に入れるよう要求しています。そうすると五〇〇フラン［一万二五〇〇円。一フランおよそ二五円と仮定］×四〇〇〇人×毎年三〇〇日になります。

この器械は持続的に血圧が高いかどうかをチェックするために使われるんですが、科学的には認証されていません。この技術で平均五〇%の高血圧患者を見分けられます。厄介なのは、普通の血圧計を使っても、高血圧患者を五〇%は識別できるんですが、そのうちの三〇%が24時間血圧計で診断がついた人とは違うということです……私が全国疾病保険金庫に出向したときは、人間は変わることができる、向上すると考えていて、楽観的でした。そして、いざ顧問医のポストを去るときは、大部分の医者が自分たちの無謬性を確信していて、他人の言に耳を貸さないと考えるようになりました。医者が変わってほしいと思うんだったら、根本的な改革が必要です。待っていても、自発的な変化は望めませんから」

これほど変化、またはただ単に批判に抵抗する集団文化とは一体何なのだろう。いつも物静で、鋭いクロード・ベローは続ける。

「自分のほうが優れているのだから、他の者は従えという考え、秘密主義、市民意識の欠如、超絶対自由主義的個人主義ですね。〝自分は特殊な任務をもっている。この任務が自分を法の上に置く〟というわけです。医者にとって必要なのは、見識のあるアマチュアとしてではなく、誠実なプロとして振る舞うことです。私をはじめとして、私たちは優秀なプロとはいえません。というのは、自分たちの過ちを分析することを許さないからです。

本物のプロというのは、ひとたび患者とともに決定をしたら、治療の質を患者に保証するすべての看視手続きを動員することです。本物のプロというのは、最適な結果を保証するためには、医師の個人的な資質だけでは不十分だということを受け入れることです。

　私は長い間、すべては一人ひとりの個人の資質で、事が行われていくと信じていました。でも今は、その個人個人に誠実さと才能があっても、そのことが医療の組織のことを考えなくてもよいということにはならないと考えています」

　ベロー報告の所々にある論争的な調子は一つの挑戦のように響いていたが、これに対する組合の反応は組合員全員の意見を反映したものではなかった。*Le concours médical* 誌に報告書が掲載された後に同誌に寄せられた読者の手紙は様々であった。医師を《代表》しているとされる組織が発表した声明には、怒れる職業集団という感じが漂っているが、読者の手紙にはそうした印象もない。《ベロー教授は、正当にも、基準の確立にアクセントをおいている》《この報告書は、最も高価な者が常に最も優秀であるという伝統的な同業組合主義とははっきりとした対照をなしている。社会保険の被保険者の正当な利益を無視して、行政の決定が医師に押しつけられることに医師が驚いて見せるなど滑稽である……》《読んだり、聞いたりすることが不快であるとしても、ある種の事実を否定することはわれわれの名誉と尊厳にかかわる問題であると私は考える》《協定を話し合う〝当事者〟がこの段階にとどまっているならば、何事も行われないしわれわれは全員そのことでくたばるだろう》《〝社会医療保険〟の濫用に対する最近のキャンペーンで、全国疾病保険金庫の印刷物は医院の待合室には貼ってなかった。すべて屑籠に捨ててあった》

　これらの手紙はすべて医師が書いたもので、彼らは自分の診察室で、自分の病院で、決まり文句から自由になるためにペンをとる必要を感じたのだ。

　クロード・ベロー（と彼と同意見の人たち）の首に賞金がかけられたとき、彼の報告書を綿密に検討し、討議をし、そこに大変刺激的な仕事の道具を見つけ出した多くの医師に私は出会った。私はサン・ブリユー（ブルターニュ地方の都市）の病院で働く医師のカップルと過ごした心温まる、長い夕べを思い出す。彼らはあの忌まわしい報告書を読んだだけでなく、注釈をつけ、コピーをして回覧したのだ。これは議論がその時行われていた感情的なコメントではなく、文書そのものをベースにして行われることを狙ったものである。

幾人かの証人は、自身でこの憂慮すべき逸脱にブレーキをかけようとしていた。パリで婦人科医をしているベルトラン・リラは言う。

「どうしてこの国の女性の多くが、避妊の方法としては時代遅れになりつつあるというのに、こんなにたくさんリングを使うのか分かりますか。社会保険の払い戻し率がいいからですよ。リングには〝K20〟という点数がついているんですが、これはリングを装着する者に三〇〇フラン［七五〇〇円。一フランおよそ二五円と仮定］もたらします。婦人科医がこれに超音波検査を付け加えれば、これは〝K30〟点でして、医者は普通の診察料の他かに四〇〇フラン［一万円］稼ぐことになるんです。一日の診察が終わったときには、かなりいい稼ぎになります。とくに三〇万フラン［七五〇万円］もする器械を買った場合にはね」

クロード・サーブルはニースでガンの専門医をしている。

「私たちは子宮頸部のガンをラジウムで治療します。そのためには、CTでの探知と線量測定（組織の厚みと広がり、量、膀胱と直腸との距離はかる）をする必要があります。このデータにもとづいて、コンピュータがラジウムとセシウムの照射時間を示すわけです。これで終わりです。ところが照射の前と後のCT、前と後のMRI、尿路造影、リンパ管造影、超音波と、五種類を下らない検査を処方する同業者がいますが、これが完璧に無駄なんです。

彼らは腫瘍の状態をより的確にとらえるためだと言いますが……乳ガン手術の術後を診るときも同じことです。私たちは腫瘍マーカーが少なければ、転移の危険が低いということを知っています。こういうときは、年一回のマンモグラフィーをしてもらいます（逆のケースでは、骨、脳、肝臓、肺を看視します）。それでも同業者の中には、腫瘍マーカーの利用できる前の時代のように検査する人たちがいます。それは脊柱、頭部、骨盤、肺のX線撮影、骨のシンチグラフィー〔ラジオアイソトープを使用した検査。放射性物質を注射し、放射能固定分布を測定して、診断に用いる〕、肝臓の生物学的検査、肝臓と骨盤の超音波などですが、これでは一体何のために学会があり、診断基準のための会議があるのか分かりません」

そして、クロード・サーブルは半分真面目に、半分冗談ぽく結論する。

「カンヌではクリニックが戦争をしていますね。あの町でまだ子宮と卵巣を全部もっている女性がいるとしたら、驚きものです」

私が会ったほとんどすべての医師が適用の濫用のことに触れ、同じ調子で話をした。

「喜びのためとか、金儲けのために足を切ったり、目をとったりなんかしませんよ。それでも限界状況の中で、〃ちょうどいい方向〃にシュートするわけです。肝臓のあたりが痛いんですか？　じゃあ、胆嚢切除です。卵巣に小さな嚢胞がありますか（生理の時のすべての女性のように）？　それじゃあ、腹腔鏡検査をしましょう。下痢ですか？　結腸鏡検査は痛くありませんよ」という調子だ。

開業医の場合、金銭的な動機と《身を守る》配慮が絡み合っている。病院勤務医の場合はむしろ《一件を片付ける》という強迫観念、大学病院的治療過程を最後までやり遂げるという強迫観念に左右されている。こういう中で、患者は何なのだろうか？　患者とは触診するもの、映像を映すもの、切断するもの、金を搾り取るもの、不安にさせるものである。患者によかれと思って。

一般医のマルセル・ルムーは歯に衣着せず言う。

「医療行為を数多く行うことは恥ずべきことです。私は検査法を選びますし、状態を十分に把握してからでないと入院させません。公立、私立にかかわらず、放射線医も選びます。写真がはっきりしていないと、また撮りに行かなければなりませんから。それでも、憤慨させられることがあります。これといって急をいそぐ疾患もないのに、専門医の間をたらい回しにされている高齢者だとか、局部麻酔をしないで骨髄バイオプシーをさせられる患者とかがいるんです。これって、すごく痛いんです。そして二週間たって結果が出たときに、摘出が不十分だったから、もう一回しますなんて言うのです。

私の患者に肝臓ガンの末期の人がいたんですが、同じようなことをされました。病院に見舞いに行ったとき、あした三回目のバイオプシーをするって言うじゃないですか！　彼はもうまっ黄色で、もうすぐ死ぬことは分かっていて、家に帰って死にたいと言っているんです。これは暴力です。よくありません」

クロード・ベローは医療の質は《医学的な論理と経済的な論理》の調和がとれていることを前提とすると書いている。逆に言えば、医療の《濫用》は公共財政への悪質な一撃であると同時に、患者の尊厳または人格に対する侵害なのである。

無駄な検査を課すことは、社会医療保険を欺くばかりではない。それは不愉快な内視鏡であるとか、厚かましくも体内に《侵入》してくる検査を無駄に受けさせられる者を欺くのである。そうした検査は、検査するほうにとっては月並みだろうが、検査を受ける者にとっては暴力なのだ。

私は子宮摘出手術を受けた女性のことを思い出す。それは明らかに無用な手術だった。抗議をするこの女性への答えは、あなたは四八歳だから、このちょっとした間違いはそれほど重要ではない、というものだった。反対に、私はインターンを相手にした消化器専門医ダニエル・フロッケの講義を思い出す。病気があまり重くないと思われる高齢者には、大腸内視鏡よりもヴァリウムを入れてX線撮影をする従来の検査のほうがいいと彼は言ったのだ。これのほうが侵襲的でないし、安上がりで、麻酔もいらないから、と。

「でも、画像は大腸内視鏡よりもよくないですよ！」とインターンの一人が言った。

「その画像じゃ、診断がよくできないということかね？」と主任教授がやり返した。

私はこの人は経済のことを気遣っているだけでなく、高齢者に対する思いやりがそうさせると考えた。優秀なプロだ。

職業人としての権力と特権とは

ある夜、パリのオテル・ディユ病院の救急部でのことだった。そのインターンはブルターニュ地方の出身者だった。私たちはブルターニュの海、エリカの群生した海岸沿いの広大な空間のことをノスタルジーをこめて話していた。その時、若い男が現れた。喘息の激しい発作に見舞われている。男は落ち着いていた。慣れてますから、と。診察の時、胸が痛いと言ったが、それも一回だけだった。X線撮影を受けた後、人工呼吸器にかけられた。私たちはX線写真を見に降りて行った。イヴ（インターン）は写真を注意深く吟味しているうちに、灰色の線に行き着いた。

「これは気胸《ききょう》［胸膜と胸郭の内壁の間に空気が入り込むことで起こる。酸素が不足して危険な状態に陥る］かもしれないぞ」

そして、言い改めた。

「いや、これは夢だろ。よし、ＯＫ！」

また階段を上っていくと、一番上でギーとばったり出会った。ギーは当直医の中のシニアだ。イヴはギーにX線写真を差し出した。

「あっ！　こりゃ正真正銘の気胸だ！」とギーが叫んだ。

看護婦が駆けつけて見とれている。これが正真正銘の気胸だわ！　イヴは顔を少し赤らめ、私に言った。

「本物を見たことがないんだ。教科書とは違っているもんで……」

彼は過ちを犯したわけではない。未経験であることは恥ずかしいことではない。経験ある医師の配置がミスを未然に防いだ。

一九九三年九月、アドルフ・ステッグ教授は保健省に《救急部の医療体制の充実》という報告書を提出した。第一の指摘。救急部は緊急を要する。例えばストラスブールでは、一〇年のうちに外科が一六〇%増、内科が三〇〇%増であった。パリの公立病院組織、アシスタンス・ピュブリックには一九九〇年に六六万八〇〇〇人の患者が救急部にかかったが、一九九二年には七二万七〇〇〇人に増加した。フランスはまだニューヨークの段階にはない。ニューヨークでは貧しくて、保険に入っていない住民が歯痛、結膜炎、ひょうそで救急にやって来るのだ。しかしフランスもこの方向に進んでいるといえる。

第二の指摘。受け入れ態勢が全面的に機能不全状態にある。一九九一年五月の通達が要求した最低限三人の有資格医師という水準を満たした病院はほんのわずかだ。ステッグ教授は五人は必要だと考えている。ところが救急部はインターンを中心に回すのがせいぜいで、それがいない病院ではインターン代理という人たちが主役をになっている。このインターン代理というのは、特に北アフリカ諸国と中近東から来た外国人学生で、彼らの能力には《ばらつき》がある。第三の指摘。多くの救急部は《正統的な医療の必要性からというよりも、歴史的・政治的な事情で存在するようになったケースが多い》。要するに、基盤が弱く、場所も悪いため、役割をきちんと果たすことができない。これからこの状態はますます悪くなるだろう。ステッグ教授はこのニセの救急部を、患者を受け入れ、各専門科に送り出す本物の救急部に変身させることを提案する。そして、違う場所に、きちんとした医療陣を備え、他の診療科と同じようなかたちで病院に組み込まれた、その名にふさわしい救急部をつくることを提案している。SAMUのような仕組みをもち、病人の搬送態勢を強化することも提案してある。

救急医療の問題は大変興味深い。そこに医師の社会と市民の社会の利害は相容れないということが、極端なかたちで現れているからである。市民社会は救急医療を充実させてほしいという切実な訴えを表明している。ところが医師の社会は、名誉にもならなければ科学的でもない救急医療へ力を入れることを嫌っているのだ。救急医療は専門の診療科ではない。それは何でもかんでもが投げ込まれるところで、見習いに役に立つ、訓練の場なのである。若い教授が打ち明けてくれた。

「フランスでは、多くの場合、救急医療の場は狩猟場になっていて、そこで自分の狩猟空間を拡大するか、よそに任命されるのを待つんです。医者たちはエゴイズムの牙城に閉じこもって、救急医療などに本気で取り組もうとはしないんですね。みんなで一緒になって問題点を考えようなんて、初めからお断りなんですよ」

パリのSAMUのダニエル・ジャニエールは手厳しい。

「本格的な救急診療科に、本格的な医師を配置してもらいたいものです。そこで医師が治療をして、論文を書いて、救急診療科は高貴な科であると、そんなようになりたいですね。現状は大違いですから。課題も明らかになり、予算もつくでしょう。正式な救急科部長というのも、五年の任期で任命されるでしょう。ところが今などはこの部長が、こっそりと、眼科の治療をし続けていたりするんですよ。組織が一般化して行けば、最終的にはそれに伴う機能ができていくと思うんですがね。まあ、私はそう希望しています。ステッグ報告がボツにならないことを祈りますよ」

救急医療の問題は、次に述べる理由でもまた大変興味深い。つまり、《よい》病院の管理は必要条件（医師の個人的な能力）と十分条件（組織のまとまり。医師がこのまとまりに対してもつ関心）に左右されるということを証明しているからである。

パリのオテル・ディユ病院では、救急部は《本格的な》診療科（ダニエル・ジャニエールの表現を借用）である。なぜなら、ここの《本格的な》部長は、《本格的な》動機に従って、この部門を担当するために立候補した人だからである。また、救急部のチームは常にその機能の仕方に疑問符を投げかけているからである。

例えば、私は患者の受入条件が検討されている集まりに立ち会った。救急車が到着する中庭に面した部分（この病院の中では、明るく、機能的にできた部分だった）の改修を担当したばかりの建築家は、治療する者と治療される者との距離をできる限り近くするという素晴らしいアイデアを提案した。受付は、従って、銀行にあるような高さの低いカウンターになり、到着する患者と患者を担当する医師、看護婦の間の象徴的な仕切りになる。建築家が予期しなかったことは、結果が当初の意図とは正反対のものになったということである。

患者側からすれば、議論をしたり、電話をかけたり、書類を見たりして忙しく動き回る白衣の集団が嫌でも目に入ってしまう。ところが当の患者は当然のことながら急いでいるにもかかわらず、一向に自分たちの番が巡ってこない気配に次第に不安感を募らせ、自分たちが《急を要する》受付とはまったく違うところに置かれているような錯覚を受けるのである。医療チームはこの現象を分析し、白衣のダンスをあまり見せないようにし、患者の心理に配慮すべきだという結論に達した。

些細なことだろうか？　いや、そんなことはない。医師の世界を旅するものには、この医師たちが、ほんの一瞬にしろ、患者の側に身を置いてみようと試みている、などということは予想だにできない。医師自身が病気にかかり、回心の道をたどるときは別だが。

学校関係の本を書くために、中学と高校を尋ねてまわっていたとき、私は教師たちにほんのちょっとした実験をしてみてはとたきつけた。一日だけ生徒に混じって教室の後ろに座り、全部の授業を受けてみてはどうかと提案したのである。私はそれをした。何人かの教師もした。私と同じように、彼らは十一時にあくびをし、十二時にはお腹がグーとなり、一四時にはうとうととし、一六時にはいびきをかいた。

この経験の後では、他の質問をせずに時間割の話だけをするというのは難しかった。病院でも同じことだ。病院という制度は医師によって、医師のために組織されている。病院が《人間的な温かみをもつ》にあたって障害となることは、ひいては医学を実践することへの障害となることは、病院が本当に治療しようとしているのかどうかということである。

この問いは的外れのように見えるだろう。しかしこの問題は当を得ているのである。それを確認するためには、大部分の病院がどのようなかたちでさまざまな診療科に分かれているかを見れば十分だ。元保健省病院局長のジャン・ド・ケルヴァスドゥエが語る。

「私は組織の改善に優先的に取り組むべく闘いましたが、成功しませんでした。いろいろな医療の職種単位の生産能力をアップしました。私たちは検査のオーダーから結果が得られるまでどのくらいの時間がかかるのかを検討もせずに、必要以上の大きさの放射線科を備えることもしました。スイスではそういうことをしているんですよ。無茶苦茶ですけど、なんとか機能はしています。

知識が躍進すると、仕事がどんどん細かく分かれるんですね。でもこの仕事の細分化が組織の改編で埋め合わされないのです。病院の組織は熊手みたいなかたちになったままなんです。同じ商店街に競争相手の店が隣り合って並んでいるようなものです。時々特売週間なんかを一緒にしましてね、同じ通りにいるんだなと思い出すくらいのものですよ。でも今の時代の組織はそれじゃ動かなくなっています。病院勤務医は自由業でいたいという夢をまだ持ち続けているわけです。ところが彼らの仕事の現実は、今ではまったく違うものになってしまったということです」

歴史の重み、専門家同士の対抗意識、個人間の競争、財政的な利点。各診療科の間で繰り広げられる争いは一昔前の封建的弊害の最後の、しかししぶとい名残である。二つか三つの診療単位の間を行ったり、来たりする患者に何回付き添ったことだろう。カルテがきちんと回って来ない。新しいチームが検査をやり直す。三階のあの馬鹿者どもに、検査とはこうするものだと見せつけてやろう、というわけである。そういうところでは明らかに、患者不在の医療がまかり通り、挙げ句は患者があっちに行ったりこっちに行ったりするつらいボールの役割を割り当てられるのである。

事が効率よく静かに運んだこともあった。それは《ネットワーク効果》が作用したからだ。ある集中治療医はSAMUに当直医で行っていたときに呼吸器専門医と知り合った。消化器専門医と血液病の専門医が同じ助産婦に言い寄った。総合診療と泌尿器専門医は若いときに統一社会党のX派を一時的に支持したことがある……こんなことでネットワークが形成されるのである。友達同士の交渉。正規の手続きを踏まない指名。一つの病院から発したわけではなく、横の繋がりを生かした隠れたかたちでのうまい解決方法。ネットワークがあるとそういうことができるのである。

一番よく起こりがちな状況を、ある病院の腫瘍科部長をしている外科医のクリスチャン・ラングレーが辛辣に描いてくれた。

「私は一年に新しい患者を九〇〇人手術します。患者はたくさんいますから、院長にへつらう必要もありません。私のところは以前は四二床あったんですが、今は一八床です。一八床でも、手術数は前と変わりません。私は病院の中で一番たくさんのスタッフを引きいています。ところが、隣にある耳鼻咽喉科は四二床あって、それにしがみついています。場所をふさいでおくために、一〇日間も入院させるんです。そして患者にまた来いと言ってね、病院の中での比重を増大させるためにね。

私がどう考えるかって？　公立病院であってさえも医療があまりにも〝自由業〟でありすぎますね。一つ例を挙げましょう。ここに放射線医がいます。この男に私の患者が送り込まれます。三〇歳です（私は六〇歳）。彼は儲けるコツを〝知ってる〟んですよ。患者に最大限の線量を浴びせて、全員を叩きまくるんです。一〇％は再発するからというのがこの男の口実です。私は、再発しない九〇％の患者を傷めつけないでくれと説得しようとするんですがね、聴く耳をもたないんだなー、これが。それで私は今では患者を私立のクリニックに送り込んでいます。

私たち外科医と放射線医は、共通の治療方針に同意しなくちゃならんのですよ。そのための委員会はあるんですがね。でも本筋じゃない問題でやり合うばかりなんです。本来の病院は、幾つかの専門分野の医師がチームを組んで、患者を担当すべきなんですが。今は逆に患者の奪い合いですよ。一人は放射線療法をすると言い、もう一人は手術だ、もう一人は化学療法だといって、争うわけです。まともじゃないです……」

現代の病院のパラドックスをまとめると、次のように言えるだろう。専門領域の細分化と技術と職業集団の多様化（生化学検査専門家と薬剤師は臨床の医師よりも地位が低いということはない）によって、病院での唯一の共通要素が病人であるということになってしまった。しかし同時に、制度はこのコペルニクス的転回に抵抗し、徹頭徹尾硬直性とタブーを維持する（ベッド数が縄張り面積を保証するというような）。傲慢な認識論を展開することで自分が他者とは異なる権力をもつことの保証とする。患者の面倒を見ようと努力する一般医へのはっきりした軽蔑。こうした結果、構造的な無秩序と際限のない潜在的な抗争が現れている。毎朝同じ手術室で顔を会わせる外科医と麻酔医が休戦協定にサインするのはいつのことだろうか。

人的な問題よりは、装置に欠陥があるのだ。フランスの西部で仕事をする血液病の専門医、ピエール・ルコッズは慣例の見直しを提案する。

「私に与えられたのは一五床です。血液病科では患者と何ヶ月も、何年も付き合います。患者は入院するとしても、一晩か、二晩いるだけで、検査に必要な時間だけです。実際には〝私の〟ベッドのうちの七床か八床は、毎晩、私の専門とは関係のない患者に占拠されています。中期滞在病棟に空きがなくて送られてくる高齢者だとか、自殺未遂者、アル中患者、心筋梗塞とかです。私たちの病院では救急を重要に考えてまして、私たちも救急に協力しようとしています。

そのことで、例えばこの病院の近辺では自殺未遂者が特に多いことが分かりました。ところが、私たちの病院にはそれに対応できる設備がまったくありません。それならば、〝私の〟ベッドの一部を精神科の救急ベッドに割り当てたらどうだろうかということになりました。私はすぐ賛成しました。もちろん、〝私の〟ベッドが消えてなくなれば、私も消えるし、血液病科も私とともになくなるということではいけませんがね」

病院内に医療委員会が設けられているのは病院内部の機能を調整し、優先順位をつけるためである。委員会は各診療科の部長と主だった《決定者》をメンバーとし、総予算枠の内部でプロジェクトを練り上げる権限を持つ。院長は短期的、長期的な病院経営計画の中でこのプロジェクトを活かさなければいけない。医療委員会がうまく行っているところもある。パリの東部の総合病院で仕事をするフランソワ・ドゥランブルは自分を《幸福な医療委員長》だと考えている。

「パリという大都会の周辺部にあるという地理的条件は、悪いことばかりでもありません。私たちの病院では縁故採用だとか、大きな大学病院センターに見られる細分化といったことはありませんしね。委員会と院長の関係にも西武劇的な戦いはありません。取り決めを交わして、両者がそれを守るだけです。委員会がきちんとした資格をもち、難しい社会環境を知っていて、責任感のある人々の採用を監視する役割をもっているのと同じように、医師たちが過度にお金を使ったりするときは、委員会が注意を喚起するわけです。どこにも活発に活動する少数派がいるものです。ここではその少数派が主導権を握ることに成功しました」

残念なことに、この幸福はどこにでもあるわけではない。むしろ例外だ。《伝統的な》大学病院センターでは、診療科間の闘いはまだ猛威を振るっている。大学病院センターの医療委員会の委員長が集まる協議会の会長をしているロジエ教授が以下の発言をしたとき、現実というよりも、願望のほうの意味合いが強かったのである。

「数年の間に、病院勤務医たちが経営と組織再編に興味を持つようになりました。ベッド数を確保することにしがみつくこともあまりなくなりました。病院間のネットワークができれば、この動きは速まるでしょう。そのためには、多くの人々が自分たちの地位と権力の一部を失うことを容認しなければなりません。診療科の部長である医師の権力、病院の主人である院長の権力、病院の運営理事会の理事長である自治体の首長の権力です」

これは、これから進むべき道を示した勇気ある発言である。その道の上で、ロジエ教授は明らかにかなり先を行っているのである。相互保険会社のエキスパートによると、フランスにはアメリカよりも多数の心臓外科センターが存在し、フランス以外の全ヨーロッパの国々よりも多数の移植施設がある。これは先端医療なのだろうか、それともアナーキズムなのだろうか。

一般の総合病院でも、成熟はゆっくりとしか進まない。理由は大学病院センターと同じではない。《ボス》の重みはそれほど強烈ではなく、闘いも大学病院センターほど激しくはない。それでも、医師たちは過剰な拘束に押しつぶされている。このような病院では、委任されて、教育を行っている。しかし、この教育ははっきりとは認定されていない。これらの病院はインターン採用に苦労する（インターンは第一志望として、大学病院センターや輝かしい業績を誇る診療科を希望する）。外科医、麻酔医、産科医が足りない。前回の採用時に、これらのポストの半数以上が定員に満たなかった。この現象は始まりにしかすぎない。これからも続くだろう。というのも、早い時期から専門課程の決定を促されるようになった学生が、あまり骨の折れない課程を選ぶようになってきたからである。

最後に、これらの病院では外国人職員（全体の二四％）の手助けなしでは、病人の治療ができなくなってきている。しかも彼らの評価は芳しくない[*]。要するに、このような環境の中では、文化革命など望むべくもないのである。

＊訳者註：一九九四年四月、医学アカデミーはこのことについて、フランス以外で生まれたすべての医師に疑いを投げかける危険を冒して、《長く続きすぎたけじめのない、許し難い》採用の仕方を問題にして懸念を表明した。

悲観的な二つの徴候が見てとれる。幾つかの病院で、分割された診療科に代わって幾つかの補完的な専門分野が集まる独立したゾーンである《診療部》をつくろうとした。基本的な考え方は、病人が消化器科から外科に移ったり、心臓病科から動脈造影に行くときに、境界を越えないということである。幾つかの実験が行われているが、その多くが伝統的な《首長制》の枠を越えることができていない。

もう一つは、病院の医療活動に関する情報が収集され、処理されることが極めて困難なことである。各病院に医療情報担当者をおくというジャン・ド・ケルヴァスドゥエが始めた医療情報システム計画はまだ端緒についたばかりだ。いい加減な価格評価、説得力のない結論。病院は《ブラック・ボックス》である。これを透明にするためには、次世代を待たなければならないだろう。

「補完的な検査を切り詰めるのはOKだから、その代わり看護婦を一人くださいと言うと、検査と看護婦は別の支出項目だ、と院長が答えます。それでは、何の目的で努力して、倹約するんでしょうか。何にもならないことに自分を犠牲にする、ただ命じられたことを忠実にこなすだけのお人好しになれと私に言うわけです。私たちは官僚的な考え方に支配されているんです」

幻滅したある主任教授のこの指摘は、医療の近代化を妨げる大きな誤解を示すものとして意味深い。一方で、公立、私立を問わず、医師に自己規制しろと言っても、まず無理だということがある。もう一方で医師は、経営陣が権柄ずくで動くといって不満を漏らす。

学校でケーススタディーに使えるようなその好適な例は、超過ベッドの問題である。エキスパート、保健大臣、エコノミスト、疫学者のすべてが同じ意見をもっている。公立病院の五〇万ベッドのうち、五万から六万のベッドが役に立っていない。入院期間が短くなり、外科は昔よりも軽い手術になり、外来診療も発達してきた。しかし、主に高齢者用の中期、長期滞在用の病棟が決定的に不足している。このことは歴代の政府、医師、自治体の首長のすべてが知っている。しかし、誰も動こうとしない。政権党は選挙に敗れることを恐れている（一九九三年末に二万二〇〇〇床の削減を発表したバラデュール首相は、一ヶ月後に大急ぎでこの提案を引っ込めてしまった）。

一方、医師は、自分たちの権力がまだベット数の単位で計れると考えている。自治体首長は公立病院の理事長として、この問題をよく知っているものの、病院職員の削減などリストラ策に対しては消極的だ。雇用の悪化など地域経済への影響が少なくないからだ（病院がその地域の最大の雇用主であるケースが多い）。

皆、待っている。医師は上からの命令を待っている。政治家は社会の鎮静を待っている。自治体首長は《近所》にある小規模な病院や設備の充実していない産院であっても、その閉鎖には断固として反対する。元保健大臣のミシェル・バルザックが言う。

「疾病保険の支出の制限は、治療者にも、治療される者にも、どうしても不人気になります。ためらえばためらうほど、それは難しくなってしまう。病院制度を改革して、数万床の削減をして、自治体首長から権限を取り上げなければならないでしょう。これは国民にとって辛いことです。逆行と受け取られるでしょう。でも、実はそうではないのです。ずっと赤字を続けているわけにはいきません。今まで誰も勇気がありませんでした。それでも今は、勇気があろうとなかろうと、そうせざるを得ません」

この混乱して、切迫した時代にあって、医師が守備一点張りなのを止めるならば、永久に失われた黄金時代へのノスタルジーにとらわれていないのなら、自分の周囲を見回してみて、フランスほどいい加減な国はないことを確かめれば、人間の中で最も軽蔑されていると信じ込んで中傷し合うことを止めるならば、科学主義を口実に社会医療を避けることをせず、いかなる職業も根本的な転換を余儀なくされていることを認めるならば、自分を好きなのと同じように他の医師をも好きになるならば、医師は自分の目の前に掌握すべき権力があることを発見するだろう。社会的な名士としての権力でもなければ、金持ちの商人、精神的指導者、魔術師、仲間の首領、大教授、最高権威としての権力でもない。それは共同体の命運と同胞市民の私生活に関わる職業人としての巨大な権力、巨大な特権である。社会の動きを恐れるのではなく、先取りをしさえすれば、掌握できる権力があるのだ。

*

医師の世界を旅している間、彼らは私を大いに驚かせた。私は彼らがこれほど不幸で、これほど勇気がある人たちであるとは想像していなかった。しかし、結局、私をいちばん驚かせたのは、彼らが人々の健康にそれほど関心をもっていないということである。

終章

私は身体をあちこち触り、詳細に調べ、身体から出る信号を感知しようとする。心臓は拍動し、胃は消化し、腎臓は尿をつくり、肺は呼吸をしている。脳には血液が送られているようだ。私は生きている。間違いなく、一時的にではあるが、生きている。私は自分の調査がその道の人々とその患者によって、異論の余地のない論議を導き出したと評価されるかどうかは分からない。しかしこの調査は、ランセット誌やネイチャー誌に、門外漢が医療界のど真ん中に三年間潜り込み、無事に、生きて再び現れたと言及されるに値するほどの成果を残したとは言えるだろう。

重大な憂鬱症はない（もっと若くて、自分が死ぬものだと理解していなかったとき、私は簡単に憂鬱症に押しつぶされていた）。薬の消費量は少なくなった。結局のところ、医師たちと一緒にいたことで病気が引き起こされることはなかった。ただし医師たちの間にいて自分を医師だと想像し、いかなるアドヴァイスも、処方も求めないという条件のもとにおいてである。あなたが自分の病気を、小さな傷を、不明瞭な痛みを、腹部の膨れ上がりを並べ立てるために不幸にもこのような隣人を利用するならば、あなたは終わりだ。あなたはすぐ病気になる。

第一、私はこの守秘義務は医師自身においても効用があるということに気づいた。一人の医師が我慢しきれずに、仲間の医師に松果腺の異状を訴えるとしよう。この医師はすぐさま服を脱がされ、カテーテルを突っ込まれ、検査される。彼は自信と医師としてのプライドを取り戻すために、こっそりと骨接ぎ師の助言を仰ぎに行く。

というわけで、私は生きている。しかし私は死を間近で見た。例えば、トゥールの解剖学研究室で、私はベベールに出会った。ベベールは陽気な浮浪者だった。第二次世界大戦の英雄で、研究室で働いていた少年ナナールに親愛の情を感じていた。一九四八年、死が近いことを感じたベベールはナナールに、共同墓穴に入れてくれるな、土に埋められて、身体がなくなっていくのは嫌だと訴えたのだった。ナナールは約束し、その約束を守った。そして現在、解剖室の真ん中に、明るい色をした頑丈なテーブルと積み上げられた棺、脛骨《けいこつ》や大腿骨の標本とともに、ベベールがいる。

緑色のドアの後ろで、古びた傘を手に、当時の服を着て、メガネをかけ、誇らしげに勲章をつけている。死体の防腐処理をした人は、はるか昔のエジプトの第二十王朝の同業者の技術には遠く及ばなかったのだろう。ベベールは黒ずみ、その黒もインクの黒で、トゥール大学医学部の祝福を受けたこのカーニヴァル人形のようなものが人間だとするには、いくらかの想像力を必要とする。

これが医師と一緒にいるときの問題である。どんなささいなエピソードにも輝きとファンタジーがある。おぞましさは遠くにあるわけではない。素晴らしさも同じだ。私の旅で私が語ることはまずその強烈さである。医師がいかに普通であっても、世の中の最も普通でないことの鍵を握っている。エピソードの裏には、よそよりもナマの、裸の真実がある。

その同じ医師たちが幼児性退行を告白し、恐ろしい重荷を背負うことを余儀なくされることがある。私はある若い外科医のことを思い出す。すでに落ち着き、はっきりとした口調で話し、腕は確かだった。彼は私にインターン時代の最初の思い出の一つを語ってくれた。その時、彼は生まれたばかりの赤ん坊が死んだことを、身動きもせず、青白い顔をした夫婦に告げなければならなかったのである。夫とその妻は静かに泣き始めた。夫婦の二人ともが聾唖者であることを見抜くまでにしばらく時間がかかった。そしてその夜の彼の仕事は、言葉を使わずに赤ん坊が死んだ理由を説明することだった。医師の同業組合主義はそれぞれの医師がもっている豊かさを平らにならしてしまう。それは強烈な現実を隠す。つまり、カリスマ的な医師にしろ、型にはまった医師にしろ、医師は感動の担い手だという現実だ。

彼らの職業がすごいスピードで変わり、彼らの文化がくつがえされているだけに、医師はなおさら感動の担い手である。《病院における医師という職業の変化》がテーマのシンポジウムの席上で、ラエネク病院の院長、ルイ・オムネスが熱をこめて医師の状況をまとめた。彼は〈不変〉要素として二つ指摘した。有用で、満足感を与え、情熱と同情を前提とする《美しい職業》であること。専門別に分れて、テーラー主義的な科学的経営管理下にある環境の中で聖職者が行うかのように実践される職業であること。

次に彼は四つの〈可変〉要素を取り上げた。この《単純》な職業が複雑になったこと。職人仕事が消えてしまったこと。知のレベルでは安定しているこの職業が、絶え間のない境界の移動（専門の細分化）によって慢性的に不安定になったこと。技術的に快適でなく、心理的には快適だったこの職業が、技術的には快適で、心理的には快適でなくなったこと。最後に、これまでどちらかと言えば保護されてきたこの職業が、普通の、危険にさらされる職業になったことである。私は経営者の言葉は大体にして信用できないことを知っている。しかし、これは数少ない言葉で多くのことを要約しているように思えた。

このような大変動は破局的なことだろうか。いや、そうは思わない。ただし、二つ条件がある。まず初めに、これからの数年間は医師は組織の問題に注意をしなければならない。医師たちは事務管理者側から監督されることや長期的な方針の欠如に不満をもっている。しかし、監督の存在と方針の欠如のおかげで、彼らは安穏と不平を言っていられるのである。たとえそれが当然のことであるとしてもだ。官僚は、相手がつまらない争いやばかばかしい嫉妬、どうでもいいプライドのために屁理屈をこね合っている間に腰を据え、支配するようになる。

遠い国からはるばるSAMUが機能するのを見学に来る人たちがいる。SAMUは何故あのように素晴らしく機能しているのだろうか。それはSAMUがそのエネルギーの多くをどのようにすれば組織というものがうまく機能するかという問題に割いているからである。つまり、SAMUは公衆衛生の必要性を一から検討し、それに対する解答として救急医療サービスをつくりだした。病院でも、開業医のほうでも、まだそこまでは達していない。しかし、いずれそうせざるを得ないだろう。そして一番いいのは、自ら進んでそこに達することである。

この作業が行われないならば、私たちは責任を取りたがらない政治とともに、不可避の出会いから逃れたいと考える世論とともに、先取りするよりもためらう医療関係者とともに、霧の中を進み続けるだろう。その霧の先には壁が私たちを待ち受けているだろう。医療費の負担が永遠に現在のようなかたちであることは不可能だろう。医師と患者はいつまでも仲たがいしているわけにはいかない。政治的な決定がいつまでも延期されるわけにはいかない。私たちがしたいこと、私たちにできることについて今考えなければ、遅かれ早かれ私たちがそれはしたくないと思ったことをせざるを得ないようになるだろう。

この至上命令に二つ目の至上命令が加わる。ユーモアという至上命令だ。心臓専門医、シモン・レミーが言う。

「私の同業者はいつも自分たちはもうモリエールの時代にはいないと言ってますが、彼らは自分たちのピュルゴン［モリエールの喜劇「病は気から」の登場人物。自分の患者を支配しきろうとする、威張りくさった医者］との関係は基本的には変わっていないということが分かってないいんですよ。彼らは大学病院センターにいて傲慢でしてね、先に行けば行くほど、私たちの医術が精緻な科学になって、非の打ち所のない診断をすることができる、なんて考えているんですね。私としてはですね、モリエールの時代と同じ仕事をしていると思っています。道具も違うし、できることも違っていますが（ピュルゴンが「あなたなんか、消化遅延になればいいんだ！」と言います。今の精神科医だったら「あの人は逆転移をうまくコントロールできないんです」と言うところでしょう）。とは言っても、医学の大きな進歩を否定するわけじゃありません。ただ、ピュルゴンを否定することは賢明ではないと考えるのです。」

私が出会った医師たちは大体のところ医療ミスを懸念し、能力のある、良心的な職業集団であるようなイメージを私に与えた。しかし、傷ができたらシモン・レミーのような医師に診てもらうほうが賢明なように私には思われる。《ドクター（博士）》の謙虚さは私を最も安心させることだからである。

訳者あとがき

本書は、Hervé HAMON, NOS MEDECINS（Editions du Seuil, Paris, 1994）の翻訳である。

著者のエルヴェ・アモンは長期にわたる綿密な調査をしながらテーマを追う専門家として評価が高く、この方法を使った著作が多い。取り扱う題材も、アルジェリア独立運動支援地下組織、インテリゲンチャ、学校教育、六〇年代という時代、イヴ・モンタン、組合運動、海難救助などと多岐にわたり、これらの著作を下敷きにしてテレビ用のドキュメンタリーフィルムをも製作する。

本書NOS MEDECINS（原題を忠実に翻訳すれば「私たちの医師」）も同様で、エルヴェ・アモンは三年間をかけて二〇〇人以上の医師をインタビューし、病院の中での医師の仕事ぶりを観察しながら書き上げた。そのきっかけとなったのは本書の冒頭にも記されているように、ごく単純な自問だった。「自分たちを治療する人々の仕事とは、どんな仕事なのか？」「この人たちはその仕事をどのように感じながら生きているのか？」「その職業自体がこの人たちをどんなふうに形成していくのだろう？」

このようなごく平凡な設問への答えを得るためには、問いを投げかける対象を自分がかかる可能性の高い医師に限定する必要がある。テレビによく出てくるスター級の教授とか、患者を診ない研究者だとかは除外すべきだ。こうして、著者は〝ふつうの医師〟を求めて三年間の旅に出たのだった。

本書ではまず初めに過去には存在した医師というまとまった職業集団が今でもあるのかどうかという問題から出発して、医師が患者の身体をどのようにとらえ、どのように接しているのか、患者の疾患をどのように品定めし、取り扱っているのかなどの問題を見ながら、医師と患者との間で交わされる言葉（医師と患者との関係）の問題を経て、医療制度がかかえる矛盾に至るまで、多角的に医師および医療の問題が観察され、記述されていく。

これらの観察は熟達の筆で見事に展開されていくが、なによりも驚かされるのは、著者に語る医師たちの率直さである。訳者はフランス在住の日本人であるから、すぐこう反応してしまう。「日本の医師だったら、外部の、おまけにジャーナリストに対して、書かれることを承知しながら、ここまで本心を語るだろうか」と。

*

本書に登場する医師たちの言葉を訳しながら、数年前のある経験を思い出していた。一九九三年にパリに来たとき、タカシは一〇歳だった。肝臓移植を希望してデータを送ったアメリカとオーストラリアからはもはや移植ができる状態ではないとして、断られていた。そういう時、フランスで肝臓移植を受け、職場に復帰していた訳者の友人とタカシの両親が知り合うことになり、彼が自分の執刀医だった教授にデータを送ったところ、検査をしてみる価値があるからパリに来なさいということになったのだ。

タカシを直接担当したのはこの教授の友人で、子供への肝臓移植ではフランスで第一人者として誰しもが認めるH教授だった。この教授は、データ上では移植が適用できそうもない子供でも、検査を精密にしなおすと、それが可能であることが分かるというケースをたくさん経験していた。

検査の結果、タカシに移植が適用できることが明らかになった時、H教授は別室に両親を呼び、こう言ったのである（訳者は通訳を引き受けていた）。

「タカシに移植手術ができることがわかりました。最優先で移植しなければなりません。一〇歳になるまであまりにも長い時間が経ったために、状態が悪化しています。手術中に亡くなるかもしれません。ご両親が不安な状態にいることはよく理解しているつもりです。何か疑問点があれば、いつでも、なんでも質問をしてください。私たちにも分からないことがたくさんありますが、ご両親の不安をとくために、私たちの知る限り、すべて答えるようにします」

この言葉に両親は感動した。

この時から一年一ヶ月にわたるまさに闘いといえるタカシのフランスでの闘病生活が始まったのである。初めの手術は一五時間にもわたった。小さいときから手術を繰り返してきたために、腹腔内がすべて癒着していたためだ。その後、タカシは六回の手術に耐えた。よい時もあった。悪い時もあった。H教授はその都度状態を説明してくれた。タカシはその入院期間中のほとんどすべてを集中治療室で過ごすことになったが、訳者が一番印象強く覚えているのは、若い看護助手のステファニーが「泣きなさい」と言っていたことである。付き添っていた母親のほかには、ステファニーがいちばんタカシの身の回りの面倒を見ただろう。彼女が初めに覚えた日本語は「イタイ」だった。寝たきりのタカシは体のあちこちが痛かった。母親はタカシが「痛い」と言うと、「ほら、頑張らなくっちゃ！」と励ます。ステファニーは「タカシ、イタイ？　痛かったら、泣きなさい。泣いてもいいのよ」と言って、身をかがめてタカシを抱きしめた。

苦しい時、タカシはH先生に来てもらいたいと言った。手術中だった教授がしばらく経ってから手術着のまま病室に来たこともある。タカシのベッドのわきに座り、腹部を触診しながら「タカシ、どうした？　元気が出ないか？　最近なにも食べていないじゃないか。食べないと体力がつかないぞ」と言う。

タカシはじつによく闘ったが、一年一ヶ月後に亡くなった。葬儀には当番に当たっていない医師、看護婦、看護助手が全員出席した。

本書を読み、翻訳していて思い出したことはこうした事どもである。特にベルナール・ルーヴレーという腎臓病専門の教授が、交通事故で一人息子を亡くし、年の離れた夫をもち、自分で畑に出て働かざるを得ない五〇歳くらいの女性の患者と話をするところ（一八九—一九一頁）では、H教授を思い出していた。その話しぶり、相手の感情を誠実に受け止め、共感するその態度はルーヴレー教授そのままだった。女性の集中治療医が自分の仕事に疑問をもっていることを著者に涙ぐみながら打ち明ける場面（二四八頁）では、タカシの状態がよくなっていた一時期、一緒に遊びまでした集中治療医Mのことを思った。この医師は、同じ病院に入院した心臓を病んだ自分の妻に付き添い、最期を看取るため、公立病院勤務医という長い努力の結果得た職を辞した。彼は妻の死後、死はもうたくさんだ、集中治療室で働くのは辛すぎる（と訳者に漏らした）と言って、軽い手術しかしない私立クリニックで週に二、三回麻酔医として働くようになった。

そして訳者は、あのような医師たちなら、本書の著者のような誠実な人柄の対話者が目の前にいれば、本当のことを話すのではないかと思ったのである。

＊

著者は本書で事実を提示しているのだが、これらの事実は指摘された人の立場によっては受容しがたいだろうし（三九〇頁以下に続くクロード・ベロー教授の指摘に反発を覚えるような人々）、受容できる人々に対しては優れて教育的である。フランスに医師たちが優れた薬品などを選んで授与する「メデック賞」というのがあるが、本書は「一般人向けに書かれた医学に関する著作」の部門で最優秀賞を受けた。医師たち自身が本書で言われていることの正当性を認めたということだろう。また本書は医師および科学研究に携わる人々の必読書として挙げられていることも付け加えておく。

なお、フランスの教育システムが日本のそれとはまったく異なるために、理解しにくいところがあるかも知れない。その一つの例が「臨床教育担当医」ではないだろうか。これは専門医養成課程（インターン）を経た後に、さらに試験に合格して獲得するタイトルなのだが、フランス語では chef de clinique である。初めは字義通り「臨床医長」と訳していた。しかし「医長」という語があるばかりに各科の部長と誤解されかねない。それで chef de clinique の仕事内容を考慮に入れて右記の訳語を採用することにしたのである。しかし訳語だけを見ても、それが現実に何を意味するのかを理解することはできない。ところどころに［訳者注］を入れたのは、少しは読者の理解の足しになるかも知れないと考えたからである。

翻訳に当たって訳者は専門家の援助を仰いだ。まず本書の全体を翻訳した後、分からない医学技術用語についてパリで循環器内科専門医として開業している近藤毅医師にまとめてお尋ねした。近藤医師は日本で医学部を終えたあと、パリ大学医学部で全課程を修了し、パリの大学病院センターで臨床教育担当医を歴任した人である。一日の診察を終わる頃を見計らって電話をするたびに、倦むことを知らず、噛んで含めるように訳者の質問に答えてくださった。こうしてできあがった翻訳文に全面的に目を通してくださったのが木戸友幸医師である。同氏はパリのアメリカンホスピタルに勤務したことがあり、現在は日本で開業しておられる。訳者が分かったつもりになっていたところをすべて直してくださった。お二人の医師に深く感謝したい。

また、はる書房の佐久間章仁氏には今回も大変なご尽力をいただいた。感謝申し上げる。

二〇〇二年五月

野崎三郎

著者

エルヴェ・アモン［Hervé HAMON］
1946年生まれ。哲学専攻。社会史学で博士号取得。ジャーナリスト、作家、エディター。
大学で5年間哲学を講じた後、ジャーナリズムに転身。1979年からはルポライターとして多くの作品を発表し、自作を下地としたテレビ用ドキュメンタリーフィルムの制作もする。現在、スイユ出版社で文学作品出版顧問であり、パトリック・ロットマンとともに《事実の試練》叢書を監修。
著書：『トランクの運び屋』『インテロクラート』『第二の左翼』『教師がいる限り』『世代』『伝記イヴ・モンタン』（以上、パトリック・ロットマンとの共著）『クレタ島』『生徒の言い分』『あなたに言いたいこと（ニコル・ノッタ労働総同盟委員長との共著）』『私は海を必要としている』『ウエッサン島のミツバチ』『歓びの風』など多数。

訳者

野崎三郎［のざき・さぶろう］
1948年生まれ。早稲田大学文学部フランス文学科修了。パリ第三大学言語・記号学科博士課程中退。パリ第三大学日本語科講師を経て、会議・同時通訳。1974年からフランス在住。
訳書：『ヨーロッパの色彩』（1995年、パピルス、共訳）、『メガネの事典』（1997年、はる書房）。

「医師」像の解体

エルヴェ・アモン 著／野崎三郎 訳

2002年 6月 28日　　初版第1刷発行

発行所　株式会社　はる書房

〒101-0065東京都千代田区西神田1-3-14根木ビル

TEL・03-3293-8549　FAX・03-3293-8558

振替・00110-6-33327

組版／ワニプラン　印刷・製本／中央精版印刷

カバーデザイン・ジオングラフィック

Printed in Japan

ISBN4-89984-030-6 C0047